你真的了解中医吗？

何裕民　编著

参编：孙增坤　金泉克　朱秋媛　邹晓东
　　　孙娜娜　冯陈波　陈秋月　冯新春

U0276987

中国协和医科大学出版社

图书在版编目（CIP）数据

你真的了解中医吗？/何裕民编著．—北京：中国协和医科大学出版社，2020.3

ISBN 978-7-5679-1506-0

Ⅰ.①你…　Ⅱ.①何…　Ⅲ.①中医学－基本知识　Ⅳ.①R2

中国版本图书馆 CIP 数据核字（2020）第 031780 号

你真的了解中医吗？

编　　著：何裕民
编　　审：谢　阳
责任编辑：李　慧

出版发行：中国协和医科大学出版社
　　　　　（北京市东城区东单三条 9 号　邮编 100730　电话 010-65260431）
网　　址：www.pumcp.com
经　　销：新华书店总店北京发行所
印　　刷：中煤（北京）印务有限公司

开　　本：889×1194　　1/32
印　　张：12.75
字　　数：295 千字
版　　次：2020 年 3 月第 1 版
印　　次：2020 年 3 月第 1 次印刷
定　　价：48.00 元

ISBN 978-7-5679-1506-0

序1
中医，站在山顶才能看到的风景

初次接触中医，我们会有很多疑问：如为什么学西医要特别强调学人体解剖而学中医不那么强调？为什么中医的基础理论是"阴阳五行"而西医是生物学？为什么中药药物成分不清楚、药理作用不明确，有效就可以用？为什么西医说病因是细菌、病毒，中医却说是"邪气"？为什么西医抽象事物属性定义事物，中医用"取类比象"解释事物……这类问题越多，就有越多的人会认为中医似乎不科学。后来我研究世界医学史，发现古希腊罗马医学与古中医学很相似，以自然哲学思想为基础，主张整体观念，也拿脉看病，也用草药治病等，但欧洲文艺复兴使古希腊罗马医学摆脱自然哲学，进入实验科学，最终发展为现代西方医学。而同一时期的中医学依然在传统的轨道上前行，至今仍是传统医学。

百年前，面对科技、军事、经济强大的西方列强，中国的知识精英一方面渴望尽快向西方学习，另一方面强烈否定自己的传统，否定儒学、取消汉字、取消中医等，其中鲁迅先生批评中医的言论影响较大。后来，中国开放，有不少学者向西方学习科学技术，中医屡屡被拿出来与西医比较，批评中医甚至取消中医的思潮一浪接一浪。尽管找中医看病的患者依然不少，尽管大多数百姓始终相信中医，尽管中医的临床效果不容置疑，但在现代科学技术高度发达的社会，科学思想及方法广泛普及，传统的中医需要与现代医学对话，需要有与西医可沟通、可理解的语言。

我也曾长期质疑中医、批评中医，也发表过一些文章，但随着阅读的增加、经历的增长，自己的思想开始发生变化，比如，当我接触气象医学知识时，才发现中医"风、寒、暑、湿、燥、火"的"六淫"说法很有道理；当我学习生态学知识时，才知道人与周围的植物有更特殊关系，才认识以植物药为主的中药具有生态学优势，更适合人类，也明白什么是"一方水土养一方人"；当我读医学心理时，才认识到中医将"七情"作为主要病因多么重要；读医学社会学、社会生物学时，才懂得中医把患者置于社会和自然中观察的智慧……更强烈的冲击是，2006年我随中国医学科学院肿瘤专家访问北美，我们去加拿大好几个著名医院的肿瘤科和肿瘤医院，对方见我们来自中国，都提出是否可以帮他们建立中医科。没想到在国内颇有争议的中医在西方著名西医医院却如此受欢迎。

上海中医药大学的何裕民教授是我尊敬的学者，我们结识四十年，是灵魂深处的朋友，他中西医底蕴都深厚，长期从事肿瘤诊疗工作，担任过中华医学会心身医学分会主任委员，现担任《医学与哲学杂志》副主编。他也同样批评中医，与其他批评者不一样，他是基于坚定地相信中医。有人投取消中医的文章，是他决定在杂志上发表，从而引起2006年那场中西医大论争，他写的《走出巫术丛林的中医》《中医方法论》等著作，不仅中医喜欢，西医也接受，他是少有的能与西医对话的现代中医学者。

认识人体生命的过程及了解防治疾病的知识正如爬山，可以从阴坡上也可以从阳坡上，但只有站在山顶才能看到山两面的风景。中医和西医也就是我们攀登的"山的两面"，他们有着不同的美丽，著名社会学者费孝通先生在谈及处理不同文化关系时说："各美其美，美人之美，美美与共，天下大同"，中医与西医背后是两种文化，"各美其美"，我们要懂"美人之美"，创造"美美与共"，从而享受"天下大同"。

我们来看看中医和西医的"各美其美"。观察人体生命：一种方法，由外及里观察，从皮肤、肌肉、骨骼、组织、器官逐步认识，由宏观到微观观察，从组织、器官到细胞、基因等；另一种方法，将人体生命置于不同湿度和温度环境（如风、寒、暑、湿、燥、火）中观察，将人体生命置于不同心理及情绪状态（如喜、怒、忧、思、悲、恐、惊）中观察。前者西医见长，后者中医见长。观察人类疾病：一种方法，割裂其他因素而抓住主要因素寻找疾病的共性；另一种方法，不割裂其他因素而通过多因素寻找疾病的个性。共性突出的疾病西医可能见长，个性突出的疾病中医常有成就。逻辑：某原因在某条件下产生某疾病。一种方法，重视疾病产生的原因，如寻找并研究认识细菌、病毒等，并寻找战胜细菌、病毒等的方法。另一种方法，重视疾病产生的条件，如强调"顺应四时""饮食有节""恬淡虚无"等预防疾病，强调"正气内存，邪不可干"，重视对疾病的抵抗力和人体的自愈力。前者西医深入，后者中医丰富。原因为主时西医可能优势突出，条件为主时中医更有优势。

在人生的成长过程中，我们逐渐明白：认识自然万物需要分类和定义，但其中会多了主观的成分；寻找因果关系常需要割裂其他关系，从而开始脱离整体和实际；事物总是在不断运动变化中，可我们不得不从静止中去认识事物，结果又不实际……所以，追求真理当然很重要，但更重要的是去把握智慧，认识事物的是与非很重要，但更重要的是去认识"是中有非"

"非中有是""是非可消长""是非可转化"……

袁　钟

中国医学科学院北京协和医学院　教授

中国协和医科大学出版社原社长

2020.2.28

序2
从头越……

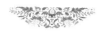

　　有过一些文化阅历的读者都知道，"从头越……"语出毛泽东同志的著名诗篇"娄山关"，全句是"而今迈步从头越，从头越，苍山如海，残阳如血。"红军长征自闯过娄山关之后，虽然仍旧艰困，但曙光依稀在前，才有了毛泽东到达陕北之后的"尽开颜"。

　　这是一个类似的境遇：2003年的SARS（严重急性呼吸综合征）以及2020年的新冠肺炎诊疗过程中，从医者的职业迷茫再一次降临。现代医学在以往被认为可以速效、全效应对的感染性疾病方面遭遇了滑铁卢：特效抗病毒药物未能及时筛选，病因治疗依然无着落，发病学策略主要靠物理隔离，剩下的就只有对症（发热、咳嗽、腹泻等）处置以及危机（呼吸衰竭及由此诱发的多器官衰竭）中的生命维持与替代。其间，中医的宣肺平喘、清热解毒、调理肠胃等疗法起到明显的阶段性、特异性疗效，与现代医学的对症处理协同显效，缓解了"炎症风暴"的蔓延，改善了许多轻症、重症早期患者的困境，减少了重症的发生比例，给他们带来重生的曙光，这也唤起人们重新认识中医的热情。重新认识中医，的确是一个新的思想契机，也是一份文化自觉。

　　的确应该重新认识中医，如何裕民教授所论，不是老调重弹，而是重新解读与创新解读。

在很长一段时间里，我们对中医价值的认定不外乎四个维度，一是历史维度：那是一份宝贵的中华文化遗产；二是特色维度：中医的健康观、养生观、疗愈规范有着不同于西方范式的中国风格，尤其对于一些复杂性、难治性疾病（如克罗恩病）有着意想不到的疗效；三是实用维度：中医中药具有廉、便、验的特点，容易推广，效价比高；四是科学维度：中医虽然是经验科学，但也有可重复的疗效，一些现代中医正在循证医学的轨道上，精微地挖掘、阐释中医药的合理性，屠呦呦以青蒿素获诺贝尔奖就是示范。

如何裕民教授书中所言，中西医不必陷入互比高低的意气之争，而要寻找互洽性，尤其是在现代医学遭逢健康诉求重新定位，疾病谱、死亡谱转型，慢病时代快速来临，中医的健康观、医疗观与理法方药的独特疗愈模式，可以通过与西医对话，而不是对垒来寻求真正意义上的补充与替代。这不是权宜之计，而是中华文化复兴、思想出岫的机遇。大凡领风骚、执牛耳之辈，必然坚持多元发展观，摈弃一元进步论。他们深知，唯有差异性才能孵化出新思维、新疗法；唯有类型意义才会擦出创新的火花。

如何裕民教授书中所述，科学主义的医学观不值得一驳，不仅中医提倡"医者易（艺）也"，希波克拉底在他的《医学论》中就言明"技术即艺术"，医学是最具特色的艺术，医生都是手艺人，极力倡导艺术医疗，艺术化行医，以艺术的多元应对疾病发生发展的不确定性，处理好可见的（症候）与不可见的（机制、救治良法）之间的关系。现代医学大师威廉·奥斯勒（William Osler）更是将医学定义为"不确定的科学与可能性的艺术"。由此厘清了医学与数理科学的差异性，大凡科学都追求并捕获自然的确定性，驯服偶然性。但医学却似乎无法抵达这一彼岸，尤其是临床医学，具有类同于艺术创作的无限可能性，疾病变化中充满玄机。如希波克拉底所言："时间之中有机会，机会之中却没有多少时间。"对于那些假定的确定性条件，以及事后诸葛亮们揭示的最优解都不存在，医生必须凭直觉与智慧，甘冒风险，敢闯危境，才有可能在危机中摆脱困局，获得生机。特鲁多（E. L. Trudeau）将自己对医学的本质思考刻在墓碑上："有时去治愈，常常去帮助，总是去劝慰。"这个特殊的墓志铭如同中医"病入膏肓"的警示，谆谆告诫医者，我们永远也不会全知全能全善。在临床中，不仅要明是非，还要知敬畏，疗愈只是小概率事件，陪伴、见证、抚慰、安顿才是大概率事件。时至今日，基因组学、细胞组学的显赫功勋也没有能彻底颠覆生命的偶然性与不可知性，纤毫立辨的现代影像技术也不过是对生命真相认知的逼近与拟真再现。莫测不是不可测，而是任何检测都无法穷尽生命的奥秘。

时光推进到21世纪，叙事医学的创始人丽塔·卡伦（Rita Charon）进一步延续了奥斯勒的医学思想，关注患者身上强烈的个体性、独特性。也就是说，每一位患者都是唯一，因果偶然性常常超越因果必然性，医疗活动有着鲜明的时间性、伦理性，医患之间在救治的时间节点、临床获益、风险的判定标准截然不同。因此，医者不仅要关注生命的客观性（事实）、眷顾主观性（价值），还要关注主客间性（同理心）。也就是说临床医学中的客观性是不可穷尽的，主观性是漂浮不定的，唯有主客间性（由共情而派生的医患水乳交融）的佳境偶成才有医患交往的和谐。叙事医学虽然明面上只是鼓励大家讲故事，写故事，生命书写，继而倡导共情、反思，本质上却具有强烈的反建制倾向，将文学化的虚拟、虚构、情感、意志、信仰等价值引入医学。挑战了逻辑实证主义的传统，拓展了以求真务实为基本诉求的坚硬的医学实证价值。构成了与现行循证医学体系的对垒、互补情势，如丽塔·卡伦所言：仅有证据是不够的，故事也是证据。由意达悟一直被认为是中医学认知思维的特征之一，在对象化、客体化盛行的现代医学认知范式的强势挤压下，这思维逐渐被边缘化，受现象学哲学启发的叙事医学的诞生，松解了逻辑实证主义的思维板结。时间性、独特性、主客间性、因果偶然性、伦理性的叙事医学特征与"医者意也"之间存在着相同与相近的认知路径。

最新流行的"精准医学"与"个性化医疗"具有十分密切的互文性，在奥巴马（2015年）宣布的"精准医学计划"中，就有"精确、准时、共享、个体化"四个原则的强调。其社会背景是大规模生物数据的长足进步，如人类基因测序，各种组学数据的大量积累，还有移动健康数据的即时采集，大规模数据的计算机高速分析技术。还将触觉延伸到多维度生物信息，除了分子水平的数据之外，还包括了行为学、社会心理学、外环境变迁的多元意象。其目的也是着眼于生命品质、生活品质的有效提升。以肿瘤为例，影响靶点的因素不仅是生物遗传因素，还有生活方式、危险因素、疾苦观、生死观、医疗观，靶向疗法的效果也是综合因素的集合效应。这一切都与中医诊疗原则"病有千变，医有千法""因人因时因地制宜"息息相通，可以相互交流心得。

对于当前蔑视中医的思潮与个人，还有两副清热解毒剂一定要"服"，一解"中华文化破产论"，二醒"全盘西化论"，这两种论调都来自于清末民初的文化失败主义。无疑，"五四"对"德先生"与"赛先生"的倡导是积极的，但也有偏激的一面，在启蒙–救亡，奋发–自新的同时，也在全面摒弃传统，割断历史根脉，逐步坠入民族文化虚无论、破产论泥沼，接纳全盘西化的文明进化观。历史沧桑，百年巨变，中华民族历经新文化运动、新民主主义革命到社会主义现代化的长长斜坡，抵达国家昌盛、富强、民族复兴的高原。如今中国，无论政治、经济、文化、科技、军事、国家治理都已跻身世界先进之列。在新的历史地平线上，我们应该摒弃激愤、偏狭的情绪，不再秉持矫枉必须过正的信念，不再拘泥于新—旧、古—今、高—下、科—玄之间非此即彼的认知范畴，重新审视传统，为民族复兴积聚根植于主体性的文化自信。

　　抚旧观今，历史是一个巨大的钟摆，鸦片战争以降，尤其是甲午惨败，中华民族坠入危厄的深渊。风雨如磐，家国倾坻，痛定思痛，情理俱乱，思想界经历了从文化焦虑、恐慌到文化自损、自卑的精神滑落。一些人迁怒于中医，认为是中医阻挡了科学化的脚步，实属误解。新中国的70年又将中华民族推举到一个前所未有的复兴高地，让我们重新找回文化自信的精神振作。对此番变迁，有必要对这一历史脉络与路标进行重新发现，重新思考。第一个路标是"西学东渐"，思想界展开中体—西用的讨论，随着文化碰撞的日渐加剧，"改良中学，适应西学"成为思想界的共识，期望中国文化完成创造性转换，实现中西合体互用。但这一过程遭遇了不可通约性，于是"全盘西化"的观点甚嚣尘上，成为第二个路标。在全盘西化论者那里，中国文化已经僵化/僵死，甚至彻底破产。与之对应的是一系列文化自贬、自弃行为，无论是砸烂孔家店，还是废止中医，都透出决绝传统，拥抱新学的偏激。背后有日本近代脱亚入欧的示范效应，满目都是新—旧对立，传统—现代的差异归于高—下、优—劣的较量，非黑即白，殊不知，西方的现代化并未贬弃柏拉图、苏格拉底、亚里士多德等先贤，古典学系、古典学说依然是世界名校、学术名流的精神源头与价值堡垒。现代医学依然

序2　从头越……

不舍"蛇杖精神"，依然尊崇古希腊医圣阿斯克勒匹俄斯、希波克拉底。那些以为彻底抛弃传统才能步入现代化的想法与看法恰恰是历史虚无主义的幼稚与狂躁。如今，中西文化双峰并峙，二水分流，互鉴互学，对话交流，步入"古为今用，古慧今悟"的第三期。中西学术由融汇逐渐到贯通，通过部分融通过渡到深度融合。总的趋势是倡导对话，而不是对抗。新传统观秉持两点论，既尊重传统、发掘传统，又质疑传统、批判传统。当下中国文化的使命是返本开新，既要返本，重振民族文化自信，又要开新，开启文化创新的航程，二者保持必要的张力。

现实的境遇其实更加复杂，不可能简单化应对。当下的中医行进在历史的钢丝绳上，一方面，既要回应社会科学化的诉求与医疗技术进步的挑战，又要接受科学主义与技术主义的苛责，同时也要摆脱科学主义、技术主义的干扰、纠缠；另一方面，既要坚守民族文化自立、自强，也要防范民族主义，江湖异化，迷信歧化的滋扰，走出一条符合辩证法的中医复兴的新路来。我们有理由坚信，这条路会在我们这一代人的脚下开启延伸。

作为序言，就写这么多，更多的精彩都在书里，请读者诸君细细品读，甘醇尽在其中。

王一方

北京大学医学部　教授

2020. 2. 18

你真的了解中医吗？

目 录

你真的了解中医吗？

第一章
诺贝尔奖获得者告诫说：
你我都需"慢思考"

01

从亚里士多德到笛卡尔：人是理性的吗？

我们从小被教导说要学会理性思考，不能感性冲动、不用脑子地凭感觉思考，这是动物性、本能性的思考。而且学者们认定"教育的终极目标就在于发展人的理性"，对不对？显然，这一观点已成为无须论证且不证自明的公理了，长期以来从没有人质疑过。因为这一观点源自古希腊超级圣贤亚里士多德。亚里士多德认为万物有三种灵魂：一种是单一灵魂，属低等花草类生物灵魂；另一种是感性灵魂，稍微高级一点，源自动物本能的；还有一种是人应该有的理性灵魂，它才是最高级的，理性才是人的本质。故追求的理性是一个有学识、有水平的精英的行为。而这一观点经文艺复兴旗手笛卡尔（R.Descartes）弘扬后，形成了理性主义（rationalism）强大思潮，即承认人的理性可以作为知识唯一可靠来源的一种哲学方法。这思潮在17世纪以后的欧洲大陆上广泛传播，成为启蒙运动的哲学基础。本质上它体现了科学和民主精神，也推动着科学像脱缰野马般的疾驰奔腾，快速发展至今天。理性对自然科学的巨大推动作用，无须怀疑。而理性作为一个基本的预设前提，也没人质疑过。

谁都知道，刻在希腊圣城德尔斐神殿上的名言——"认识你自己"，以最直截了当的方式，告诫我们要认识人的本质，包括思维特征，才能讨论相关话题。

然而，人在日常生活及职业生涯中真的能够做到这些吗？还是理性思考只是个追求中可望而多数时间被本能驱使却不可及的理想境界?!

　　看来，每个人都会有自己信誓旦旦的自我评价！特别是知识人，谁都认定自己是理性的、非感性的、更非随性的……真的吗?

　　科学结论，只能来自严谨研究后的缜密分析。

02

临床诊断思维中哪一种方式占主导：是本能？还是"应该"？

从医后不久，20世纪80年代初我在北京总参招待所听过一堂印象深刻的课，主讲的是杨德森教授。他当时是湖南乃至全国的精神病学权威，这堂课却没有讲精神病学，而是讨论医生怎么看病、哲学家怎么研究医生看病过程的，也就是今天说的诊断思维过程，并引用了一些海外研究结论，这一堂课给我留下了一辈子的烙印！

杨德森教授说医生在前面诊断病情和考虑治疗，而哲学家则站在他们背后思考分析这些医生们的整个诊疗过程。这研究可以说是行为学、心理学研究，非常深刻而有趣。

众所周知，我们医师行医后一直被熏陶告诫说：临床医生进行诊断时一定要望闻问切、视触叩听，先把所有相关资料收集齐全后，才能初步形成印象，再进行深入排查；然后初步下诊断……这是规范而必须遵循的思维程序。只有这样，诊断才是可靠的，也是理性的，才不会有差错。然而，哲学家、心理学家等的研究表明（对象都是海外资深大专家），这个根本是一厢情愿的无稽之谈！这是用"应该如此"的，强行替代"本然自然"的。研究表明，绝大多数资深医生，见到一个新病人（除非特别错综的），最快6秒，一般15秒以内就已形成初始印象；而这个初始印象非常顽固，后面的诊断（思维）过程，几乎都在验证自己已形成的这个初始印象；且多数医师是在潜意识里拼命验证自己初始印象的正确性。最后，只有不到30%的医师后来会修正初始印象，而70%左右的医师是"证实"了初始"印象"，遂形成了诊断，决定了后续的治疗。作为一位也算是很资深的医师（临床行医40余载）和从事医学基础教学一辈子的教师，深知这明显是不合理的、不理性、易犯错的，但只能说是人类思维本能所致，至少是多数时间如此。我们只能尽力做到按理想思维模式行事。

这也就是为什么临床医生误诊率会这么高？权威数据表明：一直徘徊在30%左右（与最后尸检吻合率不到70%），就是因为思维惯性在起作用，就是因为多数时人的思维并不是那么理性的，或者说是非理性的。

20世纪90年代早期，因为上述的课给我印象太深，也因为我自己有实验条件，所以我也模拟做了相关的小样本实验研究，对临床资深的中西医生诊断思维模式进行了研究比较，证明了上述结论。这也进一步强化了我对上述报告结论的认同。

人们可能说，改了就是了！但这的确很难。"应该的"与事实"存在的"绝非一回事。这就是人类思维/思考的本质。

其实，对大多数人来说，这种思考/思维方式处处存在：恋人间的一见钟情，朋友的一见如故，看不惯的人一见来"火"，一言不合便挥拳相向，以及不时碰到的"路怒症"等，无不都是其之折射。

03

权威结论：诺贝尔奖研究提示人在多数情况下是非理性的

2002 年的诺贝尔经济学奖既出人意料，又众望所归地授给了丹尼尔·卡尼曼（D.Kahneman），他是美国普林斯顿大学教授，史上第一位获得诺贝尔经济学奖的心理学家、行为经济学的鼻祖，被认为是人类行为及思想领域的达·芬奇式之巨星，他写的《思考，快与慢》堪称社会思想研究中的里程碑式著作。他第一次以实证方法回答了认知思维及理性等诸多问题，包括我们前面谈到的临床思维之怪圈（尽管他没有以临床思维为研究对象）和一见钟情等。卡尼曼认为人类多数时间思考（思维）是非理性的；大脑存在两套思考系统，分别是快思考（"系统1"）和慢思考（"系统2"）。快思考是基于直觉本能的思考，就像前面提及的资深医师临床遇到比较常见病症患者，会迅速形成印象那样，这往往是基于以往经验及感觉的、非理性的。而慢思考（思维）则要求在遇见疑难事件时，基于意识（警觉到有难题了），才启动理性的，需高度集中（耗能/耗脑）脑力地去做分析。快思考的特点是快，自行启动运行，且大脑省力、省能、省时，但却易出现偏差。诺贝尔奖大师告诫说：但这就是通常情况下人们自觉启动的思考，多数人自以为是理智决定时，实际上更多的是直觉（"系统1"）。很显然，"系统1"容易上当，因为它固守"眼见即为事实"等原则。

慢思考则需基于准确证据、数据搜集、历史考证等后才能作出判断，结果才能比较准确、理性。因为人类大脑天生的惰性，难得且懒于启动"系统2"。只有到危急（临床遇到错综而以前未尝见过的疑难杂症）或特殊状态时，才会不情愿地启动"系统2"，也就是人们通常说的苦思冥想、殚思竭虑等吧！卡尼曼通过多项心理学实验证明：人们尽管在主观上，往往觉得自己是理性的，是理性掌控着自己决策；但实际上"系统1"才是行动依据；大多数行为都是在"系统1"驱策下，在无意识之间完成的。尤其在精力不足时，"系统2"会更加弱势；"系统1"在主宰着你。

卡尼曼认为人类内在的思维模式，尽管是"系统1"和"系统2"交替的，但很多时候主导的是"系统1"。"系统1"主导时每易出现许多偏差，如：①典型性偏好：过度关注典型事件，忽视了它背后的概率；②可得性偏好：某事常出现，就认为此事更易发生；③因果性偏好：易进行因果性链接；④光环效应：常先入为主地联想；⑤锚定效应：易受第一印象/第一信息支配，就像沉入海里的锚把人的思想固定死了；⑥框架效应：对一个客观上相同问题的不同描述导致了不同的决策判断；⑦禀赋效应等。一见如故、一见钟情等都是这类思考的自然结局。

卡尼曼的研究结论认为，人多数时候并不是理性动物，相反在很多情况下并不理性而是感性，偏见是与生俱来的，大都与直觉紧密相关。因此，为了避免偏见和失误，应有意识的地动用慢思考系统去弥补，提高思维及决策质量。

卡尼曼借助心理研究，开创了崭新的行为经济学，成为了当今的显学，并连续诞生了多位诺贝尔经济学奖得主。如2017年理查德·塞勒（Richard Thale），后来与卡尼曼等一起，倡导形成了心理账户、框架效应等著名理论。塞勒强调：完全理性的经济人是不可能存在的，人们在现实生活中的各种决策行为必然受到各种"非理性"行为的影响。

也许，人们会问这些经济学的诺贝尔奖获得者，偏重于心理学、行为学等的认识，和中医学有什么关系？和我们今天讨论这些问题有什么关系？其实，人最重要的是思维模式、思考问题的方式方法。人们自以为自己很理性，很客观，立场很公允。但恰恰相反，多数时候，却并不那么理性！这不是一个人或某些人群的偏差，而是人类普遍存在的问题，源自大脑构造及直觉等的问题。前面所说的七点偏差，同样存在于精英及科学家大脑之中，且比比皆是！因此，回过头来，通过卡尼曼和塞勒等这些大师们的开创性研究结论（且不是一个人的结论，故可以说是时代研究人脑秘密的进展）作为铺垫。我们接下来再讨论有关中医药学、中国医学、中国医疗事业，包括对中国国情等的认识，才可能有一个基本的逻辑起点和起码的思路，并尽可能启动慢思维的"系统2"。

04

身为国人，你真的了解中国吗？

也许，这个题目太大！因为据我所知，近十几年来，世界已经形成了一门新的学科，叫作"中国学"，据说还是比较热门的。但各种学科、各种观点、各种倾向和立场充斥混杂在一起，谁也没法完全说清楚！但讨论中医，中国本土的医学，又不得不涉及一下什么是中国？她目前状态究竟怎么样？因为她（中国）毕竟是母体，中医药只是其中微不足道的一个小系统。"皮之不存，毛将焉附？"这个小系统无法摆脱她对母体的强烈依存及依赖。也许，通过这些角度，有助于我们能更好地理解中医，理解中国医学。

中国，即使仅涉及现时代的中国，也是一个非常复杂的综合体。

北京大学法学院的强世功教授在《文化纵横》（2020.2）以"我们为何不敢承认大疫背后的小农心态？"为题，谈了一些观点，其中部分观点值得引用。

他认为造成当下国内各方面情况错综复杂的原因：中国刚刚从农业社会进入工业化的发展阶段，但同时一条腿已迈入后工业化的信息社会之中，总体上处于农业、工业与后工业三重社会形态的交叠期。一般来说，这一过程至少需要几百年的逐步演进迭代才能实现，而中国却高度叠加在短短的30~50年！如此错综，潜藏着的风险系数自然不言而喻。

30多年前，中国还是一个普通而贫穷的发展中国家，现一跃已迅速成为崛起中的全球大国。但我们一方面没有完全脱离主要依赖宗教和道德约束的传统小农经济性的社会结构及治理体系；另一方面又快速发展出了现代科技工业，包括分门别类的专业化知识技术，有引以自豪的全球最全面的工业生产门类，而且是全球唯一一个最全面的①，但快速崛起中的现代社会治理还有诸多缺陷；再一方面，5G已由中国引领（至少中国领先），在互联网基础上，出现了知识流动、知识跨界乃至革命性地发展出信息科学、智能科学等，预示一个脚已迈向万物互联互通的后现代社会，后现代社会的碎片化、智能化、去中心化、网络化，一切皆流动等正在进行中。

强教授诘问道："从传统农业社会、现代工业社会、后现代信息化社会这三种社会形态和历史阶段来看，今天的中国，处在哪一个发展阶段上？实际上是三种社会形态并存。我们刚刚摆脱了农业社会，进入工业化的发展阶段，但同时一条腿已经迈入后工业化的信息社会中，这三种社会形态并存，主要是由于世界变化太快了，中国的发展速度也非常快。"

而这时，国人的生活方式、认知水准、思想意识、治理模式、公民意识、社会氛围等，几乎所有方面都存在着差异与争议，有些甚至是一片混淆：如舆论场里充斥着八大派、九大派、十大派等的观点，相互抵牾；至于中国究竟该怎么走？公有公理，婆有婆理；世界舆论中也一样，中国威胁说、中国崩溃说、厉害了我的国、中国崛起说等，莫衷一是！而中国究竟会怎么样？谁都有一套自以为是的认识及妙招法宝，但谁也都无法说服谁。

这就是现时代的中国思想界、理论界、文化界及学术界！

---

① 联合国注册的所有工业总共可分为39个工业大类，191个中类，525个小类；目前中国是作为全球最大的、也是唯一最全的制造业国家，全球任何一种产品都可以在中国找到。

你真的了解中医吗？

05
亟需确立一些思维底线及基准

中国思想界等的混乱及迷茫，也影响并波及其中的医学界！特别是深刻关涉到中国传统思想的中医学领域。

在这个背景下，我们太需要借助慢思维的"系统2"了，太需要冷静沉思，作出理性的审视及考量了。但前提是只能围绕着医学及临床，或者说中国传统医学，或者放大一点，关涉到中国人的生老病死之呵护！因为这些本身就是够大的难题了。况且，我们根本没法超出自己熟知范围去"指点江山"评判是非；那只能是意气用事，胡诌一通。

为此，我们只想确立一些思考及讨论的底线及基点，并希望能够就此形成基本共识，或者说最低基准及起点！

180年来的中国国势跌宕起伏

从鸦片战争算起，这180年来中国的运势就像是过山车一样，跌宕起伏，颠簸剧烈；从跌到谷底，又慢慢复苏并爬起来，逐步恢复常态。而就最近30~40年来，进步很快，这是个客观事实，不容否定，也无需怀疑。

这既源自内忧，更困于外患

中国社会的整个跌宕起伏过程中，既因于内忧，更困于外患。而且，冲击是全面全方位的——外患有强敌侵略、洋枪火炮、思想新知、赛先生、德先生等；内忧则有腐败落伍、治理无能、军阀混战、思想精英集体沦丧、民不聊生、散沙一盘等。而在这整个过程中，是传统（包括传统中的一切）的、旧的一切，都在涤荡清扫之中！最时髦的口号"砸烂旧世界"居然一直延续到20世纪70～80年代。

过激反应：否定一切传统

更可怕的是否定一切传统。从反对旧生活陋习，抨击传统"仁义道德"，到指责"阴阳五行'毒'"，再到"打孔家店""砸烂孔家店"等声势浩大的运动。当然，作为旧科技代表，中医药也不例外，遂有"废止中医案"（1929年）之政府行为。其实，客观地说，这股思潮某些方面有它一定合理性；但过犹不及，发展成为持续近一个世纪的全民性思想狂潮，如直到1986～1987年反映在"文化寻根热"中，还在强烈质疑是传统思想严重阻碍了现代化进程，传统被责之为是影响当今中国发展的沉重包袱。这就不是简单的偏颇倾向了，而是巨大的文化耗竭及传统摧残了。

其实，伤筋动骨最严重的，不在于一般层面的偏激行为，而在于对文化思想及传统根基的摧枯拉朽式的扫荡，这才是大伤元气、断其根柢、灭绝生机之举。

清流浊水，全盘接受

与此同时的另一个主流趋势是：思想界及学界几乎不加选择地对西方五花八门各种思潮全盘接受，一时间热闹非凡。这既是好事情，但也可能演变成为灾难！因为在本土文化被几近彻底摧残之际，蜂拥而入的西方各种思潮足以引起学界思想界的极度混乱及无序。须知，文化同化、文化涵化（acculturation）、兼容并蓄等只存在于文化主体尚存，还有一线生机，尚有部分活力之时。

月亮是西方的圆

因此，导致很长一段时间国人常在许多问题上仰西方之鼻息而生存。"月亮是西方的圆"，一切向西方（包括欧美）看齐，成为风尚。这个西方，也包括来自苏联及欧洲的各种思潮、思想等，这就是客观事实。当然，在向西方学习过程中，我们进步很大，似乎从昏睡中苏醒了，走到了近期，但整体上是不是需要反思一下呢——例如，我们高楼大厦林立，但精神家园何在？

我们找到了发展之路，但民族精神心理呢？

习近平总书记访问英国时指出：中国人民正走在正确的发展道路上，近代中国经历了君主立宪制、议会制、总统制等这些失败的尝试之后，最终选择了社会主义道路，这是历史的选择、人民的选择。"只有中国人最了解自己""只有他们慢慢摸索出的解决办法才是长久之计。"这无疑是正确而值得欣喜的！我们从政治制度等找到了正确之路，但我们是不是还应该找回我们的精神思想家园，让心灵更静谧、平定些呢？

接续传统，复兴国学，吾当奋而有为

传统中国思想文化是不是一无所事，没有任何价值呢？显然回答是否定的！故现在思想界、学界正在寻觅历史中的闪光点，不少学者孜孜以求努力接续传统，复兴国学与国医（中医

学），似乎已成为一股不小的潮流，但并没有真正成为多数人自觉的主流，这也是客观事实。面对现代性的诸多挑战，面对思想意识形态领域的混乱，面对转型期社会的道德失序，有为的中国知识人，是不是应该有所作为呢？这是我们经常扪心自问的。

医学关照文化，文化反观医学：亟需整合考量

在当下，特别是新冠肺炎肆虐，启用中医药治疗已见一定成效之际，我们更应结合可操作的实践结论（如参照新冠肺炎治疗特点及国人健康医疗难题等），来回答上述难题，进行更深层次讨论。因为我们始终认为中医学不是一门孤零零的操作技艺或方法手段；中医学与中国传统文化及中国本土思维方式等密切相关，且与国人日常生活方式也唇齿相依。故在这特定的现时代讨论这些难题，应该且必须将这些结合起来，进行检讨及考量。如此，可以从医学关照文化，从文化反观医学；从而得出切实的理性结论。

这些，就是我们在本书探讨中所确立的一些思维底线及基准。

06
一些预设的相关前提及基本观点

本书涉及较为广泛，故需预设一些前提及可信的观点。

民族发展无法摆脱文化的滋养

虽然有了人类，才有文化的发育、滋生及发展；但一旦文化形成体系后，民族的壮大发展就无法摆脱文化反刍及滋养。

举例而言，以色列被外人看作是一个神秘而令人惊叹不已的国度。19世纪60年代，马克·吐温曾来过此地，景色凄凉、寸草不生、色彩单调、地形不美，"一块令人窒息、荒凉、贫瘠、毫无希望的沉闷土地"。1948年英美等同意犹太人复国，可以在加拿大找块地方。但以色列人坚决不要，非要回耶路撒冷，要在这块土地上找回2000年多前的那个梦，因为他们坚信那是上帝"应许之地"。虽这块土地当时大部分是沙漠，又热又干，但他们不气馁，硬是把全球认同这个想法的犹太人召回建国。法律意义上，以色列国土面积1.2万平方公里，比北京少4 000平方公里；可耕地60万亩，一半国土年降雨量不足50毫米，自然资源极度匮乏。但现在却成了"欧洲厨房"，海水淡化技术领先全球。

今天，以色列的农业、高科技等成就显耀世界！人们评价说：是文化信仰在犹太建国过程中发挥了特殊作用。文化信仰致使以色列人至今不仅未曾消失和被消灭，而且越来越强大。只要透过一个事实，就可看出其中端倪：全世界人均每年看书最多的民族是以色列。这说明了什么？书本、知识、信仰、文化等的力量。

东瀛日本的例证也很有说服力。1945年，第二次世界大战以日本失败而结束，日本几乎所有城市都废墟连片，国民流离失所，生产陷入瘫痪状态。当时，占领国美国强势地想改造日本。麦克阿瑟（D.MacArthur）将军带领45万美军领导日本，第一件事就是签署三道命令：①成立军政府，把英语作为官方语言；②成立军事法庭处置战犯；③把军用货币作为日本法定货币；并广泛全面推进欧美生活方式。而日本为了摆脱窘境，只能依附美国的保护和支持，以促进本国经济复苏。但20多年后的60年代中叶，也许当时麦克阿瑟等的美国人根本想不到日本居然再次跃居成世界老二，甚至70年代后叶一度想通过经济实力"购买"美国。

日本的再次顽强崛起，相关的促进因素很多。学者们研究后认定，其中日本民族独特的文化信仰及性格特征是促进其复兴的潜在最重要力量。美国学者鲁思·本尼迪克特（R.Benedict）创作的《菊与刀》，就从文化人类学家视角，对此进行了深入阐释，以至于此书成为文化人类学的经典。

从几经覆灭，无数坎坷而顽强复国，且谈之令人生畏的以色列和犹太人；到战败日本的死而复生，一度成为世界老二之变迁。民族复兴的原因多种多样，但一条红线纵向贯穿其始终，那就是文化的内在力量。

多元文化是世界常态，不同健康方式并存也非坏事

人类从十几万年前走出西非，走向世界，坎坎坷坷经历了这么多年，又从发展出农耕文明至今，也有一万余年了，且是多个独立中心发源发展的。历史长河中一共曾发展出多少文明

类型，谁也说不清楚。有学者说六千余大类，也有人说几万种。正是这些多元文化，构成了色彩斑斓的大千世界。

民族、国家、文明国度，绝大多数都可以顽强地生存下去，当然，受制于很多因素（特别是文化）的制约，或许各自发展有快有慢，有顺有逆。要消灭一个民族或国家，从肉体上是不容许的（国际法管控着），而从文化上加以消解，却是有可能的。历史上，已有不少民族和人种消亡了。然而，即使有可能，如果整个世界仅剩下一种文化（当然是大概念的文化板块），那这个世界就太单调而乏味了。因此，文化多元是美好世界之常态。中国应在这璀璨的世界文化/文明中，通过相互交融、涵化、兼容并蓄，甚至碰撞、冲突等，各美其美，美美与共，共奏人类协同曲。而这文化当中，自然也包含了与生老病死、吃喝拉撒睡等相关的医学及健康生活。

医学，本质上是一类生活方式

21世纪初中国协和医科大学出版社出版的"高等教育'十五'国家级规划教材"和"面向21世纪课程教材"《中医学导论》（2004年）中，我们就开宗明义地指出：医学（包括中医学），本质上是一类生活方式，"饮食起居皆关乎康疾寿夭"。这可以说是学界共识。如学者邱鸿钟在《医学与人类文化》中强调"如果仅仅把医学视为一门自然科学或社会科学，那只是学者们的看法。在人类的进化过程中，医学如同农牧渔生产技术一样，首先是一门保障人类自身生产和健康生活的基本生存技术。芸芸众生的生活经验，有如大江源头的涓涓细流，不断地汇入医学智者的大脑，组成那知识的瀚海。""医学绝不只是一门单纯的在病房和实验室谈论的学问。而更基本的是贯穿于人类历史的大众民俗生活中实现人的第一需要（健康生存）的生存技术。"不仅现代常见的代谢性疾病防范要靠民众生活方式的调控，眼下新冠肺炎之杜绝，更是改善生活方式为先。这，无须赘证。

一方水土造就一方健康生存技术（医疗）

俗话说，一方水土养一方人，一方水土造就了一方的生老病死问题，因此，文化的多元也涉及健康生活方式（包括生老病死的多元趋向），两者是并行不悖的。如同样是当代医学，西方的德、法、英与美等在许多方面都有鲜明的特点。已经有专著讨论此问题。因此，多元文化是世界常态，多元的医学行为和健康方式也可能而且应该也是常态。这对人类来说，是幸事，而不是灾难。

通向未来文明之路不止一条

人们常说条条大道通罗马。但由于西方文化的强势熏染，有不少人认定现在只剩下一条通向未来的路了。他们认为现代文明是全球性的，当它的中心在西欧和北美出现后，世界就逐步形成了文明、半文明、野蛮等不同层次之分，而不再是文明并列的格局。历史上的印度、中华、奥斯曼帝国文明等都将随着现代文明崛起而变得落后和原始。

然而果真如此吗？现实是最好的嘲讽，也是最好的批判及注脚。就在我写这段文字同时（2020年2月17日），《2020年慕尼黑安全会议报告》在德国柏林发表。这次（第56届）慕尼黑安全会议的主题是"Westlessness"（西方缺失，West西方，less ness没有、缺失）（Munich Security Report 2020: Westlessness）。据知名国际政治评论家、凤凰卫视记者邱震海现场采访时说:"这是56年来西方传统内部安全会议第一次以这么消极的题目开场。"该会议只是西方内部讨论安全的会议,但目前西方面临着诸多窘境,故创造了这个英文词语,来形容当下西方主体已缺失其原有的地位和影响力,这是何等嘲讽和无奈啊!

重要的是看待世界及思维问题的模式

其实,核心在于看待世界的方法和思维模式等。这个世界是多样化的,看世界方法不尽相同,思维模式也应多彩多姿。这些,本质上是看待世界的方法及模式问题。这里,也许短期有优劣势之分;但很多东西需长时间演进中才能看出其历史意义及价值。且不是简单的对错、胜败或强弱等。也许,其中也有适度互补、相互补益之需求和必要。

思想家们认为,某人如果看待世界具有多种模式(思维类型),这个人就是有智慧的、聪明的,更善于解决难题的;因为不同模式常可用于解决不同难题;甚至同一难题用不同思维模式(类型)参照着来解决,可能效果会更佳些。有人甚至提出12种看世界模式(类型)问题①。我想,从中医学来看,她形成

----

①例如,查理·芒格(Charlie.T.Munger),著名投资人及律师,股神沃伦·巴菲特的黄金搭档,已96岁高寿,被尊为世界著名智者,他认为人们欲解决现实中的各种难题,应该糅合来自各传统学科的思维模式、分析工具及方法等,这些学科包括历史、心理、生理、数学、工程、生物、物理、化学、统计、经济等。其理论基础是:几乎每个系统都受到多种因素的影响,若要理解这样的系统,就必须熟练地运用来自不同学科的多元思维方式。见《穷查理宝典:查理·芒格的智慧箴言录》,上海人民出版社,2010。

又如,曾供职于中欧国际工商学院的李善友教授,因研究创新思维而颇有影响力,他就提出过看世界的12种顶级思维模型。见李善友《第二曲线创新》一书,人民邮电出版社,2019。

了带有中国传统文化韵味地看待问题之方法及思维模式等，且经历了几千年的锤炼及演变，不一定全都正确无误，但至少在今人看待类同问题可作为不可或缺之参照，可以丰富人们的眼界及思想等，让人们应对难题时可以更多一些自信、智慧、角度，同时使可供选择的处理方法、手段更多一些。

你真的了解中医吗？

第二章
历史：可以告诉你可信结论

01

以史为鉴：人类最好的老师

2007年中西医争论之际，电视辩论中医学是不是还有其现实意义时，我提出应先回顾一下历史，重温一下人类保健历程中的得失成败。没有料到辩论对手不屑一顾断然地说："过去能够说明什么？现代科学已把过去碾压成粉末了，老盯着过去，是无知、没有底气及保守之体现，应高瞻远瞩地眺望明天，这才是科学态度！"

我一时语塞，没有想到人类居然可以割裂历史看明天！而在我们看来，明天只是昨天的延续，昨天碰到的问题，明天依然会顽强存在，只不过是换了种形式而已。

这不，眼下的新冠肺炎再一次把中西医之争推到了风口浪尖上。看着接连飙升的感染人数及死亡人数，钟南山不断呼吁尽快让中医药介入，有关部门也积极行动，中医药挽救新冠肺炎患者于危难之际，捷报频传。

此时此刻，我们还是有必要先回顾历史，让历史作出"回答"。

须知，恩格斯有句脍炙人口的名言——"历史就是我们的一切。"

习近平总书记也不止一次地强调："历史是人类最好的老师。"通过审视历史，拨去尘埃，不少看似疑难问题的答案，才会浮现而出。

历史可以给人以智慧及方向。了解历史，不仅有助于人们看清现在情况如何，而且端起历史望远镜回望过去，可帮助人们总结历史规律，展望未来、把握今后发展之大势。因此，历朝历代，历史学者往往都是最具智慧的人。当然，很多情况下他们也是主政者所忌惮的人。因为他们的洞察力往往太强了，很多问题看得太明白了！

我们需要借助历史的镜子，且先把视野转向世界。

02

历史如是述说：很多文明/民族因疫病而衰败

众所周知，人类社会早期群星璀璨，各地曾有过诸多古老文明兴起，但很多文明最后衰败了。如著名的迈锡尼文明是爱琴文明的重要组成，它是古希腊青铜时代的最后阶段，已出现文字（迈锡尼文字，且已被破译），《荷马史诗》及古希腊文学和神话等都以迈锡尼文字来表达。根据对泥板文书的解读，得知当时的城邦统治者包括国王、将军、各级官吏、祭司及土地所有者，已出现民众大会和贵族议事会，且有基层的社会组织（长老组成的公社），俨然是一个比较成熟的文明；并且其物质文明也达到极高水准。公元前1500年左右，该地出现了数量众多的大型宫殿及城堡，现存最大一座墓圆顶高13.2米，墓门高10米，上面以一块120吨重的巨石为盖。可见施工技术之成熟。但进入公元前12世纪，迈锡尼文明突然衰败崩溃了，除了留下令人惊讶不已的遗址和璀璨的文字记载，一切消失得无影无踪。根据知名世界史专家、美国孟菲斯大学（The University of Memphis）历史系教授孙隆基的研究[①]：迈锡尼文明的崩溃，最大可能性是爆发了瘟疫。其实，历史上类似的情况非常常见，很多民族或文明的衰败消亡或主要因于疫病大流行。

①孙隆基.新世界史[M].北京:中信出版社,2015:204。

你真的了解中医吗？

03

是病菌与枪炮、钢铁，改变了人类命运进程

美国加州大学洛杉矶分校（UCLA）的贾德·戴蒙得（Jared Diamond）教授是位学术奇才，他以生理学开始其科学生涯，进而研究演化生物学和生物地理学，最后关注人类的社会历史进程，以他的睿智及多学科造诣，提出并改变了一些被人们视为定论的迂腐成见。因此，他被选为美国艺术与科学院院士、国家科学院院士、美国哲学学会会员。20 世纪末，他试图对"最近 13 000 年来所有人的简短历史"作出分析回答，写下了《枪炮、病菌与钢铁：人类社会的命运》（*Guns, Germs, and Steel: The Fates of Human Societies*）（1997 年）一书。此书一出版，即好评如潮，1998 年获得普利策奖以及英国科普书奖，成为影响世界的名著。书中他以详实的历史资料，明确否定了"人种决定论"，并不认为是欧罗巴人聪慧勤奋所以造就今天欧美文明昌盛；而是认为生存环境对人类历史进程有着重大影响，并鲜明地论证了是"战争（Guns）""生产力（Steel）"和"病菌（Germs）"三大因素改变了人类历史的进程及社会命运。其中，把"疫病（病菌）"作为影响人类社会发展及进程的关键性独立要素，更是振聋发聩，发前人之未发。

他系统回顾并分析历史事实后总结说："具有相当免疫力的入侵民族把疾病传染给没有免疫力的民族。天花、麻疹、流行性感冒、斑疹伤寒、腺鼠疫以及其他一些在欧洲流行的传染病，毁灭了其他大陆的许多民族，从而在欧洲人的征服中起了一种决定性的作用。"注意，这强调的是"病菌'起决定性作用'"！

由于欧洲早期内部战乱不断，欧洲与北非、西亚、中亚、南亚，包括远东（中国、蒙古）等交往不少，再加上动物的驯化及与动物频繁接触，欧洲征服者们不仅携带着可能源自动物的各种可怕的致病菌，而且他们本身对这些致病菌有着一定的免疫力。但新大陆的美洲人却从未接触过这些动物及其身上携带的病菌，而当时美洲社会并没有发展出相应医疗技术及保健预防措施（即"医学"）。因此，这些致病菌肆虐，当地土著人被蹂躏，无意中成为侵略者残酷的帮凶。

戴蒙得教授枚举具体案例说："例如，一次天花流行在1520年西班牙人第一次进攻失败后蹂躏了阿兹特克人，并杀死了刚刚继承蒙特朱马为阿兹特克皇帝的奎特拉瓦克。在整个美洲，随欧洲人传来的疾病从一个部落传播到另一个部落，远远走在欧洲人之前，据估计把哥伦布来到前的美洲土著人杀死了95%。"

请注意，是"一次天花流行……（将）美洲土著人杀死了95%"，多么沉重而黯淡、令人唏嘘不已的疾病肆虐史啊！

"北美人口最多并高度组织起来的土著人社会是密西西比河流域的酋长管辖的部落，它们在1492年至17世纪初这一段时间里也以同样的方式消失了，时间甚至比欧洲人在密西西比河地区建立第一个殖民地的时间还要早。1713年的一次天花流行是欧洲移民毁灭南非土著桑族人的最严重的一步。"[1]

"在英国人于1788年移民悉尼后不久，一场大批毁灭澳大利亚土著的流行病开始了。来自太平洋岛屿的有详尽文献证明的例子是1806年在斐济迅速蔓延的流行病，这种病是几个欧洲船员在'阿尔戈'号船只失事后挣扎着爬上岸时带来的。类似的流行

---

[1] [美]贾雷德·戴蒙德,著.枪炮、病菌与钢铁(人类社会的命运修订版)[M].谢延光,译.上海:上海译文出版社,2014:191–212.

病也在汤加、夏威夷和其他太平洋岛屿的历史上留下了痕迹。"

同样，作为回应，"疟疾、黄热病及热带非洲、印度、东南亚和新几内亚的一些其他疾病，是欧洲在这些热带地区进行殖民的最大障碍。"

特别是史上大名鼎鼎的印加帝国，该帝国是11~16世纪时美洲既古老又强盛的大帝国，缔造了美洲三大文明之首的印加文明。其版图在今日南美洲（秘鲁、厄瓜多尔、哥伦比亚、玻利维亚、智利、阿根廷）一带。该地区盛产黄金白银，让贪婪的欧洲殖民者趋之若鹜。随着欧洲人的入侵，美洲原本没有的天花病毒迅速肆虐。1526年，天花杀死了印加帝国皇帝瓦伊纳·卡帕克，随即又夺去皇位继承人尼南·库尤奇和许多大臣的生命。1531年，西班牙国王批准弗朗西斯科·皮萨罗带了169名殖民者从西班牙起航，以卑劣无耻的欺骗手段，控制了国王，并借助疫病，打败了拥有六百万人口的大帝国。历史学家分析其制胜的最根本原因：一是不守信用（言而无信地扣押国王）；二是无心插柳地促使瘟疫的蔓延流行，约80%~90%的当地人是因为疫病而丧失生命及战斗力的①。可惜，今天还有人颂扬皮萨罗为伟大的"征服者"。要么不明真相或无知，要么是成王败寇论者！

鉴于这些残酷的史实，戴蒙德教授严肃地得出结论：病菌和医疗水平，可以改变人类文明甚至整个民族的命运。书名《枪炮、病菌与钢铁：人类社会的命运》，就清晰地体现了这一历史告诫。而此书迅速获得的世界性声誉，则从侧面说明这一改变传统认识的新结论，已开始被学术界普遍接受。

---

① [美]贾雷德·戴蒙德,著.枪炮、病菌与钢铁(人类社会的命运修订版)[M].谢延光,译.上海:上海译文出版社,2014:39-54.

04

欧洲疫病史，同样惨不忍睹

回到欧洲看看，其疫病史同样也是残酷、惨不忍睹的。

关于欧洲的记载，要丰富得多。根据多部欧洲史及世界史书记载，我们大致可理出一些粗线条：

原先，人们无法解释早期欧洲人口之稀少，特别是5 000~6 000年前新石器时代欧洲人口的急剧减少。最近，瑞典科学家发现是鼠疫导致了当时人口的衰减，鼠疫加糟糕的卫生条件等，滞缓了欧洲的历史进程，这是专家在顶级的科学杂志 *Cell*（《细胞》）上发表科研论文中所表达的观点[①]。

前已提及，迈锡尼文明公元前1200年（距今3 200年）左右因疫病而中断。此后，公元前430~前427年的希波克拉底时期，邻近的雅典城蔓延的一场疫病差一点摧毁该城市。古希腊史学家修昔底德记录了此次发病的概况。其典型症状是突发高热，咽喉充血，音嘶哑而剧痛，剧咳，胸痛等。发病不久，喉部散发出烂肉样恶臭味。一年多时间里，所有雅典人都生活在噩梦中，整个雅典城死亡人数近半。后来有人偶尔发现可以用火烧来防疫，才帮助雅典渡过难关。这像是一次主要侵及上呼吸道的疫病大流行，也不排除腺鼠疫可能。

历史上首次被清晰记载的鼠疫大流行发生在公元541~542年。鼠疫沿着埃及的培鲁沁侵袭罗马帝国，且迅速蔓延，继续

---

① Sanchez Karina K,Chen Grischa Y,et al. Cooperative Metabolic Adaptations in the Host Can Favor Asymptomatic Infection and Select for Attenuated Virulence in an Enteric Pathogen[J]. Cell,2018,175(1):146–158.

你真的了解中医吗？

沿着贸易通道扩散到首都君士坦丁堡与整个拜占庭帝国。此次疫病之流行，导致了罗马帝国至少1/3人口死亡（请注意，导致1/3人口死亡，前述世界卫生组织官员的说法并非无稽之谈）。而后，鼠疫沿着海陆贸易网继续扩散到西欧与不列颠。先是543年，鼠疫到达法国西南部，亚耳等地接连暴发鼠疫病情，接着，547年，鼠疫蔓延发展至爱尔兰与不列颠西部。仅仅几十年间，鼠疫造成了欧洲2500多万人死亡，其结果是政治与经济的严重全面倒退。有历史学家指出：此次鼠疫流行，延绵不绝一个多世纪，总死亡人数近一亿人，而当时世界总人口不到3亿[1]（也是1/3）。它的肆虐，造成了欧洲一些旧王国的消亡，改写欧洲的整个历史进程。

历史上死人最多、最严重的疫病被称为"黑死病"。有研究说它就是典型的腺鼠疫（但新近有不同见解），约发端于1330年前后，确切的发源地尚有争议。随着蒙古军队的进攻，迅速扩展及中亚、近东和欧洲。1346年出现在黑海地区，并很快波及地中海和在北太平洋沿岸，传至波罗的海地区。约1348年，开始在西班牙肆虐；到了1349年，已传到英国和爱尔兰；1351年累及瑞典。整个西亚欧洲北非都为其所累，只有边远和人口稀疏之地才危害不大。据测算，当时在印度、中东、欧洲、北非，约1/3到1/2的人因此死亡。在全世界造成7500万～8000万人丧生。其中3000万为欧洲人。欧洲人口骤减1/3（当时欧洲总人口不足一亿），又是1/3，这也导致了此后300年欧洲人口的复苏困难，农业生产力严重不足。但根据著名历史学家许倬云先生的分析，也正因为人口的骤减，逼着欧洲人进行农业

---

① 据估算，公元元年世界总人口1.9亿～2亿，公元200年约2.23亿，公元12世纪约3.6亿，公元15世纪4.25亿。据此，公元5～6世纪到不了3亿。

第二章　历史：可以告诉你可信结论

技术的变革①。也有专家认为，这场黑死病严重打击了中世纪欧洲的传统社会结构，削弱了教会势力，间接催化了文艺复兴与宗教改革运动，进而，触发了近代资本主义的兴起。

17世纪的又一次鼠疫大流行之起源地众说不一。鼠疫此起彼伏，持续多年，遍及欧亚大陆和非洲北海岸，尤以欧洲为甚。到1665年8月初侵入伦敦时，每周光伦敦死亡人数高达2 000人，一个月后竟高达8 000人。直到一个月后（9月2日~9月6日）的一场大火（史称"伦敦大火"），当时伦敦人因为逃避鼠疫，已人去城空，英国王室及主教们也都早已逃亡，故大火连续在空城烧了四天四夜，烧毁了大半个伦敦，光平房就烧了13 000间，烧毁了包括著名的圣保罗大教堂在内的87个教堂。不幸中的大幸，这场大火令老鼠们销声匿迹，鼠疫随之平息。故人们戏谑地说，是大火帮助了人类。至今伦敦还建有纪念塔，人们说起大火还心有余悸。这一波鼠疫也严重侵及了中国，明代万历至崇祯年间的大疫可能就是这次全球大流行的一部分。

20世纪初的一场鼠疫大流行始于19世纪末（1894年），它是突然暴发的，比较公认的起源地可能是广州与香港，至20世纪30年代达最高峰，总共波及亚洲、欧洲、美洲和非洲的60多个国家，死亡人数高达1 200万之众。

此外，1580年、1675年、1733年等也曾因流感大暴发导致大规模欧洲人死亡而记入了历史。文献还记载了近千年来欧洲另外的31次流感大流行。如1742年至1743年由流感蔓延曾伤及90%的东欧人，1889年至1894年席卷西欧的"俄罗斯流感"，发病范围广泛，死亡率很高，造成了严重的后果。

① 许倬云.许倬云说历史：现代文明的成坏[M].上海:上海文化出版社,2012: 37-49.

记忆犹新的是1918~1919年间的一场致命的流感席卷全球，造成全世界约10亿人感染，2 000万~5 000万人死亡（当时世界总人口约16亿），且几乎一半的死者是年轻人，大大超过第一次世界大战死亡总人数。当时西班牙约800万人感染，故又被雅称为"西班牙女士"。其实，研究提示其很可能是始自美国的，美国也因此次流感而丧命50万人。

　　可见，欧亚历史上在这方面并没有多少优势，只是稍微比美洲强一些！

　　鉴于此，人们也不难理解以慈善事业为后半生重要主题的世界巨富比尔·盖茨，会反复告诫人类，防范疫病肆虐。

05

中国人口变迁及疫病史启示录

我们还是先拿历史人口的变迁来分析，因为它是直截了当而直观的（表1）。尽管历史上人口的演变非常复杂，影响因素众多，还涉及国家地理板块的大小，且很多数据的可靠性成问题。但相对说来，它是唯一能够说明历史事实的证据，多少能够折射出一些历史真实性。

表1 中国历代人口变化情况一览表

朝代	公元（年份）	人口（万）	出处
夏	前2070	1 355.00	《帝王世纪》
周成王	前1063 ~ 前1057	1 370.49①	《通典》卷七
周庄王	前684	1 184.19②	出自《通典》卷七
战国末年	前220	3 000.00	《中国古代人口规模发展变化及其规律》
汉平帝元始二年	2	5 959.00	《汉书》
汉章帝章和二年	88	4 335.00	《伏无忌所记》
汉和帝元兴元年	105	5 325.60	《伏无忌所记》
汉桓帝永寿二年	156	5 647.69	《晋书·地理志》
魏元帝景元四年（三国末年）	263	767.00	《郭志勇：中国人口史之数量分析》（局部人口）
晋武帝太康元年	280	1 616.00	《晋书·地理志》

① 《文献统考》卷十、《州府无龟》卷四百八十六中，均为此数。

② 《文献统考》卷十、《州府无龟》卷四百八十七中，数据为1 194.19万人。

你真的了解中医吗？

朝代	公元（年份）	人口（万）	出处
魏孝明帝正光年间	525	3 200.00	《通典·食货记》
隋炀帝大业五年	609	4 601.00	《隋书》卷二十九
唐玄宗天宝十四年	755	5 291.00	《通典·食货记》
宋徽宗大观四年	1110	4 673.00	《宋史·地理志》
金章宗泰和七年	1207	4 581.00	《玉海卷》卷二十
元世祖至元二十八年	1291	5 984.00	《元史·世祖本纪》
明太祖洪武十四年	1381	5 987.00	《明太祖实录》
成化十六年	1480	6 245.00	《明显宗实录》
明神宗万历六年	1578	6 069.00	《明史·食货记》
明光宗泰昌元年	1620	5 165.00	《清实录》
清高宗乾隆四十一年	1776	31 146.00	《中国人口史》卷五
清宣宗道光二十四年	1844	41 944.00	《清实录》
清德宗光绪二十七年	1901	42 644.00	《清实录》

注1.宋朝后只统计男性人口数。而且，宋朝版图明显缩小。

2.由于国土板块的变迁及统计口径的不同，得出的数据不尽相同。

图1笔者经过多方求证后，总体是准确的。清朝末年中国人口约4.26亿，这也是孙中山革命时，不下20次地疾呼4万万（即4亿）同胞的依据所在。

从上述数据不难看出，自战国末年中国总人口达到3 000万以后，中国总人口数有过两次大的回落，一次是东汉末年，一次是明朝末年，明朝末年回落情况远没有东汉末年厉害。对此，我们试做些分析：

首先，让我们来看看中国大地疫病流行情况。

作为一个腹地辽阔的泱泱大国，五千年来中国的疫病流行不能置之度外，出现过很多种类的疫病。包括天花、鼠疫、白

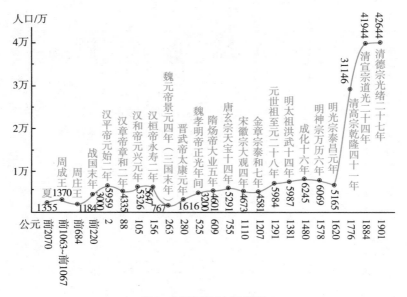

图1 中国历代人口变迁图

注：宋以后只统计男性，故宋以后应乘上约一倍。

喉、猩红热、斑疹伤寒、伤寒、肺病、麻风、疟疾、血吸虫病等。有人曾做过系统统计：从公元前7世纪到公元20世纪初，中国有明确记载的较大规模瘟疫达到700次以上。其中，三次是规模很大的，分别在东汉末年、明清之交，及19世纪末年，都有过大规模的瘟疫流行。

汉末疫病约流行于公元2世纪到3世纪初，仅东汉末的30余年间（公元184~220年），明确记载的全国性疫病就有12次，疫病肆虐，再加战乱和饥荒，中原地区"白骨露于野，千里无鸡鸣，生民百遗一"（曹操《蒿里行》），人口骤减。据官方统计，公元157年全国人口是5650万，而到公元280年，仅剩1600余万，锐减了3/4。可以说，东汉末年到魏晋时期人口呈现断崖式下跌，总人口跌去70%~80%。原因已明确：战乱加

你真的了解中医吗？

疫病。连年的战乱，加上西北撤回的士兵夹带着从西域士兵身上感染的疫病——一种中原人原先未曾接触过的疫疠之气（可能也是鼠疫）。短短若干年间，疫病席卷全国，致死无数。曹植在《说疫气》中曾载"建安二十二年（公元217年），疠气流行，家家有僵尸之痛。"张仲景在《伤寒论·序》中也说："余宗族素多，向余二百。建安纪年以来，犹未十稔，其死亡者，三分有二，伤寒十居其七"。这些，都是强有力的佐证依据！这是中国历史上唯一一次有明确记载的总人口呈现出断崖式暴跌。

明末清初也曾有过大规模疫病流行，特别在华北这一带，疫情更重。据统计明末清初总人口中有7%～8%死于鼠疫。鼠疫在军中蔓延，士兵大量死于鼠疫，导致北京宛如空城，无兵防守。李自成及清兵等长驱直入，轻松拿下首都。故知名的历史人口学家、上海交通大学历史系曹树基教授曾戏说："一个小鼠（小鼠挟带的鼠疫）毁了大明王朝。"他分析后认为："生态环境的异常变化是造成明王朝崩溃的主要原因之一"，"明王朝是在灾荒、民变、鼠疫和清兵的联合作用下灭亡的。"[1]但中国的死亡率为7%～8%，与欧洲其或前或后时期动不动就是死亡几千万，死者占1/3甚至1/2相比，那只能说是小巫见大巫，差异太大了！

研究表明[2]，地大幅员辽阔的中国，东南西北中各地都有鼠疫自然疫源地。但以北方更为多见。直至今日，目前明确的有十大鼠疫自然疫源区域，每个区域又可划分若干个疫源点。不时就会有零星散发。但像前述的那样引起超大规模死亡的，还真的不多。

除鼠疫外，其他各种疫病在我国也不断广泛流行，累及包括王公贵族在内的所有人。例如，康熙大帝既被痢疾盯上过，又染

---

①曹树基.鼠疫流行与华北社会的变迁(1580—1644年)[J].历史研究,1997(01): 17-32.

②方喜业.中国鼠疫自然疫源地[M].北京:人民卫生出版社,1990.

第二章　历史：可以告诉你可信结论

上了天花，但他还是能够在位61年，至少算是享尽了天年。

纵观数千年中华人口变迁史，有一个事实不容否定：东汉时期有过断崖式暴跌；而东汉以后，虽病菌并没有开恩，疫病照样肆虐流行，鼠疫常常始发，波及全球，周而复始，毫无收敛之势，但中国总人口基本稳定，再也没有出现断崖式暴跌现象，这又说明了什么呢？

前面提及的学术奇才、演化生物学家贾德·戴蒙德教授纵观人类进化史后提出了"适度分裂原则"①，认为大一统及十分稳定安宁的社会状态不一定有利于社会进步及学术创新，往往是"适度分裂"，社会存在某种程度的紧张危机状态，最容易促进创新及社会发展。

其实，此说看似谬误，却不无道理。至少，征战不断的古希腊，硝烟弥漫的战国时代，促成了古希腊及古代中国的学术极度繁荣。百年前中国，苦难深重、面临亡国之虞，也成就了一大批光照后人的杰出学者和难得一见的思想界盛况。笔者原本一直对张仲景何以既无古人，又乏来者地独创《伤寒杂病论》，深感不解。而"适度分裂原则"则可较好地说明这一点。当时，急迫的社会需求，大量的亲历诊疗经验，加上相对宽松学术氛围，促成了张仲景的伟大创举。张仲景《伤寒杂病论》的问世，既代表着中国临床医学的崛起及成熟，又为后世提供了诊疗包括疫病在内的疾病的规范及具体理法方药。人们对各种疾病（含疫病），不再束手无策，傻呆呆地等死了；而是能够有规范、有指南地加以应对。尽管有些疫病借中医药应对，效果一般，但总比束手待毙好得多。

①适度分裂原则，又叫最优分裂原则，见《枪炮、病菌与钢铁(人类社会的命运修订版)》.上海译文出版社，2014:483.

你真的了解中医吗？

06

有比较，才会有自豪及自信

2020年的新冠肺炎，尽管对人类来说是全新的挑战，中医学也是未曾遭遇过，但事实胜于雄辩，运用了中医药，康复效果显著。这不能不说既是历史的自然延续，又是对上述结论的最强有力印证。

史学家（当然是儒家的）曾说：有了孔子，其后2 500年的中国不再黑夜无光；我们可以说：有了张仲景，其后2 000年的汉人不再畏惧伤寒。而且，后世在《伤寒杂病论》基础上不断探索与总结，疫病防治水平逐渐增强。如即便到了1880年，法国侯爵德雷伊制订了雄心勃勃的殖民新几内亚计划，结果1 000个殖民者不到3年因疟疾而死了930人，彻底失败了①。刊于1624年的《景岳全书》治南方的山岚瘴气（即恶性疟疾）却颇有章法及疗效，分热冷瘴两大类：热则用清瘴汤，药有青蒿、柴胡、茯苓、知母、半夏、黄芩、常山、黄连等，亦可用紫雪丹；冷瘴用金不换散，苍术、陈皮、厚朴、藿香、甘草等，药理研究表明主要药物有一定抗疟作用。而在对东晋医药学家葛洪（公元284~364年）《肘后备急方》记载的抗恶性疟疾用青蒿的经验现代研究中，不仅诞生了中国第一个诺贝尔奖，且救治了数百万疟疾患者。可见，中医学的经验之可贵。

相对于世界各地（除中国外），公元10世纪以后还频繁地

---

① [美]贾雷德·戴蒙德，著.枪炮、病菌与钢铁(人类社会的命运修订版)[M].谢延光,译.上海:上海译文出版社,2014:343.

因疫病大流行而绝宗灭族（如印加等南美洲人），或动不动死亡几亿/几千万（欧洲/非洲），中国不能不说是幸运的！尽管中国也瘟疫频发，并且有多处已明确是鼠疫的世界原发地/主要疫源地，但是以《伤寒论》问世为显著标志，中国临床医学的发展，促成了后世中国总人口的基本稳定，且大幅度地领先于世界其他各地，不能不说"天佑中华有中医"！

人口数据是铁的事实，历史不容篡改！在天下同此寒热，疫病照旧肆虐之际，相较于域外，中国人口变迁基本稳定，没有断崖式跌宕起伏。理由何在？其他因素都没法作出令人信服的解释，只有一条：成就显著的中国医学，呵护着国人渡过了一次次疫病等的灭顶之灾。

理性而有历史感的国人，之所以对风雨飘摇、跌宕起伏、不断被质疑、训斥，多少次要扫地出门的中医药学还有那么一层厚爱，概源于此！

贾德·戴蒙德教授审视世界进步史万余年后，总结性地说："如果所有其他条件相等，更多的土地和更多的人口意味着更多的相互竞争的社会和更多的发明创造，因而也就意味着更快的发展速度。[①]"中医学对于中华民族的意义，就更为彰显了。可以这样说：正因为有中医药的保驾护航，中华民族才得以在16～17世纪以前一直昂首屹立在世界东方，引领着世界进步风潮。

作为一个现代版的反面例证：近期（2019年2月），非洲联盟轮值主席卢旺达总统卡加梅（Paul Kagame）针对非洲目前的高出生率、高死亡率、人均期望寿命全球垫底的情况，近一

---

① [美]贾雷德·戴蒙德,著.枪炮、病菌与钢铁(人类社会的命运修订版)[M].谢延光,译.上海:上海译文出版社,2014:431.

半非洲人无法享受基本医疗，每年竟仍有几百万人死于可控制的传染/感染性疾病等的残酷现状，提出非洲国家需加快医疗事业，进一步加大卫生健康领域的资金投入[①]。这进一步突显出5 000多年来（特别是东汉以来），为什么中国人口基数一直可以在高位攀升，维持绝对人口数遥遥领先？又为什么能够让这么多人延续下去？客观地说，中国这块土地并不丰沃，比起世界大部分地区甚至比较贫瘠，瘟疫加天灾人祸，频频造次作祟，但何以如此？尽管原因一定是多方面的，复杂的！其中，天佑中华有本土医药学，不能不说是重要（甚至决定性）因素之一。

---

①第32届非盟峰会：非盟强调加大非洲卫生健康领域资金投入，文章链接：http://www.xinhuanet.com/2019-02/10/c_1124095021.htm.

07

历史人口学权威如是总结

复旦大学的葛剑雄教授是中国历史人口学领域的权威，他曾对中国历史人口变迁及其影响因素等，做过大量分析。借用他的研究结论，也许更有说服力。

他在系统分析中国历史上的人口变迁趋势后，总结指出这一变化趋势存在几大特点：

1. 明清以前人口增长总体缓慢。

2. 不太稳定，时有起落——往往是由小冰期/干旱等自然因素及战争/内乱等天灾人祸导致或加剧的严重饥荒之结局。

3. 人口发展有阶段性特点，其主因之一是受制于农业生产力——明清后发现新大陆，中国也得以引进红薯、土豆、玉米等粮食新品种，大大缓解了口粮不足，故出现了人口增长的新高潮。

4. 阶级之间的不平衡，富人因为生存条件良好，往往人口繁殖率更高。

5. 地区与民族间的不平衡。

对此，中国现代人文地理学和自然地理学的奠基人胡焕庸先生在1935年提出的"胡焕庸线"已颇能说明现象，而这一差异产生原因则主要在于生存环境及农业生产条件等①。

葛剑雄教授曾进一步分析了历史人口的影响因素，主要归因于以下五点：

---

① 胡焕庸.中国人口之分布——附统计表与密度图[J].地理学报,1935(2):33-74.

1.自然地理环境。

2.农业生产能力。

3.战争与内乱。

4政治制度——文景、贞观、康乾之治等就是例证。

5.传统思想与习惯影响。

其中，战争（包括直接死于战争及间接消损的）常常是重要因素之一。历史上很多人是死于战争后继发的疫病之流行。

08

定论：历史上，天佑中华有中医

　　尽管国际学界已把"病菌"列入改变人类命运进程的主要因素之一，而且历史上中国这块大地上死于疫病者也并非少数，但葛教授等并未将疫病列入致死并影响人口总数的主要原因。猜测其缘由，或源于相较于欧洲南美等地，疫病这一因素在中国实在是不如其他各国那么突出，尤其是东汉以后，中国人口总体比较平稳，尽管疫病不断，但大都没有造成极度凶险及过于残酷的结局！而明代末期的人口小幅度回落（10%以下），则是政治腐败诱发战乱，促成饥荒，诱发了鼠疫大流行。前者是因，后者（鼠疫）是果。

　　上海交通大学历史系主任曹树基教授分析明末清初鼠疫流行的原因后认为：从天人合一角度看，人、自然、鼠（疫）之间也有着动态平衡，中国人很早揭示了这一点。反观明末清初的鼠疫肆虐，原因就是政治昏暗、天之大旱、人之妄为（过度移民、垦边、开荒，破坏原有生态条件下的鼠生存环境）等综合因素促使所致。中医药虽难以对鼠疫形成直接的抑杀作用，但相关的指导思想却有助于防范其之肆虐流行①。

　　中医药也许对中国国民尽可能远离疫病之害也起着某种重要的保障之功！

---

①曹树基.历史时期中国的鼠疫自然疫源地——兼论传统时代的"天人合一"观[C].中国农业历史学会、中国经济史学会古代史部会、《中国经济史研究》编辑部.中国经济史上的天人关系学术讨论会论文集.中国农业历史学会、中国经济史学会古代史部会、《中国经济史研究》编辑部:中国农业历史学会,1999:100–122.

你真的了解中医吗？

结论是相比较而形成或产生的。上述诸多事实及分析，综合后可以得出一个明确的重要结论：至少在历史上，中医药学对于确保东亚大地子民延绵不绝，根系茂盛，枝叶繁华，不可或缺；对于维系、保障、增进中华民族的生生不息，繁衍昌盛，厥功至伟！

故十多年前（2007～2009年），中西医之争时，我们注意到媒体在标题上用得最得心应手的就是妇孺皆知的名言——天佑中华有中医！

众所周知，从《黄帝内经》起，中医学就明确地把人的疾病分成三大类，这个分类又经宋朝名医陈言在《三因极一病证方论》中完善，而成为不刊之论。

第三章
抵御外感，中医药提供了"矛"与"盾"

众所周知，从《黄帝内经》起，中医学就明确地把人的疾病分成三大类，这个分类又经宋朝名医陈言在《三因极一病证方论》中完善，而成为不刊之论。

中医学将疾病分以下三大类：

1.外感六淫、戾气、毒气、时疫等，指外感病，也就是病因主要源自外界的（其中，包括让人胆战心惊的SARS、埃博拉出血热、新冠肺炎等）。

2.内伤杂症，皆内伤也；指主要由生活方式、自身行为等问题导致的疾病；起因于七情、饮食、起居、劳逸等（包括目前临床最常见的非感染性/传染性的各种慢性病）。

3.不内外因，指各种意外因素、各种伤害等。

两千年前的这一分类至今还是有其道理及科学性的。三类起因不同的疾病，性质迥异，需要完全不同的应对原则、体系和方法及一系列具体处理措施等。

01

除"虚邪贼风，避之有时"外，至少还要有"矛"与"盾"

在此，我们先针对外感病的防治，作出讨论。

在20世纪70年代以前的、人类数千年间有文字记载及传说的年代里，外感一直是人类最大的健康危害。近代有明确的疾病史记录以来，外感也是医学（包括中医药）应对的重中之重。汉代的《伤寒杂病论》确立了治外感的六经辨证体系，后世又发展出了卫气营血、上中下三焦辨证、温病学说、疫病学说等。

中医学所说的外感，只是就病因起源说的，其中既包括常见的伤风感冒（类似于一般感冒、腺病毒感染之类）等轻症，也包括瘟疫、鼠疫、霍乱之类重疾。对于前者，如中医药正确应对，常游刃有余，这是民间常识，无须赘言（尽管应对感冒、腺病毒感染之类，西医尚无良策）。但因为本身危害不甚，无须辩驳，辩而无益。

人们特别担心的是鼠疫、霍乱或其他时疫之类重疾。对此，《黄帝内经》开篇即告诫说"虚邪贼风，避之有时"。老祖宗的这段话正确与否，度过了2020年春节的你我，都有切身体会。

然而，这也只是无奈之举，因为"打"不过，躲得起，且只能躲，人们对付这类瘟疫没有好的办法。一些新的治疗方法，如免疫疗法、靶点治疗、疫苗接种等，远水救不了近火，解决不了即刻问题，而且即使研发成功了，病毒不是细菌，随时会发生变异，更新换代。故人们只能被动地逃避，远远地躲着病毒。

回看古代医家，他们即使躲，也没有现代卫生防疫隔离这等水平。于是他们只能硬着头皮上，摸索出了一系列中医药治瘟疫/时疫之方法。前一章所述的史实，在疫病蔓延之际仍一定程度上能帮助先辈们渡过难关，减少因疫病而死的人数，使人口数量基本稳定，而不是断崖式灭绝。说明此类治疫病疗法在某种程度上是有作用的。

在我们看来，这些治疫病疗法是冷兵器时代的"矛"与"盾"。虽敌不过热兵器时代的枪炮坦克，更敌不了信息化时代的基因靶点、免疫、疫苗等防治方法，但在人们束手无策之际，其防身意义还是存在的。

事实上，无论是对抗SARS，还是对抗新冠肺炎，用不用冷兵器时代的"矛"与"盾"防身，其中的差异还是非常显著的。事实容后详细阐述。

我们似乎可以得出结论：在疫病肆虐之际，中医学不仅倡导"虚邪贼风，避之有时"，至少还可以提供有一定效用的"矛"与"盾"，不至于让人们《赤身裸体》而无望、无能地面对凶残的病毒侵袭。

02

史界定论：人类消灭天花，源自中医做法

我们引用在学术界颇有影响力、在耶鲁大学教授科学和环境学的知名美国专家卡尔·齐默（C.Zimmer）在《病毒星球》一书之结论①。此书是美国国立卫生研究院（NIH）资助的研究项目之结论，具有较高的可信度。

史上杀人最多的疫病——天花

据该书阐述，过去的3 000多年间，天花可能比地球上任何其他疫病杀死的人都要多。因为天花的病症特殊，症状鲜明，与众不同，人们早就知道它；大约1/3的天花患者最终会丧命。人们最早发现，在3 500年前的三具古埃及木乃伊身上就留有患过天花的印记。古代中国、印度和古希腊等的先民们都领教过这种病魔之凶残。仅14～18世纪期间，欧洲每百年就有大约5亿人死于天花；受害者不乏诸如俄罗斯沙皇彼得二世、英国女王玛丽二世及奥地利的约瑟夫一世等显赫君王。

源自中医的"人痘接种"术

卡尔·齐默接受医史学界研究的一致意见：世界上第一种有效预防天花传播之方法可能出现在公元9世纪末的中国。古代

---

① [美]卡尔·齐默,著.病毒星球[M].刘旸,译.桂林:广西师范大学出版社,2019:121-135.

第三章　抵御外感，中医药提供了"矛"与"盾"

中医师从天花患者的伤疤上蹭一下，然后涂到健康人皮肤上的切口里；有时他们也会把从伤疤上刮取的组织做成可以吸入的粉末，类似于现代的接种，称为"人痘接种"，通常会在受者臂上形成小脓疱，脓疱脱落后，受者就对天花"免疫"了。虽然，受者有一定危险性，例如会发热，并引发脓疱等，甚至约2%的人会死亡（就像注射疫苗针也可能有意外一样），但这毕竟比感染天花后脸上肯定留下永久的瘢痕，且有30%的死亡率要强得多了。

英国医师改良后的"牛痘接种"，现代免疫学之始

据史学界考证（这也是定论，并被卡尔·齐默引用），人痘接种预防天花之法沿着丝绸之路向西传播，17世纪初传入了君士坦丁堡；再从君士坦丁堡传到欧洲和俄罗斯，欧洲医生也效仿人痘接种之术。18世纪末，英国医生爱德华·詹纳在此基础上终于发明了一种更安全的天花疫苗，即"牛痘接种"。在一本1798年出版的图书里，詹纳发表了这种新的、更安全的天花接种法。此后3年内，英国有逾10万人进行了牛痘接种，接种牛痘的技术迅速在世界各地播散开来，并诱发了一场医学革命，诞生了崭新而意义非凡的"免疫学"。

其实，学界早有定见，称中医学为免疫学之"开山鼻祖"，并不为过。

随着疫苗（牛痘接种）的普及，天花被一步步攻克了。20世纪初，一个又一个国家报告了他们的最后一例天花病例。1959年，天花病毒已从欧洲、苏联和北美洲全面消退。直到1977年，埃塞俄比亚的世界上最后一例天花病例的消失，整个

人类及世界彻底告别了天花①。

人类唯一一次战胜一种疫病，原创于种"痘"

在配合控制新冠肺炎的全民科普中，上海知名大报《文汇报》制作了一期"抗争瘟疫"的《阅读》专刊（2020年2月24日第11版），以"历经长达3 000多年的围剿，世界终于彻底告别了天花"为小标题，题记写到"人类漫长的发展史，也是一部与传染病不断作斗争的历史。……而时至今日，人类彻底消灭的，只有天花。这是一场漫长的告别，在经历了对天花长达3 500年的苦难和困惑之后，我们终于开始对它有了一些了解，并终于能阻止它对人类的破坏"。结论是"现代医学还真的曾经从自然界中完全消灭了一种人类病毒，它就是导致天花的病毒""这真是人类的一大壮举！"

这的确是人类第一次，也是唯一的一次，彻底战胜一种疫病（病毒）。确确实实值得好好庆贺庆贺！

但别忘了，饮水思源，在"完全消灭"天花的过程中，古代中医学家的功绩不可埋没。而且，是原创性的贡献，能不值得珍惜?

---

① [美]卡尔·齐默,著.病毒星球[M].刘旸,译.桂林:广西师范大学出版社,2019:121–135.

03

值得珍视的近/现代人类抗疫之艰辛历程

各种疫病"简直是人类发展进程中挥之不去的梦魇。从古至今，人类其实从未停止抗争瘟疫的脚步，从未放弃为患者寻求治疗、慰藉、缓解、恢复的方式。抵抗瘟疫的历史，虽然在很长一段时间都堪称悲壮，却也极大地促成了医学的进步，并且影响了人类文明的进程"。《文汇报》在上述"抗争瘟疫"的《阅读》专刊如是说。

的确，就像人们现在敬仰抗疫第一线的勇士那样，也应该对历史上在抗争疫病过程中作出不懈努力（也可能随时有牺牲生命危险）的所有人，特别是医师们致以崇高的敬意，也许，他们不一定成功，然而，正是通过这些人的不懈努力，才成就了抗疫工作一次又一次的胜利。

就像进行最早接种"人痘"的中医师，虽受到了赞扬，可得到更多的是风险及骂名（因为作为医师，治好患者被认为是应该的，造成2%的死亡率则是被谴责的）；然而，我们应该知道，如果没有他们的探索，会有今天的成就吗?!

晚清中国疫病"攻防"之鸟瞰

近代疫病肆虐，限于篇幅，我们不可能就此作出讨论。故仅以简表形式，对明末直至清末民初中医药学界在此领域的努力，略作呈现（表2）。

表2 明代、清代、现代中医瘟疫专著一览表

朝代	成书年份	作者	著作	主要成就	现代相关疾病
明代	1609年	郑全望	《瘴疟指南》	专门论治"瘴疟"著作,以李待制《瘴疟卫生方》为基础,结合自己诊疗经历,阐述该病的施治方法,选方药85条,临床治疗上有较强的操作性	热性传染病
明末清初	1642年	吴有性	《温疫论》	我国第一部治疗急性传染病的专著,对瘟疫的病因、病机、传变及治疗等均有真知灼见,自成体系,基本形成了中医瘟疫辨证论治框架,对后世温病学家产生了极其深远的影响	含鼠疫在内
清代	1678年	郭右陶	《痧胀玉衡》	中医第一部痧症专著,首次较系统总结了痧症辨治要点与实践经验;提出10个放血部位,为针灸放血疗法总结可贵经验,发展了刺血疗法在急症方面的应用,堪称痧书之祖	痧症夏秋季热性传染病
清代	1679年	周扬俊	《温热暑疫全书》	总结温病诸家的学术见解、特点和成就,结合个人见解,详细分析了各种热性传染病证候及确立其治法	热性传染病
清代	1722年	戴天章	《广瘟疫论》/《瘟疫明辨》	确立了瘟疫的鉴别诊断思想,开创了温病鉴别诊断的先河,是现代传染病学中鉴别诊断的"奠基石"	—
清代	1756年	薛生白	《湿热论》	补充完善了温病学说湿热病部分内容,对湿热之邪在上、中、下三焦的辨证和治疗进行了系统论述	—
清代	1766年	叶天士	《温热论》	指出"温邪"是导致温病的主因,提出"温邪上受,首先犯肺"的病机,确立了卫气营血辨证纲领,使传染病的诊治水平大大向前推进一步,是中医治疗急性传染病的奠基之作	热性传染病

朝代	成书年份	作者	著作	主要成就	现代相关疾病
清代	1776年	熊立品	《治疫全书》	治疫专著，明辨伤寒与瘟疫，同时对春温的阐述颇具特色	—
清代	1784年	杨栗山	《伤寒瘟疫条辨》	对急性传染病病因及防治有独到见解，力主寒温分立，阐释了伤寒与温病是不同的疫病，主张进行八纲辨证，强调四诊合参，以升降散为治温十五方，对后世影响深远	—
清代	1789年	刘奎	《松峰说疫》	明确瘟疫有：寒疫、杂疫等，阐述"瘟疫六经治法"，总结"瘟疫统治八法"，对疫病预防、传播途径的阻断、易感人群隔离及消毒池等提出独到认识和处理措施	—
清代	1794年	余师愚	《疫疹一得》	认为疫疹是"淫热之疫"，病因为"毒火"，病机是热毒在胃。创制余氏清心凉膈散和清瘟败毒饮，重用石膏，并兼顾扶正养阴。其思想和用药规律对现代中医防治传染病有指导意义	—
清代	1795年	隋万宁	《羊毛瘟论》	主要对羊毛瘟的病因、发病特点、临床症状及治疗方药予以详细论述，认为羊毛瘟属伏气温病，虽不多见，易误诊误治	羊毛瘟
清代	1798年	吴鞠通	《温病条辨》	系统阐述多种急性传染病的治疗方法，总结了前人经验，确立三焦辨证纲领，为急性传染病临床辨证施治确立了基石	—
清代	编于1802年，1901年出版	郑肖岩	《鼠疫约编》	对《鼠疫汇编》进行删减，重新编排为八篇	鼠疫

朝代	成书年份	作者	著作	主要成就	现代相关疾病
清代	1811年	吕田	《瘟疫条辨摘要》	阐发伤寒、瘟病之异同，指出时病特点，分别论治	
清代	1817年	邱浩川	《引痘略》	我国传播牛痘接种术最主要的方书，详细记载了牛痘接种术的技术，对后世免疫学的发展有着深远的影响	天花
清代	1838年	王士雄	《霍乱论》	上卷论霍乱病情及防治法；下卷引述各家及王氏有关霍乱的临床医案。对霍乱常用药物的药性和若干治疗方剂适应证等做了明确的分析和介绍，是一部较有影响的专著	霍乱
清代	1840年	王锡鑫	《痘科切要》	记录医家治痘大法与经验；载痘科现证图一幅，并列囟会、神庭、风府等七十经穴主诸痘所生部位，一百余种痘证病因诊治与一百十余首痘证方；末附杂方二十五首	天花
清代	1852年	王孟英	《温热经纬》	搜集多种温热病著作，辨别温病的伏气、外感，内容丰富	—
清代	1860年	徐子默	《吊脚痧方论》	专述吊脚痧的病机、脉舌、辨证、用药、治疗、预防等内容，辨析此病与霍乱之异同，并提出温经通阳的治疗大法	霍乱
清代	1864年	张绍修	《时疫白喉捷要》	首论白喉证治，次载验方，文字虽然简略，但多经验之谈，是治疗白喉的重要参考书籍	白喉
清代	1865年	王怵甫	《牛痘新书济世》	由《引痘略》增补而成，载录刺种牛痘、度苗、出痘时宜辨、出痘后须知等十余篇；末录种痘方二十余首	天花

朝代	成书年份	作者	著作	主要成就	现代相关疾病
清代	1866年	陆懋修	《广温热论》	重订清医戴天章《广瘟疫论》而成	—
清代	1882年	雷丰	《时病论》	阐述四时的"伏气""新感"等急性热病，立法清晰，为有关温热病及时疫等重要著作	—
清代	1884年	武荣纶 董玉山	《牛痘新书》	最早的鼻苗种痘法	天花
清代	1891年	罗芝园	《鼠疫汇编》	为现存最早治鼠疫专书，提出"热毒血瘀"病机，确立"解血毒、清血热、活血瘀"治则，强调分轻重标本施治，三焦施治，随证加减；在急救之法、服法等方面有创新之处	鼠疫
清代	1891年	耐修子	《白喉忌表抉微》	记载了白喉治疗、用药等内容，反对用发表之剂治疗白喉，推崇养阴清肺之法；并介绍了若干验方	白喉
清末	1894年	黎佩兰	《时症良方释疑》	是继《鼠疫汇编》后地域最相邻、时间最相近、学术传承最直接的一部针对岭南（广东）鼠疫的专著	鼠疫
清代	1894年	蒋希曾	《岭南三急症医方辨论》	蒋氏《经验医案》提出"岭南王急症"，反映了清代岭南地区疫病的客观情况，其中出癍所述症可能是腺鼠疫，寒邪直中三阴证即霍乱病，春温证是重症温病；对岭南疾病史研究有一定的参考价值；对临床亦具有一定的指导意义	霍乱
清代	1891年	吴宣崇	《治鼠疫法》	涉及鼠疫源、避法、医法等，详细记述了当时鼠疫流行期间的种种现象，收录了医家治疗鼠疫有效方剂和民间验方	鼠疫

朝代	成书年份	作者	著作	主要成就	现代相关疾病
清代	1897年	韩善徵	《疟疾论》	论述疟疾比较全面的专著	疟疾
清代	1897年	陈葆善	《白喉条辨》	一部中医白喉专论，分为辨病源、辨经络、辨色、辨脉等十五个论题，系统论述了白喉的病因、病机、诊断、治疗以及用药禁忌、善后调理等内容，汇集了论治白喉的主要精华，并能辨明各种疗法的利弊，介绍了陈氏治疗白喉的丰富经验	白喉
清代	1898年	林衡甫	《时疫辨》	记载岭南地区疫病疫情，提倡疫病未病先防，治疫注重岭南特色，以解毒为主，注重针药并用，同时还立白喉瘟治法	鼠疫
清代	1899年	连文冲	《霍乱审证举要》	论述霍乱特点，参考西说以阐发各地不同的水土、气候对霍乱发病影响，列表辨析霍乱诸证的脉证特点	霍乱
清代	1901年	金德鉴	《烂喉丹痧辑要》	防治猩红热的专著	猩红热
清代	1902年	陈蛰庐	《瘟疫霍乱答问》	以问答形式对霍乱特点进行全面阐述，书后附有十八首用以治疗霍乱。强调霍乱的发生流行与运气相关，且多因热毒所致，治疗霍乱时亦应与运气结合，在预防霍乱方面有其独到见解	霍乱
清末	1910年（出刊）	余德埙	《鼠疫抉微》	以郑肖岩《鼠疫约编》为基础，参考诸家学说，对鼠疫源流、病情、辨证、治法及方药等加以阐发，并有新的学术见解	鼠疫

朝代	成书年份	作者	著作	主要成就	现代相关病
近代	1918年	曹赤电	《秋瘟证治要略》	肯定了西医预防医学的先进性，并结合中医预防手段，对饮料、服饰等方面进行防疫指导，强调宣教和实践的重要意义	—
现代	1936年	楼国荣	《天花大全》	论述天花病的诊断、治疗和方药，收集古今治疗天花病的验方	天花
清代	只有手抄本，未刊行	林之翰	《温疫萃言》	从温疫的病名、病证、治法、方药等方面集诸家之言，结合林氏本人对温疫的认识而成书	—
清代	未明年份	夏春农	《疫喉浅要》	书中所论之疾，如鼠疫、疟疾、霍乱等，也是西医传染病的名称；而疫喉、烂喉丹痧等，与西医白喉、猩红热等病相似	—
清代	未明年份	刘吉人	《伏邪新书》	以《内经》伏邪理论为依据，认为慢性病中伏邪十居六七，分别为伏燥、伏寒、伏风、伏湿、伏暑、伏热等，证治较详	—

　　正因为有中医学家几百年间前赴后继、孜孜不倦之努力，才能有对疫病相关认识的丰富及逐渐成熟。

值得珍视的古人经验

　　尽管面对各种热性传染病（包括各种疫病、烈性传染病等）中医药学的方法不见得总是有效的，因为总体上人们对其中的某些疫病防范乏力，缺乏针对性措施。即使到现代，对一些疫病的防范依然缺乏有效的方法，只能依赖消极的"躲避"。然而，客观地说，人类的认知过程是非常漫长的。也许古籍里包含着对"人痘"的原创性认识，只是我们没有发现而已。就像屠呦呦，如果没有注意到东晋的《肘后备急方》，那么青蒿素的成功提取，也许过程要复杂得多。

上述这些认识，一则折射出中国医师不断探索进取的不屈精神，正是这种探索精神及其所收获经验，提升了国人的生存质量，帮助他们能够在不断发生疫病的过程中维系着民族的繁荣昌盛；这也可以印证何以在疫病不断之际，东汉以后中国人口数量基本稳定，没有出现断崖式跌落。二则，这些认识也是后世应对疫病的基础，20世纪50～60年代，蒲辅周老先生主导乙脑治疗，之所以疗效不错，救人无数，并非个人才智突兀所成，而是历史之延续。蒲老的一些治疗大法及具体疗法，在前期探索中均已有端倪。针对17年前（2003年）的SARS，由全国名老中医邓铁涛教授带领的广州中医药团队打了一场漂亮的"阻击战"，也是明清相关认识及经验之承启。包括目前对新冠肺炎的阻击过程中，人们自觉或不自觉地借助中医药，取得了不俗疗效，也是其之泽被及荫庇所及。

因此，我们有充分理由认为，对疫病等烈性传染病，中医学除了倡导"虚邪贼风，避之有时"（《黄帝内经》）外，至少基于反复积累之经验教训，形成了一套有一定防范作用的"矛"与"盾"。尽管从目前来看，这些中医药为主的"矛"与"盾"略显简陋、落伍了些，只是冷兵器时代的防身强体"武器"，却聊胜于无；相较一些热兵器时代之抗病毒药物等，虽直接功效上各有输赢，但在综合及长期效果上毫不逊色，值得好生珍惜，努力加以锤炼提升。

清末以来中医药对抗疫病之简史（图2）

清末以来中医药对抗疫病简史

清末白喉

1864年，张绍修出版《时疫白喉捷要》，率先命名此病，并沿用至今

提出室内保持通风与保护正气是预防此疾的关键，与现代预防措施不谋而合

清末鼠疫

1891年，中医吴宣崇观察到疫病流行时大批老鼠先死，因此首次将此病命名为鼠疫，沿用至今

明确认识到此疫与病鼠有关，也认识到鼠疫流行与公共卫生、人烟稠密息息相关

客观地说，在鼠疫尚无有效疗法之际，中医药确实治好了许多患者，起了一定作用

清末民国时期霍乱

一些中医博采众长，结合西医知识，将"霍乱"这老的中医病名，赋予新含义，并沿用至今

中医也认识到霍乱流行与恶劣卫生清洁状况（秽浊之气）密不可分，并强调了患者隔离与卫生清洁的重要性，为霍乱的防治做出贡献

在抗生素发现及普及之前的历史时期，中医药发挥了一定的作用，挽救了无数国人生命

新中国成立初期种痘运动

新中国成立初期，天花大流行，病死率高达20%~40%，推行全民接种牛痘势在必行；但当时全国的西医生不过寥寥2万人

在广大偏远农村，中医师及赤脚医生们4年时间里基本上完成全国5亿人的牛痘接种，最终1960年我国彻底绝迹天花，挽救了千万人的生命！

新中国成立初期北京市乙脑流行

1956年北京市出现乙脑大流行，卫生部点名老中医蒲辅周担任专家组组长

蒲辅周采用通阳利湿，芳香化浊的治疗思路，使得疫情得到迅速遏制

当时被《健康报》头版以"运用中医温病治疗原则治乙型脑炎——北京市不少危重脑炎患者转危为安"为题报道

周恩来总理称赞蒲辅周先生是"高明的中医，又懂辩证法"

青蒿素治疗疟疾

1967年美越战争时期，疟疾造成了越军大量的非战斗减员，时任越共主席胡志明来华访问毛主席请求帮助，毛主席将寻找治疗疟疾的药物列为重中之重，正式上马了523项目工程

项目组中，来自北京中医研究院的屠呦呦从中医著作《肘后备急方》中找到线索，发现了青蒿素

2015年屠呦呦因为青蒿素获得诺贝尔奖，过去四十年间，因为青蒿素的问世，不少国家彻底根除了疟疾，拯救了千万人的性命

中医药抗击2003年SARS

广州国医大师邓铁涛，收治非典患者，无一人死亡，无一人转院，医护人员无一人感染；广州虽然身处非典疫情最严重地区，但是死亡率全国最低！

中医药治疗非典患者效果突出，患者预后良好，且没有使用大剂量激素后导致的股骨头坏死等副作用，这一成绩得到了世界卫生组织的认可！

中医药抗击2009年甲型H1N1流感

临床数据显示中西医结合治疗甲流的疗效与可靠性均优于单用西药，同时发现许多复方与单味中药有非常明显的抑制流感病毒的效果

2020年新冠肺炎疫情

截至2020年3月16日22时，我国累计报告确诊81 099例，死亡3 218；中国以外国家确诊病例数达到91 823例，死亡3 455例

安徽亳州是我国"中药之都"，中医药百分百全程介入新冠肺炎患者的治疗，全市108例患者仅用了3周就全部治愈清零，无一人危重！平均住院天数只有全国平均的一半；人均住院费用有7 000千元，而全国平均费用在1万元以上！

图2　清末以来中医药对抗疫病简史

现代及当代人类世界阻击疫病之简史（图3）

现代及当代人类抗击疫病简史

1918年西班牙流感

第一次世界大战末尾，据认为是源自美国、甲型H1N1流感病毒引发的"西班牙流感"大流行，横扫美洲、欧亚。

该病1918年秋季在全球大量爆发，至1920年春，不完全统计在全球造成超过5亿人感染，死亡约3300万人，而当时世界人口约为17亿人

冷战时期三次流感大暴发

据美国公布的统计数字，在1957年"亚洲流感"流行期，美国共有7万人因此死亡。

1977年11月至1978年1月在苏联出现"俄罗斯流感"流行，并迅速蔓延至美洲、欧洲、中国香港等地。

1981年艾滋病流行

自从1981年发现第一例病例以来，据联合国艾滋病规划署报告，截至2017年底，全球现存活艾滋病患者和HIV携带者数量高达约3690万例，我国有76万例。

目前我国的艾滋病仍处于低流行状态，是公共卫生领域的一大威胁和挑战。

1998年登革热

1998年时，登革热已成为仅次于疟疾的最重要的热带传染病。世界卫生组织估计每年登革病毒感染人数近3.9亿人，死亡2.2万人！

2014年，登革热曾在我国广东地区大爆发。2014年全省累计报告登革热病38 753例，其中重症病例20例，死亡病例6例。

1999年霍乱

霍乱在全球大流行以来，1999~2008全球霍乱流行每年合计都在10万~26万。主要分在非洲大陆，其次在亚洲。

进入21世纪后，我国霍乱疫情总体上处于低发态势，流行呈小暴发或散发。

2002年"西尼罗河"病毒

2002年夏季，"西尼罗河"病毒在美国暴发，全美44个州共有7 700人感染西尼罗河，导致156人死亡。

2012年，美国再次暴发大规模的"西尼罗河"毒病，再次导致数千人感染以及上百人不治身亡。

2003年"非典"

据世界卫生组织公布的统计数字，截至2003年8月7日，全球累计SARS病例共8 422例，涉及32个国家和地区。全球因SARS死亡的人数为919人，病死率近11%。

"非典"给我国在内的多个国家造成了不可磨灭的伤害。经历磨难，总结教训这对现代疫病的防控留下切实且宝贵的经验。

2012年中东呼吸综合征

简称MERS，是一种由新型冠状病毒（MERS-CoV）引起的呼吸道传染病疾，2012年首次在沙特阿拉伯确诊后，已累及27个国家，全球计报告2 468例确诊病例，851例死亡。

2013年埃博拉疫情

第一波埃博拉疫情（2013~2016年），横扫西非，造成2.8万人感染，超过1.1万人死亡。

第二波从2018年8月始，在非洲中部国家再次大暴发，截至2019年7月，共报告超过2 500例感染，近1 670人死亡，总病死率达68%。

非洲与中南美洲黄热病流行

黄热病是一种由黄热病毒引起、主要经伊蚊传播的急性传染病，主要流行与非洲、中、南美洲的热带地区，每年造成数万人感染，数千人死亡

中国（含中医药）付出的努力和作出的贡献，受到疫区国家及世界卫生组织的一致好评。

2019年新型冠状病毒肺炎"COVID-19"

3月11日，世界卫生组织正式称新冠肺炎为"大流行"（Pandemic）；疾病迅速蔓延至全球114个国家，病例数超过15万，并造成了超过5 000人死亡。

2019~2020年美国流感季

根据美国CDC评估结果，截止到2020年2月1日，全美范围内约有2 200万人～3 100万人受到感染，流感季也造成了约2万人死亡。

图3　现代及当代人类世界阻击疫病简史

04

蒲老治乙脑很有效却不科学？——需要改变的是评价尺度

谈乙脑色变

半个世纪以前，中国一直是流行性乙型脑炎（简称乙脑）的最高发国家之一，其频繁流行，接连肆虐，是人们的心头大患。在乙脑疫苗使用前，乙脑发病及其危害一直处于高水平。20世纪50～70年代中国曾先后发生乙脑多次大规模流行，先后两次仅侵袭北方就分别感染了15万和17万人。由于没有特效的乙脑疫苗，患者可在短时间内死亡，最高病死率为18.27%，甚至有文章报道说1954年石家庄市乙脑流行时，患者病死率高达50%；而即便抢救成功，也有20%～40%的幸存者留有精神障碍、癫痫、痴呆等后遗症。

乙脑主要分布在亚洲远东和东南亚地区，多见于夏秋季，已明确它是经蚊传播的。临床上急性起病，常有高热，伴意识障碍、惊厥、强直性痉挛和脑膜刺激征等，重型者可出现全身抽搐、强直性痉挛或瘫痪，少数也可出现软瘫；严重者可因脑实质病变（尤其是脑干）、缺氧、脑水肿、脑疝、颅内高压、低血钠性脑病等而出现中枢性呼吸衰竭，表现为呼吸不规则、呼吸暂停、潮式呼吸等，最后呼吸停止（死亡）。即使轻症者也往往会病后留有后遗症，如明显影响智力等。

乙脑属血液传染病，虽20世纪60年代后期因为接种疫苗等，使得此病危害日渐减少，但在笔者小学读书期间，"乙脑"还是令人闻风丧胆之病。家长和老师都十分提防此类疫病。令笔者记忆犹新的是，小学同班同学之中就有患此疫病的男女生各一位，女生病前的读书成绩就很差；男生的成绩原本不错，得此疫病后成绩一落千丈。记得那时候上海儿童们相互谩骂，脱口而出的往往就是"生过脑（膜）炎了"，意思是"脑子坏了"，类同于今天说的"脑残"。

同为乙脑，仅因"岁气"不同而处理有异

1954 年，河北省石家庄市发洪水，洪水过后乙脑大暴发，致死率及致残率甚高。以中医学家郭可明为首的乙型脑炎科研治疗小组，经研究后确立了"清热、养阴、解毒"的六字原则，用中医药白虎汤和清瘟败毒饮为主方，重用石膏（郭可明本人擅用石膏），共收治了 31 例乙脑患者，治愈率达 90% 以上，无一例死亡，一时间传为美谈。

1956 年，紧邻石家庄的北京地区也出现乙脑流行。初期模仿之前石家庄用于治疗乙脑的成功经验，用中药白虎汤等，再加吸氧、注射青霉素等西医支持疗法等治疗，未能取得很好疗效，死亡率很高。蒲辅周老先生的高超医术名声在外，1956 年蒲老被调入刚刚成立的北京中医药研究院，并兼任中央领导保健医师。面对严重疫情，急招蒲老作为专家参与乙脑治疗的指导工作。作为资深中医药专家，蒲老仔细观察了一些患者，并查阅了相关文献，首先肯定石家庄的经验，用温病治疗大法治乙脑是正确的，但他强调还应遵循"必先岁气，毋犯天和"之原则。在回忆录里蒲老分析说："流行性乙型脑炎本身是嗜神经（性）病。用 1954 年、1955 年石家庄的

经验，何以疗效不高？因北京今年（1956年）长夏多雨，证型偏湿，必须在石家庄的经验基础上，灵活变通，以湿温兼伏暑治之。（后）起到一定的作用，疗效显著。"确实，一经采用，疗效大大提高，迅速控制了乙脑疫情发展，蒲老也因此更是声名大振。

然而，1958年（戊戌年）全国再度暴发乙脑，人们再次使用蒲老当年的有效处方时却收效甚微。复请教于蒲老，蒲老指出1958年之年运属土，以湿为主；是太阳寒水司天，太阴湿土在泉，属寒湿岁气，必须重用性味苦燥的苍术，重在散寒燥湿。据蒲老指示，按中医运气学说调整处方后，再次取得了神奇疗效，显示了经典中医学理论的威力，治愈率从不到50%，一下子提升到90%以上。

几年之后，蒲老总结出版了《流行性乙型脑炎治疗八法及六十六方》，给后人留下了宝贵的诊疗经验。他总结说治疗同一种乙脑，中医学的辨证论治强调一人一方、一时一方；因为个体有差异，时令有不同，区域有特点（就是中医学通常所说的"因时制宜""因地制宜""因人制宜"等原则）。因此，他总结出的治疗流行性乙型脑炎有八大法，涉及六十六个处方。

蒲老以6个具体"乙脑"患者为案例，提醒说：中医治病，必须辨证论治、审证求因；强调"病有千变，法亦有千变，若死于教条，则难应变"。着重指出治乙脑不可胶执一法、一方、一药等；因为乙脑患者受邪有偏暑、偏湿之异，感邪有轻重浅深之别，病情有轻重表里不同，治有缓急，方有大小。立法方药、寒热温凉，需各随病情而异；并结合气候、环境、年龄等情况作出全面分析，抓主要矛盾或矛盾的主要方面，给予恰当的治疗。

中医是高明的呢？还是非科学的？

据数据统计显示：蒲老本人直接治疗乙脑患者167例，均获成功。而更多人借助其思路救治，活人无数。因此，1956年9月4日，《健康报》在头版中报道了这场中医药"大战"乙脑的成果：运用中医治疗温病原则治乙型脑炎，北京市不少危重脑炎患者转危为安。

周恩来总理曾称赞蒲辅周老先生是"高明的中医，又懂辩证法"。十几年后的1971年全国卫生工作会议上，周总理指出："蒲辅周学习了马列主义、毛泽东思想，……他的医学思想是讲辩证法的，他是有真才实学的好医生，要很好地总结他的医学经验，这是一笔宝贵的财富。"30多年后的1987年4月，在他逝世后10余年（他卒于1975年4月），人们还没有忘却这位老人。蒲辅周学术思想讨论会在蒲老家乡四川梓潼举行，时任全国政协主席邓颖超特别题词："中国名老中医蒲辅周同志，医学深博，经验丰富，临床效果极好，值得学习。多年来我和周恩来同志受益颇多，特写数行，表示对他的深切缅怀，崇高敬礼！"

然而，到了现代，这居然也产生了不小的争议。

◎ **争议之一** ◎

质疑者认为，蒲老所谓的"必先岁气，毋犯天和"，也就是中医"运气学说"的理论，根本不是科学，科学没法解释？！此类质疑颇为盛行。笔者曾关注过运气学说，做过一些研究[1]。以

①何裕民.从地震的历史记载管窥运气学说[J].陕西中医学院学报,1985(04):22-24+6.

现代科学没法解释作为论证和蔑视之依据，本身就缺乏科学态度，犯了逻辑颠倒之错。科学哲学认为：与实用相关的科学理论应需具有预测或预言并指导操作意义。至少蒲老借运气学说，指导处方用药，力挽狂澜于既倒之际，那是客观事实，证明其具有一定的科学性及应用价值。而"必先岁气"等运气学说，可借助大数据等进行甄别研究，或取其精华去其糟粕，完善其之表述形式。至少，结论应该产生在研究结果出来之后再作评论。

作为题外话，近期一段视频走红，视频中是中国中医科学院名誉院长、中国工程院院士、资深中医师王永炎教授在2019年6月一次学术会议上引用安徽中医药大学顾植山教授的运气学说研究结论，预测了这场瘟疫的可能性①。很巧，两位都是吾之学界老友，王院士的博士王某是我的博士后，现就职于天津中医药大学。笔者与顾教授相识于1982年，断断续续一直联系着，久闻顾教授长期醉心于运气。运气学说究竟如何，笔者不想信口开河。他通过王院士发布的预测，现在看来准确度很高（视频为证）。惜当时没人在意！错失了一次"吹哨人"让整个社会产生警觉、防范之良机。

至少，以此为据质疑蒲老乙脑治疗效用及其科学性，本身就缺乏科学态度。

对于疫病治疗的疗效评价，第一位的是患者死还是活！这是最过硬的；第二位是残留不残留后遗症及后遗症严重与否；第三位的才是症状改善情况（这比较复杂，涉及主要症状、客

①视频见

你真的了解中医吗？

观指征、主观症状/感受）等。相信没有一位有常识的百姓会质疑疫病救治的生死评价之金标准；不会不敬仰蒲老医技医德的。

活人无数，因理论解释听不懂，或现人没法理解，居然质疑医疗救治的生死评价尺度及其意义。那真是贻笑大方！毕竟，尊重事实是第一位的，如何进行现代语境下的新阐释，是放在人们面前需完成的任务。脚踏大地（基于生死事实）优于机制阐释（脑子的理论说明），在医疗领域应是再明白不过的价值准则了！

◎ **争议之二** ◎

方法杂乱，无据可循！据有心者系统分析后得出总结：蒲老治乙脑所用方药，共诊治乙脑患者167例，开具了98个处方。如前所述，据蒲老自我总结八大法（中医学讲治疗大法，是讲大的原则方法），66个基础处方（即在此基础上可以加减出入），平均下来一个方用不了二个人！最后结论是"没有统计学意义"。蒲老回应说："中医治病，正如开锁，一把钥匙开一把锁；人的体质有强弱，受邪有轻重，年龄有大小，地域有燥湿，气候有寒热；有时，即使疾病相同，而且证候也相同，也未必用同样的方药；还要看体质、时令、地域、强弱、男女而仔细斟酌；治疗上不拘泥于一方一法，必须灵活圆通，因地、因时、因人而异，治病求因，不要执死方治活人。"

在他们看来，也许只有一方一药就能治好所有患者，那才算是科学的！我们都期盼着这一天，可惜，疫病不是头痛，用点镇痛药可以暂时缓解！疫病是生物领域（病菌与机体）之间的一场你死我活的"殊死之战"，稍有闪失，会有灭顶之灾。

其实，蒲老自己已作出了很好的解释：天下之病，病病多！

辨证论治的最精髓之处，就在于"具体问题具体分析"。这也是中医学的精髓所在！

至于以一个方"通治"天下之病，即使是明确了的细菌感染，也只是理想化的大工业模板化产生的错觉。此路行不通！或即使暂时可行，也很快会走不通。对一些较为单纯性疾病，往往短期行得通，但长期呢？稍微错综复杂一些的病呢？往往很难有解决问题的确切方法，此道理，众所周知，这也正是人们面对慢性病、难治性疾病时，愿意诉诸于中医药的现实缘由所在。

其实，这是不同思维模式/类型之异

很显然，十分讲究个性化治疗的中医师，具体治疗时常会更加依赖个人的经验体会；而且，其运用章法（姑且不谈运气学说、子午流注等，仅以诸如耳熟能详的辨证论治之类），与现代医学用药方法相比，各不相同，且很多情况下难度更大，更需要个人临床的千锤百炼及悟性的不断提升。因此，名老中医往往是在长期临床实践工作中磨炼出来的，很少是大工业式现代教育批量"生产"出来的。

说到底，这其实正是中西医思维模式（类型）的差异所在。

从蒲老的乙脑治疗结果看，可说明几点：① 中医药防范诸如乙脑之类疫病，还是有其很强的实用意义的（至少在疫苗问世之前）。② 中医药的运用也是有章法的：诸如辨证论治、运气学说等；这个"矛"与"盾"用得好与不好，与医者对这些章法的掌控程度有关。③ 充分掌控这个章法是有相当难度的。在过去，只能以个人摸索探求为主体，以领悟为核心，好一点的通过传统的师承相授，且其中以经验类成分占据主导作用。就像冷兵器时代用矛与盾，既可以打遍天下，出现吕布之类的枭雄，也可能只是个自身难保的庸将，但这并不能否定矛与盾之类的冷兵器在战场上的实用价值。

也许，冷兵器时代没有矛、盾、刀、剑等，战士们将寸步难行！同样，在没有更好的防疫手段的情况下，姑且运用中医药作为"矛"和"盾"，防范疫病还是有意义的。

深入探究一下发生在17年前（2003年）的SARS防范中中医药的角色变迁，对于理解相关话题似乎更能够给人以启示。

05

鲜活的现实：从SARS说起，中医药还是很管用的

前述的历史似乎过于遥远，且因为许多信息没法排除干扰或偏差而说服力不够强，而新近人们未曾遗忘的鲜活案例则可起到很好的补充说明之功。

2003年的SARS带给人们的伤痛还没有退却，它也正好是这次新冠肺炎（COVID-19）的孪生兄弟，尽管师出同门，却凶险迥异，各有绝技，可以一比。

SARS事件的反思：粤港的不同结局

SARS，是严重急性呼吸综合征（severe acute respira-tory syndrome，SARS）的英文缩写，俗称非典型性肺炎，简称非典。它是由变异了的冠状病毒（也称SARS病毒）感染所引起。此病毒非常独特，故传染性、致病性和致命性都比较强。

最近一次的SARS于2002年在中国广东顺德首发，2003年初呈暴发态，并扩散至全国、东南亚乃至全球。这是此次新冠肺炎疫情前中国曾面临过的最严峻的疫病灾情。在突如其来的疫病面前，中医药学虽不能独当一面，甚至不被视为是应对的主流，但能否合理运用中医药对抗疫情，其结局却也泾渭分明，值得人们深入反思。

广东省是2003年SARS的发源地，SARS刚出现时，没

被列入传染病范畴，广东省的医院都按正常程序接收患者，其中包括SARS患者。除了隔离等必要措施外，中医院治疗SARS主要采用中医疗法（也不排除输液等支持疗法），西医医院用的是现代疗法——抗生素、激素、补液等，结果证明中医药疗效略胜一筹。如广州中医药大学第一附属医院前后共收治了61例SARS患者，患者完全是自主选择的情况下，入院治疗的（也就是说，具有可比性的随机盲法）创造了61位患者零死亡、医护人员零感染、患者零转院的"三个零"的奇迹①。

独木不成林，广州医科大学附属第一医院用中西医结合治疗SARS，中医根据分期进行分证论治，且均加用中成药对症加减。结果治愈70例，死亡1例，平均退热时间6天。无一例工作人员感染，疗效也比较理想。

香港应对SARS 2个多月后，因为单纯用现代方法，对于疫情控制仍比较被动，鉴于广州市力主中医学第一时间参与抗击SARS，治疗效果显著，故主动请求广东派中医师援助香港。2003年5月3日，广东省中医院两位参与SARS治疗的中医师林琳及杨志敏应香港医管局邀请，前往协助香港医院用中医方法治疗SARS，使得香港抗击疫情的被动局面有所

①广州中医药大学学报2004年第1期，钟嘉熙、朱敏等的论文《中医药治疗传染性非典型肺炎61例临床疗效分析》中写道："本院收治的61例患者全部治愈出院,平均退热时间为(4.03±3.94)天,肺部阴影开始吸收时间平均为(4.34±2.76)天,病灶明显吸收或完全吸收时间为(6.93±4.02)天,平均住院天数为(9.05±4.91)天；与同期深圳东湖医院采用纯西医治疗的50例比较,平均住院时间、胸片病灶开始吸收时间及明显吸收时间均较短,治愈率较高。60例患者经治疗均未传入营血分(指病情没有加重)；无1例出现呼吸窘迫综合征；无1例使用免疫球蛋白和抗病毒西药；仅1例使用了面罩持续正压吸氧；仅5例(占8.20%)短期应用过地塞米松,无1例出现股骨头坏死。"

改观①。

事后，世界卫生组织专家詹姆斯特博士在考察了广州中医药抗击SARS的疗效后评价说："中医药抗'非典'的经验对中医疗法在世界范围上升为常规治疗有非常大的帮助。"

SARS的发源地是广东省，且广东省第一时间的疫源隔离措施等远没有北京等地做得好，但广东省的疫情很快得以控制，病死率相对较低。这其中有两个因素不容忽视：① 广东省的中医界第一时间介入抗击疫情，辅助现代医学共同阻击SARS；其中著名中医邓铁涛统领这次治疗，疗效显著。② 广东省民间有喜好中医药的深厚氛围，平素就喜欢中医药煲汤、常喝凉茶等。

值得反思的教训：尽早让中医药介入，是否就能够更早实现高治愈率？

2003年3月6日北京接报第一例输入性SARS病例，之后北京的疫情急剧恶化，罹患者骤增，人心惶惶，整个城市空寂一片，很多医院被封院。中央政府以战争紧急动员的形式，借全国之力，日夜兼程地赶造了一座专门治疗SARS患者的小汤山医院，于2003年5月开始收治患者，并积极使用中医疗法进行治疗，疗效显著。据官方报道，小汤山医院共收治680名

---

①中国新闻网2003年6月24日在《港报称香港"非典"疫潮消退后存在十大悬念》中报道："内地以中西医结合治疗非典病人，取得极为理想的效果。不过，香港的公共医疗体系一直抗拒中医参与正式的治疗；直到疫潮在港肆虐近2个月后，医管局始决定邀请广东中医专家林琳和杨志敏来港参与非典治疗……从临床效果看，两位中医师已为十间公立医院的九十名非典患者提供诊治，大部分病情均有好转；部分在深切治疗部(内地一般称为ICU,重症监护室)留医的患者，在服食中药后亦能转往普通病房。"

SARS 患者，672 名痊愈出院，8 人死亡，治愈率超过 98.8%，1 383 名医护人员无一感染。主管医疗的副院长介绍说，治愈率高的原因主要是来自全国的专家组指导、重视心理治疗和中西医结合疗法①。

如果尽早让中医药介入，用中医药作为防疫的"矛"和"盾"，再借助广东省用中医药抗 SARS 的宝贵经验，是否就能够更早实现高治愈率？这个问题值得反思。

一味"征服"之后果：患者能承受吗？

SARS 初期治疗中，采用了大剂量激素治疗，在 2006 年左右，粗略统计有 300 多位在 SARS 时期接受激素治疗的患者，出现了股骨头坏死、肺纤维化、抑郁等后遗症。有专家认为：还有未统计在册的、潜藏的受害者，数量可能更多，更令人担忧。其中，不乏一些参与救治的医护人员。SARS 后遗症患者这一群体在 2010 年国际残疾日，中央电视台"新闻 1+1"频道作了专题采访报道后进入公众视野。媒体当时总结出一句话："他们的确活得十分艰辛！"在回收的 110 份有效问卷中，88.2% 的 SARS 治愈者出现了股骨头坏死，80% 的患者因股骨头坏死而离岗；74% 的 SARS 治愈患者被不同程度的抑郁症盯上了，有 60% 多的家庭因此而出现了婚变等重大变故。还有些北京参与救治的医护人员，因此被彻底改变了人生轨迹。

假若当时注意多采取些稳健、保守的措施（比如更积极主动地加用中医药等，多一份有效防范的"矛"与"盾"），少一些激进措施，是否可以大幅度地减少/避免这类难以弥补的灾

①新华网北京 2003 年 6 月 20 日电《小汤山医院非典治愈率 98.8% 医护人员无一感染》。

第三章　抵御外感，中医药提供了"矛"与"盾"

难呢?

SARS 事件后的国家科技部总结报告

国家科技部有一个专题调查组,组长是贾谦教授,在2007年3月17日的北京协和医院中西医争辩会上,贾谦教授到现场,我们紧挨着坐,辩论中我们不时地交流。

2003年4月上中旬开始,课题组就深入广州调查中西医治疗SARS疗效,并一直追踪着。在SARS疫情中,全球平均病死率为11%,中国内地为7%,台湾地区为27%,香港为17%,新加坡为17%;中国内地的病死率大大低于其他周边国家和地区,调查组总结认为:其中一个重要原因是,中国有中医药,疗效远优于单纯西医;中西医学两条腿走路发挥了特殊作用。此后,调查组以科技部名义,在2005年出了一份《中医药战略地位研究总报告概要》,对SARS事件进行了反思,并提出了一些发展战略问题,核心是要提升中医药的战略地位。总结报告称:

中西医两条腿走路,或说中西医配合治疗SARS有如下优势。

降低了死亡率 广州中医药大学附属第一医院治疗50余名SARS患者,无一例死亡,医护人员也无一人感染;钟南山院士所在医院到2003年5月共收治117名患者,10人死亡;其中中医介入治疗71人,仅1人死亡;广州中医药介入最早,病死率全国最低,不到4%,全国约7%;优势明显。

降低了治疗成本 西医药治疗一位SARS患者的平均费用是5万~10万元,而广州中医药大学附属第一医院以中医为主治疗

SARS患者，费用最高的 1 例只有 5 000 元。

减少了后遗症 由于大量使用激素等药物，西医药治疗的患者患肺部纤维化和骨股头坏死的人达 1/3 以上，以中医为主治疗的患者至今尚未发现特别的后遗症。

因此，中医药治疗 SARS 的特殊作用与意义已被世界卫生组织专家所认同。在 2003 年 10 月召开的"中西医结合治疗SARS 国际研讨会"上，专家一致认为，中医药科研与临床人员运用中医药抢救了大量 SARS 患者的生命；在预防和恢复期治疗方面，迄今西医尚无针对性治疗方法，中医学有其独到之处。

故专家们一致建议，要将中医纳入公共突发事件临床救治体系，建立研究网络，制订应急预案和研究预案。

本质上，还是认知模式之差异

对此，是不是需要多一套认知思维模式，而不只是一味地征伐、战胜！

除表层的技术性失误需检讨外，我们是不是更应反省深层次的"征服""改造""重建"之指导思路是否放之四海而皆准？在对很多问题的应对上人们是不是应该有所忌惮？敬畏？至少需适可而止？反思一下是否还有其他思路及方法？比如说，虚心向传统经验或他人学习，稍微保守一点，考虑一下可能发生的后续不良反应等。

顺便说一下，笔者诊治的患者中也有因不明确之肺疾而在最著名之呼吸病医院用大剂量激素，以致生命垂危者，后以中医药为主，转危为安之实例；包括多例高热不退，用尽抗生素

075

第三章　抵御外感，中医药提供了"矛"与"盾"

而病情危重者，中医药辨证，几剂即明显见效而转危为安者。前后对照，反差甚大。虽系个案，无以推而广之，却也可旁证类似事实之存在。

"往者不可谏，来者犹可追"。这些"康复"者们生不如死的悲惨境遇，但愿能够启示人们像鲁迅那样，针对自己年轻时气盛而鲁莽，曾偏激地抨击中医药，晚年转在杂文《经验》中针对中医药不无检讨地说："古人所传授下来的经验，有些实在是极可宝贵的，因为它曾经费去许多牺牲，而留给后人很大的益处。"一如《本草纲目》，"里面却含有丰富的宝藏"。

06

作为旁证：借助中医药援非抗"埃博拉"，同样有效

2014年非洲暴发了史上最严重的埃博拉（Ebola virus）病毒疫情，中国第一时间伸出援助之手，利用抗击SARS中所获得的宝贵经验和教训，很好地帮助了非洲（特别是塞拉利昂）兄弟抗击了埃博拉出血热的肆虐，并最终取得了对疫情的控制。这次中国的做法广获好评，包括国际媒体、当事国政府和民众，以及专业机构（如世界卫生组织等），都不吝溢美之词。一改十多年前中国因SARS遭致严厉批评之被动尴尬。可喜的是，在对抗埃博拉出血热疫情的过程中，中医药学也没有缺席。

埃博拉，又译作伊波拉，是一种罕见却剧烈传播的病毒，它其实是一组病毒属下数种病毒之通称，其致死率甚高，通常在50%～90%间。其致死原因主要是出血发热、中风、心肌梗死、失血性休克和多器官衰竭。因此，其远比SARS、艾滋病（HIV）、新冠肺炎要难治得多，现代医学除了加强疫病源头防控外，并无良策。其之危害，似乎远在SARS之上！①

2014年11月28日的"新华网"以"中医药给非洲埃博拉出血热患者新希望"为题，报道了302医院援塞拉利昂医疗队运用中医药等抗击埃博拉的进展。该医疗队队长说："非洲人民没有接触过中药，加上中药汤剂的味道特别，我们开始认为他

---

① 一般致病菌按照其致病烈度有分级标准，称为"生物安全等级"，共分为4级：流感通常为2级，艾滋病为3级，SARS都是3级，新冠肺炎也是3级，埃博拉是最高的4级；级数越大毒性越大，防控越困难、越严格。

们可能不会接受中药。经过几次给药后，有些患者主动问医生要中药喝。他们说：'中国人非常好，中药吃后感觉身体有劲，胃口也好多了！'"他们结合塞拉利昂的气候及黑人特点，针对埃博拉病毒感染患者的主要症状，采取清热凉血、益气解毒的中医治法，辨证论治，合理组方。据队长介绍：每当医生去病房查房，一到发放中药时间，患者就主动排队领取中药并按时服用。"有一天，塞方医院院长卡努告诉我们的医生：'能不能多给我一些中药，我的一个朋友感染埃博拉需要治疗。我在中国留过学，我相信中药！'"①事实表明：医疗队尝试使用中医药治疗埃博拉病毒感染的效果的确良好，受到当地患者欢迎。该医疗队专家总结说："虽然我们对中药抗击埃博拉作用不能下结论，但塞拉利昂患者很乐意接受中医药治疗，中医药为塞拉利昂人民抗击埃博拉带来了新的希望和信心。"

这，说得非常客观！能够帮助患者改善症状，且民众欣然接受，表明中医药是有辅助治疗意义的，是有助于促进患者康复的！

其实，笔者早年中医学院同教研室一位女同事，80年代中期到了美国，然后一直在美国努力发展着，世纪之交时她已经在美国开出了多家中医连锁诊所，专攻艾滋病患者的后期姑息及康复治疗，门诊做得红红火火，门庭若市，影响不小。她经常回国内来，我们也有交流合作。因为她用传统中医药方法，帮助艾滋病患者改善生存质量，延长寿命，所以很受欢迎，而艾滋病就是疫病中的一种。早在80年代初，我们的老校长王玉润先生去美国访问，与美国哈佛大学医学院签署了一个合作协

---

①见参考消息网2014年11月28日《传统中医药给非洲埃博拉患者新希望》一文，文章链接：http://mil.cankaoxiaoxi.com/2014/1128/580671.shtml.

议，重点也是共同研究改善艾滋病患者生存质量的。这个课题后面做得怎么样我了解不多，因为我们老院长过世比较突然，但我相信他是有底气的。因为我们不见得一定要直接抗衡、杀灭艾滋病病毒，但完全可以通过中医药学的一整套思路方法，帮助艾滋病患者改善生存质量，延长生命，带病生存的。这，我们已经在许多难治性癌症患者身上做到了，应该在某些疫病患者身上也是可以实现的。

也许，这可以看作是另一种疫病的抗衡思路，体现了中医学特点的思路。

07

2020年的新冠肺炎，对医学界是新的"大考"

　　2020年的新冠肺炎，对整个社会，乃至整个世界，特别是医学界，都是严峻的"大考"。截至3月16日，全国累计报告确诊病例80 881例，累计治愈出院病例68 679例，累计死亡病例3 226例。

　　在中国，经过艰苦卓越奋战，抗击新冠肺炎战疫初步告捷。如3月8日新疆新冠肺炎确诊病例全部清零，全省76例确诊患者，累计73例治愈出院，死亡3例，已连续18天无新增确诊病例。截至3月8日，安徽累计报告确诊病例990例，治愈出院病例984例，死亡病例6例，确诊病例实现全部清零，治愈率99.4%。其中，尤其值得一提的是，安徽省亳州市是中国著名的"中药之都"，该市具有深厚的中医药传统文化底蕴及信赖中医药的民俗风俗特点，疫情早期就民间自发地、100%全程地中医药介入新冠肺炎防与治，全市108例患者仅用了三周就全部治愈清零，且无一人转为危重患者！平均住院天数只有全国平均值的一半；人均住院费只有七千元，而全国平均费用在一万元以上！截止2020年3月16日，上海市也交出了较为完满的答案，确诊328例，治愈出院325例，死亡3例。325名痊愈病例中，中医药参与率达到95%，其疗愈之功不可没。参与治疗者认定：中医药/中西医结合治疗在改善新冠肺炎患者的症状与缩短核酸转阴时间方面有明显的优势；同时，中医药还促进了重症危症患者的转危为安，帮助他们更好地走向康复，减少了整体死亡率。国家层面（国家中医药管理局）官方总结上海经验时，指出"对确诊病例的悉心治疗中，祖国瑰宝中医功不可没。数据显示，313例新冠肺炎痊愈病例中，中医药参与率达95%，汤剂参与率达70%。"[①]

也许，对迎接疫病大考给出权威答案的是前线将士们，3月13日，有记者采访这次武汉抗疫前线领衔中医药救治工作的张伯礼院士，"中医江夏方舱医院取得了哪些成绩?"张院士答曰："患者零转重、零复阳，医护人员零感染"。"江夏方舱医院收治564例轻症和普通型患者，以宣肺败毒汤和清肺排毒汤为主，少数人配合颗粒剂随症加减……患者临床症状明显缓解，咳嗽、发热、乏力、喘促、咽干、胸闷、气短、口苦、纳呆等症状较治疗前明显改善，没有一例患者转为重症。武汉另一家方舱医院收治330例患者，也是轻症和普通型患者。没有在中医师的指导下规范使用中医综合治疗……结果有32例患者转成重症，转重比例约10%，这两舱的数据对比，似可以说明中医药可以有效防止新冠病情转重"。

张院士还提到"我们参加的另外几个临床研究，也同样显示，轻症转重率也较低，约2%～4%……"[②]

时至今日，在这一波疫情中，中国最困难时期已经扛了过去，初战告捷。而初战告捷的事实再一次明确醒世人们：中医药功不可没——天佑中华有中医!

然而，全球同此寒热，人类命运共同。新冠肺炎疫情正在

---

①国家中医药管理局.上海新冠肺炎治疗：中医药参与率95%，汤剂参与率70% [EB/OL]. http://www. satcm. gov. cn/xinxifabu/gedidongtai/2020-03-07/13699. html, 2020-03-07.

②吴勇.张伯礼：中医江夏方舱医院模式的总结与启示2020-03-13日中国日报中文网[EB/OL].http://cn.chinadaily.com.cn/a/202003/13/WS5e6b8aa8a3107bb6b57a6628. html,2020-03-13.

全球持续蔓延肆虐之中。截至笔者收笔的3月19日，意大利已确诊感染人数31 506例；伊朗16 169例；西班牙11 826例；德国9 367例；韩国8 413例；法国7 730例；美国6 509例；瑞士2 742例；英国1 950例……世界卫生组织3月18日"收到各个国家和地区报告的新冠肺炎确诊病例总数已超过20万例，死亡病例总数超过8 000例。[①]"另据美国约翰斯·霍普金斯大学的实时数据显示：截至北京时间3月19日9时，"全球新冠肺炎确诊病例累计达到215 955例，死亡病例8 749例。中国以外单日新增确诊病例逾1.8万例，累计逾13万例，单日新增死亡病例逾800例，累计逾5 400例。[②]"发病及死亡人数还在不断飙升之中！

鉴于全球疫情暴发，3月4日钟南山院士与欧洲呼吸学会候任主席安妮塔·西蒙斯博士进行视频连线，向欧洲呼吸学会同行介绍并分享了中国抗击新冠肺炎疫情的成果和经验，他提到"一些中药已经在我们的p3实验室内进行细胞层面进行了测试。研究证明，特别是中药显示出对抗病毒和抗炎有效。""在这里，我不过多谈关于中药的事情。这里是六神丸相关数据，使用过六神丸后病毒的数量减少了。另一个连花清瘟胶囊也提示出病毒负载有所减少。以上数据可以为使用中药的医生提供指导……[③]"3月18日，钟南山在广州的一次新闻发布会上说："在实验室的细胞上，中药也是很有效的，也在总结发表

①新华社.世卫组织：全球新冠肺炎确诊病例超20万例[EB/OL].http://www.xinhuanet.com/2020-03/19/c_1125732643.htm,2020-03-19.

②海外网.全球疫情：中国以外新确诊逾1.8万例 累计逾13万例 死亡逾5 400例[EB/OL]. https://world. huanqiu. com/article/3xTsxKQ09Dy, 2020-03-19.2020-03-19 环球网。

③ 2020/03/11日环球日报.钟南山对欧洲同行分享"抗疫"经验[EB/OL].https://www.jiemian.com/article/4099252_foxit.html,2020/03/11.

你真的了解中医吗？

中。目前没有特别好的方法，但在摸索中，加快恢复、预防变成重症和危重症……①"

危难关头，我们注意到中国在援助意大利、西班牙等国抗击疫病中，也带去了中成药。我们期待着通过新冠病毒之"大考"，令世人更好地接受中医药智慧，令世界医学更有效地呵护全人类健康，而中医药则可在更大范围造福全人类！

①证券时报网.钟南山：在实验室的细胞上中药是很有效的[EB/OL].http://kuaix-un.stcn.com/2020/0318/15739656.shtml,2020-03-18.

08

甘肃，综合实力不占优势，何以新冠肺炎防控遥遥领先？

一谈及甘肃，人们都了解，综合实力落后；其人口约占全国2%，国民生产总值只占0.91%（2019年，全国90万亿，甘肃0.824 6万亿）。

前几年，甘肃出了位网红厅长，省卫生厅长刘维忠，在很多场合都极力鼓励发展中医药，尽管争议很大，却也颇有成效。他曾抛出"甘肃穷，所以要发展廉价的中医"，倡导练功强体、简单的中医方法治疾病等，并主张发展中医药以补卫生事业短板等。因为笔者与嘉峪关市老年呵护有科研合作项目，故访问几次，特别问及刘厅长之事，当地受访者大都对其称赞有加，认为在甘肃这样的资源条件下，也许这是最佳之路了。据悉，甘肃基层的中医医疗机构，因为厅长重视，几年间发展得不错。此事过后，笔者似乎淡忘了。但相关印象还是烙在了脑子里。

新冠肺炎暴发后，甘肃也是灾区，受到波及。

上海中医文献馆的石云医师有心于这次新冠肺炎一役，他注意到疫病中的中医方案、中西医结合治疗模式再次进入公众视野。同非典时期一样，由此也引发了大量关于中、西医的争论。

石云医师看到了一份非常有意思的数据（截止到2020年2月17日），便作了相对简单的比照研究，初衷是想统计新冠肺炎确诊100例以上省份治愈率情况。有读者反馈说甘肃治愈率相当高，于是石云医师跟进了研究，将甘肃的新冠治愈率与北京、上海、香港、亚洲其他国家做了横向比较。结果耐人寻味！

截至2月17日，甘肃的治愈率高出上海10个百分点以上，而且从折线图（图4）上可以看到，甘肃其实是一路领先。横向扩展开来（图5），甘肃的治愈率不仅比上海高，也比北京高，比亚洲其他国家（除外中国）整体都高，香港则垫底，远低于比较研究中的其他地区……湖南的高治愈率最近被人称颂，甘肃也远高于湖南。

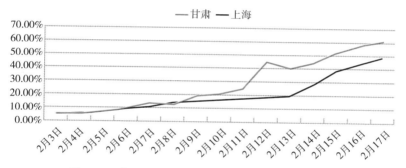

图4　2020年2月3～7日甘肃省和上海市新冠肺炎治愈率

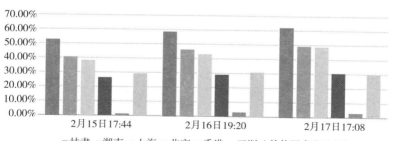

图5　2020年2月15～17日全国部分地区新冠肺炎治愈率

研究方法虽相对简单，没有对基数、人群结构特征等情况进行详细分析和数据模型处理，但作为一项临床观察，已能够说明一定问题，值得人们深入思考。

石云认为，北京、上海、香港等城市发展，已达到国际领先水平。甘肃、湖南作为中西部省份，医疗同时要覆盖城市和农村人口，从人均医疗资源占有上，均明显低于集约式发展的大型城市；由GDP支撑的其他保障（防护物资、隔离条件、生活配给等），可能也明显弱于比较研究中所列的城市。抛开这些，作为医学从业人士，人们更关心对结果有直接影响的医学因素。

2月16日，《兰州日报》报道："我省90例确诊病例中，有87例使用了中医药治疗，中医药治疗率达到96.7%，高于全国平均水平4.7个百分点。治愈出院44例均全程使用中医药治疗。"据中国新闻网报道：甘肃省政府的《关于做好当前复工复产疫情防控工作的指导意见》政策解读会上提到，"自疫情发生以来，甘肃多家定点救治医院从除夕夜当晚起，为一线医护人员煎取中药，提供防护保障。在确诊、留观患者中，从拟定的中西医结合救治方案，为每一位患者采取'个性化'的中药药方，助力救治。""甘肃省卫生健康委员会要求，规范开展中西医结合救治工作，对疑似和确诊病例，中医药专家第一时间介入，和西医专家共同拟定中西医结合救治方案，确保所有病例尽早、及时、全程使用中医中药，努力做到'一患一方案'；没有中医专家资源或中医能力不强的医疗机构，第一时间向本级卫生健康行政部门申请调派中医药专家参与救治工作。"

结合所能检索到的官方报道，图5中所列的我国内地省市都使用了中医方案，采用中西医结合治疗；而我国香港地区和"亚洲其他国家和地区"采用的是纯现代医学方案。中西医结合

你真的了解中医吗？

治疗地区，整体治愈水平是高于纯西医治疗地区的；而作为中医学参与全民健康呵护更早、应用率更高的甘肃地区，新冠治愈率领先全国。而以医疗科研水平高著称的香港地区，在此役中目前的发挥水平，令人扼腕，匪夷所思；再一次犯了如同SARS早期忽略中医药应用而十分被动的失误，最后不得不求助于广州派中医医师去援助。

由此，石云医师建议人们联想一下早先之前引起热议的"甘肃中医模式"。这促使笔者再次想起了曾经的好奇，而石云医师的分析，似乎也值得大家联想。

或许，现在是该重新审视相关问题的时候了，包括卫生政策等的基本导向问题等。

09

被看好的抗病毒药：临床研究结论居然"无效"

新冠肺炎抗击过程中，人们第一时间自然想到新式武器，最好的当然是新的针对性药物及疫苗等的开发。但即便是新药和疫苗第一时间开发，一路放行，也不可能在此次疫情结束前见到效果。也就是说，远水救不了近火。伴随着疫情消退，上述研发工作激情及投入一定会萎缩，后续甚至会因为危机已过，做临床测试的感染者都很难找。因此，新药疫苗等的最大价值在于防范新冠肺炎的卷土重来，并无救急之功。

为此，人们把关注点及希望聚焦到可能有抗新冠病毒之功的抗病毒药身上，并进行了对照研究，共纳入研究者134例，其中男69例（51.5%），女65例，平均年龄为48岁。纳入标准：①新型冠状病毒肺炎确诊患者；②患者呼吸道标本均经新型冠状病毒核酸检测；③患者未使用其他具有潜在抗病毒活性药物。诊治标准根据国家卫生健康委员会发布的《新型冠状病毒肺炎诊疗方案（试行第二版）》。被寄以厚望的抗病毒药物有洛匹那韦利托那韦片剂（52例）、阿比多尔片剂（34例），而48例患者系未服用抗病毒药物的对照组；均回顾性分析了这些患者的临床治疗经过；同时接受了重组人干扰素α的2天喷雾治疗以及对症支持疗法，口服抗病毒药物的疗程为5天[1]。结果于近期公布了（表3），非常遗憾，用不用抗病毒药，临床没有差异（指退

---

[1] 中华传染病杂志, 2020, 38(00): E008-E008. DOI: 10.3760/cma. j. cn311365-20200210-00050发表了"洛匹那韦利托那韦(克立芝)和阿比多尔用于治疗新型冠状病毒肺炎的有效性研究"。

你真的了解中医吗？

热时间等），但用了抗病毒药后，肝功能损伤却明显加剧了。

表3　洛匹那韦利托那韦（克立芝）和阿比多尔
用于治疗新冠肺炎的临床研究结果

组别	例数	体温恢复正常中位时间（d）	7天治疗核酸转阴率（%）	不良反应发生率（%）
对照组	48	4	77.1	8.3
洛匹那韦利托那韦组	52	6	71.8	17.8
阿比多尔组	34	6	82.6	8.8
χ^2		2.37	0.46	2.33
P 值		0.31	0.79	0.33

结论：治疗效果上，三组之间无显著差异。而退烧的症状改善上对照组（即未曾用抗病毒药的）似乎更好，但没有统计学差异。

不良反应：洛匹那韦/利托那韦组中，恶心、腹泻等消化道症状为多见；2例肝损伤、2例肾损伤；不良反应率为17.8%，明显是最高的。阿比多尔组中，不良反应表现为腹泻、2例轻度肝损伤；不良反应率为8.8%。对照组中，不良反应率为8.3%，集中在纳差、腹泻等中，2例轻度肝损伤；均低于上述两组。

结论是：抗病毒几组在改善症状（如体温恢复正常）和加快清除病毒等方面均未优于对照组，而不良反应发生率却明显高于对照组。

中山大学第五医院初步临床研究提示，洛匹那韦/利托那韦组同样"收效甚微"；而氯喹可能会稍微好一点，氯喹是老抗疟疾药，40年代起就已开始应用。它也是第六版新冠肺炎诊疗方案的推荐药物，可惜例数太少（仅10例，其中5例有效），用他们自己的话来说"需要更多数据证明"。

上述论文的作者是上海市公共卫生临床中心的传染病权威。他们解释说此次试验为何不用曾火过的奥司他韦（达菲），是因为推导其对新冠病毒有效率低，不良反应率高。其实，达菲的疗效早在SARS期间及其后的抗击禽流感期间，被中国人领教，其效果真的不怎地！然而，尴尬的是，论文公布前国家国家卫建委发布了《新冠肺炎诊疗方案（试行第六版）》（2020年2月19日）之中仍保留了无效且可能导致更多不良反应的抗病毒药物治疗。

这一版（第六版）的诊疗方案撤，还是不撤？不撤，无效且有害；撤，仅剩下"需要更多数据证明"的氯喹等老药，看上去似乎医师们太无动于衷，没有积极采取措施了（百姓常误认为，医师给药就是治疗，就是态度积极）！其中的尴尬可以理解！以至于新冠肺炎期间武汉大学药学院丁虹教授在其微信公众号"虹说健康"（该公众号因发表明确、睿智却有点刺耳的意见而关注度很高）上对国家卫计委等的有关做法提出了建设性意见。文中提到："仅仅建议大家，注意休息，补充营养，用营养支持疗法等待机体的自愈；在此阶段，用药可能是'弊大于利'，因为，并没有有效的（抗病毒）药物。"且认为"机体有强大的自愈能力，70%的病是可以自愈的。这个世界目前：1/3病有药可治；1/3病药物只是帮助；1/3病药物就是安慰。不要过多用安慰剂，因为药物是有副作用的。"当然，我相信丁虹教授在这里肯定不是指中医药，也不会是那些具有信息时代特征的疫苗、靶向药等，而是那些热兵器时代具有征服特征的抗病毒之类药物。

在此文章后的跟帖中看到了这么一段话——"我是丁老师

的学生，丁老师严谨的治学态度和心系民众的大咖风范永远是我学习的榜样。"并批评许多"头痛治头，脚痛医脚的西医推崇者，缺乏中医的整体治疗观。纵观上次非典和这次新冠肺炎治疗整个过程中，中医药的贡献功不可没！"

我相信这两位都不是中医出身的，也许都只是药学研究者，但站在她/他们的立场角度，这些结论是有充分依据而值得认真倾听的。

基于此，我们注意到大概2020年2月上旬起，对于新冠肺炎人们越来越重视让中医药介入，而且呼声越来越强烈，越来越主动；这既是无奈之举，也是正确做法。至少，借助传统中医药的"矛"与"盾"，可帮助国人在疫病蔓延之际，多一道屏障，多一些应对手段，多一份安全，从而可更好地呵护国人康健。

10

中医药防范疫病，并不都在于直接"对抗"

我们认为，中医药有否直接拮抗包括埃博拉、SARS、新冠、艾滋病等病毒的药理作用（包括前述的历史上护佑国人少受瘟疫、鼠疫等的伤害，其机制也可能如此），不可以武断地下结论——或许，有直接拮抗的药理作用可能性很小。但长期临床实践，使得中国人总结出了"正气存内，邪不可干""留得一分正气，便有一分生机"等理论，并创造性地总结出辨证施治等一系列原则；辨证施治，说到底，就是根据个体的体质特点（含地理因素）及病邪性质等，合理施治，以达到保护正气，消解症状，改善病理状态等目的。老外说的"中药吃后感觉身体有劲，胃口也好多了！"就是这些方面有所改善的表现。我们说，解决问题有直接方案和曲线方案之不同。在缺乏直截了当的针对性解决措施情况下，曲线方案未尝不是一种好的选择，未尝不能起效！而且，根据中国传统思维，很多错综性难题的解答，曲线方案也许比直截了当更为有效和持久。至少，我们在难治性癌症的防控中，借此思路获益不浅。这里，更需要哲学智慧！

其实，更深一步说：绝大多数外源性疾病（中医学又叫"外感"或"戾气"）的痊愈，靠的是自我内在的抗病力（抵抗力），这属于泛称的"正气"范畴。因此，即便是在西医学已经有较针对性疗法的疾病治疗中（如某些细菌感染导致的严重炎症），合理配合中医药仍有突出意义。笔者经常被请去会诊一些难治性的感染，用尽了各种抗生素，仍旧难以控制发热等，辨证论治加用中医药后，常曲径通幽，峰回路转，柳暗花明。

例如，作为上海最权威的复旦大学附属某某医院，近期我就对该院棘手的两例高热不退之特殊患者进行诊治，他们都先后被疑似为嗜血细胞综合征（其中一位本即有癌症病史），无奈之下，准备上化疗，笔者诊疗后，其中一位年轻患者建议停用抗生素类王牌药物，仅借助中医药，逆流挽舟，很快转危为安，二剂后烧退，几天后肝功能恢复正常，病情稳定多日后，院方还在琢磨究竟怎么回事？病因何在？应诊断为何病？何以当初越治越棘手。

另一位张姓老人，既是该院老员工，又是肠癌患者，无名高热十余天，怀疑癌肿恶性发热后也被诊断为嗜血细胞综合征，已准备大剂量激素与化疗都上，家属犹豫了，不敢冒险，更愿意再看看。因肠癌一直在我处治疗康复，遂果断停用一切医院用药，仅以支持疗法，配合中医药"白虎加参汤"加减（重用青蒿），二三剂后烧退[1]。目前一切皆佳，无特殊不适。

长期以来，由于现代研究的深化，我们都认为自身的免疫系统帮助人体防御入侵的病原体，包括各种细菌、也包括病毒等。因此，提高免疫力成为人人皆知之常识。但机体及免疫机制太复杂了，免疫既呵护着机体，防范病菌肆虐；但感染后（特别是疫病中）很多情况下是机体免疫机制对病菌反击太过导致了许多症状，包括出现高热不退、脏器损伤等强烈的病理反应，现已很清楚，免疫本身也会导致自身伤害，产生"炎症风暴"（炎症风暴也称"炎症瀑布"，形容其病理反应迅捷且强

---

①此为本章第五节提到案例。

烈），是这个"炎症风暴"伤害着自身。因此，此时当适度抑制免疫性的炎症反应（炎症风暴）才是正确之举。2003年SARS期间，之所以医生北京医学界会大剂量用激素，就是因为"炎症风暴"（当然那时"炎症风暴"概念还没形成，但类似现象早已存在）的巨大危害性；以大剂量激素抵御这种"炎症风暴"只能说是饮鸩止渴之类的盲目之举。

前述的武汉大学药学院丁虹教授针对新冠肺炎严重时，提出了防御方案：当大量炎症风暴+氧自由基风暴已产生，应通过抑制炎症风暴和氧自由基风暴，减轻组织器官损伤，让患者活下来；再通过自身免疫机制等逐步解决病毒等问题。故她倡导"当我们无法精准的'一招致胜'打击敌人时，防守可以有效地保护本土的和平与安宁，等待机会，或出击，或耗死敌人。"

我们来看看中医学是怎么认识及应对的。中医学并没有这么深入的机制认识，但古代医家密切观察临床，发现各种热性病（感染/疫病）发展过程中有三大阶段：第一阶段是抵抗期（太阳病）——邪正（致病菌与机体免疫机制）双方刚刚"干上架"，这时，应想办法去调动机体免疫力（正气），帮助其去抗击致病菌，吃点温性而发散类的中药，常可达到目的。然而，某些人的病情很快进入第二阶段，即"炎症风暴"阶段；大量严重症状出现，这时，再用温性药物助其发散，就等于火上浇油了，"炎症风暴"只会更厉害，损伤自身。中医学认为这时进入了"阳明病"阶段，敌我双方攻防厉害，这时候，既不可简单地助其正气（免疫应对机制，助其正气病理反应会更强烈）；也不可抑制正气，更不可助其邪气；只能是抑制过激机体的反应；就像是双方吵架吵得厉害，都在火气上，这时，很可能出现越来越坏的结局（就像是现代说的炎症风暴+氧自由基风暴大量产生），甚至会导致重要脏器的衰竭；此时，中医药强调抑制过激的病理反应，往往用清热解毒、寒凉泻火、透出郁热等具体对策，既保护自身，又防范致病菌进一步作祟。第三阶段就是三阴证阶段，表现出不同的病后虚损情况。

当然，每一阶段又有其诸多细节，这毕竟过于复杂琐碎，不再展开。

很明显，中医药对抗疫病之机制，并不都在于直接对抗，更多的是针对不同反应状态而应对之，选择正确，应对得法，疾病自然会消退，生命安宁。至于具体用什么药，那也非常重要，但那是个随时代变迁而不断进步优化的工具（武器、子弹）问题，前面讲的是思路问题，两者属于战略与战术关系。武器是受科技条件制约的，思路是受启于智慧的。紧密结合，才能百战不殆。但无疑战术隶属于战略，西点军校至今还把《孙子兵法》当作教学参考书，可见一斑。

可见，中医学这套东西是非常有价值的。但也不是一两句话能够说清楚的，她自有一整套理论，这些，恰恰是人类智慧的结晶。以简单思路理解中医药，是人们自我认识需要跟上的问题，而不是中医学对不对的问题。

当然，中医药的许多解释需要与现代语境相对接，那又是另一个问题。

11

对抗"炎症风暴"的最新解：提高"疾病耐受性"

近十年来，世界医学界对炎症的机理认识有了突破性的迭代与更新。

2018年，权威医学杂志 *Cell*（《细胞》）发表一篇重要文章，提出一个假说：指出在抗击感染时不一定要"全面开战"；有时与其把入侵体内的病原体赶尽杀绝，不如让机体尽可能"顺从"它们，以便最终促使其向良性方向进化，以减轻病原体和免疫系统对身体的伤害[①]。这现象被称为"疾病耐受性"（disease tolerance），指身体通过利用不同的生理系统（如新陈代谢等）来防控疾病。例如：人们得流感不舒服了，常吃点泰诺，泰诺其实没有丝毫的抗病毒作用，体内的病原体并没有减少；但却可提高人对的疾病耐受力。

针对这现象，耶鲁大学医学院的免疫学专家 R.Medzhitov 说："直到最近我们才意识到……原来还有另一种耐受机制帮助我们应对感染，我们不再试图摆脱这些病原体，而是作出某些生理上的改变，使身体接纳病原体。"宾夕法尼亚州立大学的 Read 则认为："（机体）还有更多的保护措施，想要恢复健康不仅仅是靠简单粗暴地将病菌杀光。"直到最近，科学家们才开始意识到，必要时人体也可抑制免疫反应，并将入侵病原体的

---

① Sanchez Karina K,Chen Grischa Y,et al. Cooperative Metabolic Adaptations in the Host Can Favor Asymptomatic Infection and Select for Attenuated Virulence in an Enteric Pathogen[J]. Cell,2018,175(1):146-158.

危害降至最低，从而保证机体健康。现在，科学家们正在一步步探明疾病耐受机制是怎样保护人的身体在感染期间不受损害的。

美国纪念斯隆·凯特琳癌症中心的免疫学家 A.Rudensky 也认为：疾病耐受性是一个令人兴奋的研究领域，是一个"几乎尚未开发的领域"，"不仅可以应用于传染病的研究，也可以应用于其他的临床疾病研究"[①]。

从新近诞生的机体存在着"疾病耐受机制"，针对严重炎症类疾病的临床纠治，需努力提高"疾病耐受性"等的见解，无疑是对旧有观念的一次颠覆性冲击。而透过这些最新的研究结论，再来审视中医药的抵御各种致病菌的手段方法，似乎别有洞天，豁然开朗。尽管是冷兵器时代的"矛"与"盾"，其或许正是通过提升患者本身机体的"疾病耐受性"，曲径通幽地迎来黎明曙光的。

对于这些新认识，我们结合中医学的传统认识及有效且丰富的应对措施，最近作出了新的深层次理论回应，在近一期的国内权威杂志《医学与哲学》（2020年3月）上发表了《超越干涉主义，医疗也需要考虑"疾病耐受性"》的讨论文章，希望引起重视。

---

① Ashley Yeager. Could Tolerating Disease Be Better than Fighting It?[J]. The Scientist,2019.

12

人类与疫病的抗争：长期进行中，永无休止

美国专家卡尔·齐默在其讨论病毒的《病毒星球》一书里，开篇就这样写道："病毒影响了人类福祉的发展，它们每时每刻都影响着大约10亿人的生存。在过去一个世纪中，生物技术迅猛发展，病毒也毋庸置疑发挥了重要的作用。"[1]

因此，即使在歌舞升平的日常生活中，感染性疾病依然存在。尽管埃博拉病毒、SARS病毒、新冠病毒等肆虐危害不见得很常见，但流感病毒等对人类的折腾与伤害，却时时刻刻伴随着人们。

例如，世界卫生组织公布了系统的追踪研究结果，表明每年流感季节流感在全球平均要导致300万~500万重症病例，造成29万~65万人死亡[2]。这在孕妇、婴幼儿、老年人及有慢性基础病患者等高危人群中，流感的恶果尤其严重，死亡率大增。而且，这是每年周而复始地进行着的，几无例外。

仅就2019年秋至2020年冬的美国而言，2020年2月，美国疾病预防控制中心（CDC）发布最新资料：2019年9月底至今，美国至少3 200万~4 500万人感染流感，其中31万~56万人住院并接受治疗，死亡人数达18 000~46 000人。这是堪称过去40年最致命流感之一。全美50个州中，48个州出现流感疫情。此次暴发的主要是乙型Victoria系流感病毒侵袭。

---

① [美]卡尔·齐默著.病毒星球[M].刘旸译.桂林:广西师范大学出版社,2019.1.

② 见科技日报，北京2019年2月18日《世界卫生组织：每年流感流行可致全球29万~65万人死亡》一文。

你真的了解中医吗?

然而，就资深中医药学者看来，一般性流感的防控并促使其尽快康复，中医师参与应对只是小菜一碟，已被反复证明是具有独到优势和显著疗效的。且此法此方从《伤寒论》开始，已经雏形具备，历久不衰。以至于近两千年后的日本，市面上到处都是张仲景《伤寒论》中成药供应，媲美于美国商场里的维生素，可见一斑。可以说，美国以人造的维生素应对诸如流感之类，日本以汉代张仲景的伤寒方解决日常的伤风感冒，正合成一种对照，有趣的对照！

从上述甘肃及亳州等地抗击新冠病毒的最后效果看，似乎证明一点：越是第一时间主动运用中医药，近期/远期效果就越好。这些数据都是公开的，可查找的，而且肯定不是人为设置的；故可得出结论：中医药作为防范包括疫病在内的传染病，至少也是防身有用之"矛"与"盾"，可不善待之乎？

虽然，此等结论有像事后诸葛亮，但谁能保准你我今后不再会有类似尴尬？

衷心希望有朝一日，提升后的相关中医药之品，成为世界公民之首选，用于呵护芸芸大众健康之"矛"与"盾"，而不再惧怕时时威胁着人们的病毒之侵袭。

13

多余的话：此领域并非中医药最大优势所在

早在 1989 年，笔者主编《差异·困惑与选择——中西医学比较研究》时就分析认为中西医学差异很大：中医学强于技术解决问题，着力于临床诊疗，解决生老病死技术问题；西医学偏好于科学探究，关注于探察世界奥秘，发现了细胞、细菌、基因及生命过程的各个环节、机制等；因此，双方的差异是较明显的。且这种差异分流很早，早在东汉末年就开始形成分道扬镳，典型地体现在汉代张仲景（150～215 年，或又一说：154～219 年）及古罗马的盖伦（Claudius Galenus, 129～199 年）的学术思想方面。因其差异在中西医学中依然顽强地存在着，故我们今天依旧坚持这一观点。

基于此，我们要客观地强调：疫病和外感病（各种感染性、传染性疾病、热性病）的防范与治疗，并不是中医药学的真正强项，其原因多方面；不便一一细述。至少，疫病等的彻底解决，有赖于明晰机理、深入的科学探究，进一步才能明确对策；而临床应对，更多的是整体性的、粗线条的，可从现象学层面调整入手的。强于具体应对，弱于析理探究，也就造就了"中医让人糊里糊涂活"却说不清楚为什么活了之理等被人诟病之特点。

这，也使我想起了另一场记忆深刻的争辩——

1985 年前后，上海中医学院（上海中医药大学前身）学术氛围很活跃，常有各种辩论会。记得有一场开放的辩论会，很多人参加。那时候校党委书记叫王立本，尽管只是个管理者（新四军时期就从事部队卫生管理），但忠厚长者的他，也参加了。当年的我，年轻活跃，且初生牛犊不怕虎，正参与整个中医课程改革设计，故也积极参与争论。讨论涉及中医学重点/领先学科是什么？（其实，背后还掺杂着教育资源的分配利益，领先学科当然可以获得更多的资源匹配）老资格的温病教研组主任，某权威强调：温病学说将一定是今后中医发展的主导方向和领先学科，有不少同仁附和着他。且那时国家中医药管理局也正在推"中医药治急症"项目（中医要抢回急性病、热性病的急诊临床，似乎是当年的重点及政策导向）。年少气盛的我，却当即站起来明确表示"坚决不同意这一观点"（众所周知，在中国的这种场合，很少会有人针锋相对地辩驳权威）！我俩激烈争辩起来——我强调说尽管中医温病学说很有意义，确能治疗很多热性病，解决一些临床问题，这不用怀疑；但两个理由促使它不可能成为主导或领先学科：

1.过不了多久，传染性/感染性热病临床上将大幅度减少，成不了大气候；

2.相对于现代临床医学，中医学在这些领域有些先天不足，中医学的思维特点更适合于处理非线性的复杂临床问题（如各种难治性慢性病），而急性病/热性病等则更彰显出清晰的线性因果关系（至少疫病等热性感染性疾病是如此），现代高科技对这些线性简单关系处置便捷快速得多了。而民间素有"急性病找西医，慢性病看郎中"的思维定势，不能说没有道理。

我特别强调了感染性疾病（热性病）临床一定会退居次要位置，不成为临床疾病主体，那又怎担当领先或主导学科呢？

几年后的趋势证明，我的预判完全是对的①。但当时似乎是太不合潮流与时宜了。会场上如同炸开了锅，呼应我者很少，反对我的居多。你一个毕业不久的毛孩子，哪能如此反潮流而行之，大放厥词！但我仍坚持我的见解，据理力争！这时候，忠厚的长者，且兼学校最高领导王立本先生发话了，他以厚重而迟缓的音调，委婉却坚定地肯定了我的观点：强调需风物长宜放眼量，温病学科的确难以担当此大任。他的一席话，不仅解了我的围，支持了正在进行中的中医学课程改革方案，且明确的态度大大有利于后续新课程的推行。因此，事情虽已过去几十年，却历历在目，就像是昨天经历了的。

其实，笔者并不认为中医药学在这一领域没有意义，只是强调她不是中医学真正的强项。笔者常参加各种会诊，很多高热不退者（如感染性、复杂性的，包括器官移植引起排异性和肿瘤晚期患者的弛张热等），借用中医药方法常能缓解，有的甚至因此解决问题。但回过头细心想一想，如果仅靠中医药学，没有西医学的现代发展，今天的感染性/传染性疾病（特别是各种疫病等）其结果又将会是怎么样的一种状态呢？也许，很多这类疫病仍将肆虐不已！且仅凭中医药"独挡"各种感染，至少当下还会有不少感染难以被控制。当然，疫病/传染性/感染性疾病的控制，主要是通过环境改善，预防隔离等公共卫生措施。但不得不承认：微生物学的深入研究、抗生素的发明、输液等支持疗法的运用，特别是分子生物学等的进展及疫苗等的开发（我们把它视为信息时代的先进武器），对疫病/感染性疾病及各种急性病的控制起着莫大功劳。很多人士（包括西医学

————

①客观地说，六七十年代，有60%左右的中国人死于感染性疾病；进入新世纪，只有2.8%死于感染。

界），也正是因为这些疾病卓有成效的控制，才津津乐道，并责难中医学的！

既要清晰地认识到中医药学的优势与不足，同时也需客观地分析现代方法手段之长短优劣，不宜以偏概全；否则，绝非科学态度及理性立场。此外，针对中医药学，也不能因为对手的蔑视或反对，所以顽强地死撑着，固步自封，反致一叶障目而不见泰山！否则你就剥夺了自己的分析判断能力；或让自己的思维隶属于别人的认知之下；这些，都是非常可悲的！在林林总总的纷争中，上述，是笔者信奉的基本态度及立场。

在信息时代的疫苗、免疫接种等还跟不上实用之际，在热兵器时代的枪炮子弹等还效用不高之时，传统的中医药之冷兵器时代的"矛"与"盾"之意义还是十分明显的。即使到了信息时代，相信为了防范，带着提升了水准的"矛"与"盾"，对呵护生命健康来说，也应该是有意义的。当然，取决于提升水平——所谓提升，就是借助现代科技，提升传统中医药提取方法及制剂等。就像是青蒿素是中医药结晶，但今天用于临床的，其剂型完全是改造了的，带有现代科技属性的。

2020 年 2 月 3 号，科技部发文强调要把科研论文"写在祖国大地上"，此语其实出自习近平主席 2016 年"科技三会"上的讲话精神——"广大科技工作者要把论文写在祖国的大地上，把科技成果应用在实现现代化的伟大事业中"。对此，我们举双手赞同。医学论文就应该写在临床诊疗之中，写在回应患者疾苦的解决探索实践中。若干年来，我们就是这样践行的，因此，具有相应的话语权。

第四章
面对内伤杂症：
中医药可助你调整适应

01

中医药真正优势：在于慢病及复杂性疾病之防控

医学，最主要的社会意义体现在有效地解除百姓疾苦，增进民众健康，让人远离病厄，确保民族繁衍等方面。用社会上最通俗的方式表达：能不能看好病，能多大程度上消解疾病痛苦，是决定医学生存的关键；常比一百篇论文、一千次报告更能令民众信奉和追从，从而也就有了生存及发展的社会支持土壤了。

而且，今非昔比，当今因为人们的生活工作方式等都发生了剧变，临床疾病的构成、性质特点、发病机制、治疗对策都和以前大不相同。因此，我们需要与时俱进。但任何今天的进展都是站在历史的基石上、在前人经验基础上，探索总结而形成的。为了了解中医学的真实情况，我们作为研究者，启动了相关的调查、检讨与评价，希望能从现状的文献调查分析中得出一些结论。

调查研究结论：中西医学临床各有短长

早在30多年前的《差异·困惑与选择》[①]的编写中，我们就组织了小规模（188位）临床医师的调查及文献资料的分析，表明中西医学在临床上各有千秋，各有利弊——"从临床和文献调查分析中，不难看出中医学和西医学的疗效都是确凿无疑

---

①何裕民主编.差异·困惑与选择——中西医学比较研究[M].沈阳:沈阳出版社.1990.374-384.

的：从比较单纯的一般感染性疾病，到错综复杂的诸如肾衰竭、类风湿关节炎、非特异性溃疡性结肠炎等都有一定的治疗效果。""其次，分析可见，细菌性感染和急性病症的控制，似乎以西医学见长。这显然和抗生素的广泛运用及急救措施的即刻效应有关。进一步分析：这些又和对抗性的治疗原则及对这些病症的具体机制的基础研究较为深入有关。""再次，对于感染性疾病中的病毒类疾病的治疗，中医学的疗效明显要优。""另外，慢性疾病大多系多因素作用且因果相循，病理机制错综复杂，因而，注重线性因果联系的对抗性原则及措施，自然功亏一篑；而哲理化治则体系指导下的注重整体多环节调控的中医学治疗措施，却往往能略胜一筹。"这是我们八十年代末（1989年）分析的结论，应该说，这在当时是少有的（借调查及文献分析来得出结论），且是比较客观的。

慢病求中医，强大民意背后的必然倾向

近期，北京某医院的内科主任医师董明强，长期从事内科中西医结合临床工作，他组织专业人员编写了《求医：中医西医的选择》一书，蛮有意思地归纳了求医过程中如何选择中西医：如初诊时宜选西医，复诊时可选中医；外伤宜首选西医，恢复期宜选中医；传染病的诊断和预防宜选西医，治疗宜选中西医结合；急重症以选西医为主，慢性病兼体质虚弱者可选中医；病因明确的宜选西医，疑难杂症宜选中医；功能性疾病宜选中医，器质性疾病宜选西医……尽管这只是一家之言，但也符合一般的民间认识，现实生活中人们的求医行为，大多具有这些选择性倾向[1]。

---

①董明强.求医：中医西医的选择[M].北京:人民军医出版社,2013:90-104.

毕业且受训于西医院校，长期供职于第二军医大学附属医院的高也陶教授曾经专门写有《看中医还是看西医》①一书，分析承认"民间有一种'急性病看西医，慢性病看中医'的说法，似对中西医有一个比较'公平'而且通俗的评判。"但他强调问题并不这么简单："中医和西医都是医学，都是治病救人，都在寻找一个宇宙之下的延年益寿的规律；在某一种层面上，他们可以被看作是同一回事，但是物化到具体的细节时，却可以区分出许多不同"。"急性病看西医，慢性病看中医"只是一种通俗简单的划分，其实在不同的疾病诊疗中，各有利弊长短，相互借鉴才是正确做法，而他写此书的目的，就是为了对此进行深入分析。

另一方面言，也就是因为有着这类强大的民意，因此，前面提及的中西医激辩中，面对反中医者的喧嚣，台下的记者及听众们才会划一似的齐整地站在中医学一边。而社会上，更多的人会时不时地鲜明表态，强烈认同"慢性病求中医"之坊间定见。

从这一现实出发，也不理解我们的一句调侃的戏语——"西医让人明明白白死，中医让人糊里糊涂活"居然激起了强烈化学反应，京城主流媒体竞相报道，一时间成为网络名言。因为她揭示的是客观事实。

给宽松的若干年，中医药会拿出傲人的成绩

2007年3月17日的北京协和医院小礼堂之辩中，笔者最后提出：给中医药宽松的10～15年，中医药或许会给世人惊喜！在上海电视台《陈蓉博客》节目中，笔者重申了这一点。当时，

①高也陶.看中医还是看西医[M].北京:大地出版社,2010:94-113.

你真的了解中医吗？

并不是预测到屠呦呦会获诺贝尔奖，而是自信我们自身的临床努力，也能够拿出引起世人关注的中医药治癌之有意义结论。因为始自20世纪80年代的探索，几十年努力，针对癌症（包括特别疑难的癌），我们已摸索出不少成功的防治经验，且有了相当数量的临床案例积累，可说明一些问题了。

当然，对于这一类重大问题，仅仅立足于民意及一般现象或案例之分析，或逻辑梳理层面的结论，虽有意义，却是苍白无力的。因为缺乏深层次理论分析之支撑。对此，需要作出较为系统的哲理性分析论证。对此，后面将会涉及这类分析，以图对其更清晰地进行梳理论证。

02

难治性疾病管窥：胰腺癌的中医药治疗

几十年的临床磨砺，促使笔者深刻意识到中医学的真正优势在于慢性病防控，尤其是在解决难治性、复杂性疾病问题上常常能够起到积极作用或有益之助，这才是当今临床实用医学最急迫需要的，也是最重要的存在价值及评价尺度。

公开下战书，但对方没能应战

笔者40年来临床主攻癌症的综合治疗，特别是难治性癌症。当时启动时仅仅源于冲动（见后页故事），日积月累，逐渐在难治性癌症的保守治疗中摸索出了一些较为清晰的思路方法及技巧等，且成功案例口碑相传，从而在这一领域有了较大的学术影响力。大概在世纪之交，求治者来自全国，乃至世界多地，门诊门庭若市，排号预约需等上一、二个月，且被人认为尤其擅长胰腺癌治疗，先后治疗胰腺癌患者近4 000例，因此，2007年与方舟子辩论时，就曾公开下战书，我们出资，找30位胰腺癌患者现身说法，令其检验。惜对方退缩了，作罢！

因为科研课题结题需要，不久前一批以博士为主体的助手们对数据库里储存的胰腺癌案例进行了整理分析，试图对中医药学为主体的治疗胰腺癌之疗效作出较为系统的评价。

需要说明的是：近年来，笔者最愿意引用博士论文，因为他们论文须接受"盲查"，随时准备第三方严格审核，出纰漏将影响其学术前程，谁也不敢冒此风险而"造假"。而本论文就是三位博士联合两位硕士写的，且作为各自博士论文的一部分，已发表在国内中医学核心期刊（《中华中医药杂志》）上[①]，结论很可靠。

胰腺癌患者中西医治疗的总体情况比较

笔者主要行医的上海民生中医门诊部，多年来共诊疗近4 000例胰腺癌患者。其中，早期的许多病例因没有建库而散失在外。2009年起建立数据库，截止2015年11月底，数据库共有1 115例求诊的胰腺癌患者病例数，按研究标准，纳入516例，进行回顾性分析[②]（表4）。

表4 资料完整的383例胰腺癌患者特征

特征	项目	例（%）	特征	项目	例（%）
性别	男	230（60.05）	转移	重要脏器	104（27.15）
	女	153（39.95）		淋巴转移	80（20.89）
年龄	≤45岁	18（4.70）		无转移	128（33.42）
	45～60岁	134（34.99）		不详	71（18.54）
	≥60岁	231（60.31）	分化程度	高分化	2（0.52）
病理分型	胰腺癌	128（33.42）		中高分化	3（0.78）
	胰内分泌癌	8（2.09）		中分化	22（5.74）
	不详	247（64.49）		中低分化	9（2.35）

①赵若琳,郭盈盈,阮益亨,等.中医为主治疗胰腺癌的疗效评价[J].中华中医药杂志,2017,32(03):1313-1316.

②截止到2015年11月，上海民生中医肿瘤门诊部录入数据库的胰腺癌患者总共1 463例，因实行预约制，其中348例虽已预约，提供了资料，却还来不及等到就诊已去世，故实为1 115例，这也突显了胰腺癌的凶险程度。纳入研究的516例患者中，资料完整的患者有383例，基本完整者有133例。

特征	项目	例（%）	特征	项目	例（%）
TNM 分期	Ⅰ期	103（26.89）	位置	低分化	14（3.66）
	Ⅰ~Ⅱ期	30（7.83）		不详	333（86.95）
	Ⅱ期	35（9.14）		头颈	192（50.13）
	Ⅱ~Ⅲ期	3（0.78）		体尾	108（28.20）
	Ⅲ期	72（18.80）		不详	83（21.67）
	Ⅳ期	123（32.11）	CA199	正常	47（12.27）
	不详	17（4.45）		异常	172（44.91）
				不详	164（42.82）

运用 SPSS 22.0 统计软件建立数据库，统计这些患者的 1、3、5 年生存率；采用 Kaplan-Meier 法计算中位生存期、平均生存期，并对其中分期明确的，按治疗方法不同，将患者分为 6 组，分别绘制生存曲线；同时，从中随机抽取 46 例患者进行临床问卷调查，分析治疗前后的 KPS 评分、疼痛评分变化情况等，以了解前后患者的生存质量变化情况。

结果提示：516 例胰腺癌患者的平均生存期[①]22.00 个月，中位生存期[②]13.28 个月；1、3、5 年生存率[③]分别为 57.95%、18.22%、6.98%。与国内外同类治疗文献相比，显著提高。KPS 评分显效+稳定率为 86.96%，疼痛程度明显缓解，与治疗前相

[①]平均生存期，指生存时间的中位数(第 50 百分位数)，即有一半病人可望生存到的时间。

[②]中位生存期(Median Survival Time)，又称为半数生存期，即当累积生存率为 0.5 时所对应的生存时间，表示有且只有 50% 的个体可以活过这个时间。

[③]1 年生存率、3 年生存率、5 年生存率指某种肿瘤经过各种综合治疗后，生存 1 年、3 年、5 年以上的比例。

比均有统计学意义（$P < 0.05$）。

在此，也介绍下国内外胰腺癌治疗情况的概况，以便有所比较。

下表为中国抗癌协会胰腺癌专业委员会回顾性分析8省2市14家三级甲等医院1990年至2000年来诊治的2 340例胰腺癌病例，所得出的研究结果之一，即不同手术方式的中位生存期及1、3、5年生存率的比较[①]（表5）。

表5　中国抗癌协会胰腺癌专业委员会基于14家三甲医院
2 340例胰腺癌患者的研究结果

治疗方式	中位生存期（月）	1年生存率（%）	3年生存率（%）	5年生存率（%）
根治性手术	17.1	54.4	13.5	8.5
非手术	3.0	0	0	0
探查性手术	4.5	7.35	0	0
姑息性手术	9.0	17.78	0.67	0

从上表可看出根治性手术效果最好，1年、3年、5年生存率分别达54.4%、13.5%和8.5%，中位生存期达17.1个月。其余就非常令人失望：非手术的中位生存期只有3个月，探查术的有4.5个月，姑息术的有9个月，活过五年的均为0，非手术的活过1年的也是0。显然，很不理想，较我们临床数据差异很大。

接下来的这个关于不同治疗方式对胰腺癌患者生存期影响的研究结果，是通过回顾性分析2003年1月至2009年12月收住在复旦大学附属肿瘤医院闵行分院、金山医院、苏州大学一

---

①张群华,倪泉兴.胰腺癌2 340例临床病例分析[J].中华医学杂志,2004(3):41-45.

附院的302例有完整随访资料的胰腺癌患者所得出[1]。具体结果见表6。

表6　基于3家三甲医院302例胰腺癌患者的研究结果

治疗方式	中位生存期（月）	1年、2年、3年生存率（%）	平均中位生存期（月）
手术	11.0		
化疗	7.3		
胆汁引流	3.5	30.1、10.6、2.6	6.1
动脉介入化疗	9.0		
多种疗法综合	11.0		

表6是上海复旦大学肿瘤医院等的资料，它没有细算不同疗法的1、2、3年生存率（%），只是做了总的比较，中位生存期以手术和多种疗法综合（很可能包括手术）为最高，是11个月；平均中位生存期为6.1个月，也很不理想。302例患者中1年后活着的只有三成（30.1%），3年后还活着的仅8例（2.6%）。而我们以中医药治疗为主的516例，1年后近六成还活着（57.95%），3年后活着的也有94例，大大超过了纯西医学治疗的水平与年限！

再以国外资料作比较，英格兰国家癌症登记中心公布了3 173例胰腺癌患者的治疗及生存情况[2]（表7）。

---

①戴月娣,张德祥,袁苏徐,等.胰腺癌治疗方式评价及预后分析[J].中国癌症杂志,2011,21(3):211–215.

②L. Sharp,A.-E. Carsin,D.P. Cronin-Fenton,et al. Is there under-treatment of pancreatic cancer? Evidence from a population-based study in Ireland[J]. European Journal of Cancer,2009,45(8): 1450–1459.

表7 英格兰国家癌症登记中心基于3 173例胰腺癌患者的研究结果

治疗方式	中位生存期（月）	1年生存率（%）
手术	11.7	
手术+化疗	15.8	
化疗	3.8	13.7
非手术、非化疗	2.3	

结果表明：国外手术与手术加化疗的中位生存期达到11.7个月和15.8个月，和国内水平（11~17个月）差不多；但化疗及非手术化疗者，仅3.8个月和2.3个月（这些肯定是没有手术指征的），低于国内同等疗法水平（我们猜测，国内没法手术的患者，家属一定会配合中医药，可明显延长生存期，故体现出了这一差异）。而一年生存率英格兰仅13.7%，大大低于国内纯西医的30.1%，更是低于我们以中医药为主的57.95%生存率。

我们分析，低于国内同样西医治疗的原因，或许在于国内胰腺癌患者手术化疗后大都会主动寻找中医药治疗配合的缘故。

胰腺癌患者按照疗法分组的疗效比较

为了进一步弄清楚中西医学配合治疗胰腺癌的疗效差异，我们就516例中资料齐全、病理分期相对明确的383例分组进行比较：按照所用治疗方法，共分成六组（组别情况及病案例数，见表7），分别统计其平均生存时间、中位生存时间、1年、3年、5年生存率，结果见表8。

第四章 面对内伤杂症：中医药可助你调整适应

表8　6个治疗组的生存情况分析（x±s，n=383）

分组	例数	生存时间（月）		生存率（%）			存活（例）		死亡（例）	
		平均	中位	1年	3年	5年	例数	百分比	例数	百分比
手术+中医药	90	23.13±2.64	13.00	53.33	18.89	8.89	44	48.89	46	51.11
化疗+中医药	50	17.14±2.43	9.65	42.00	12.00	6.00	25	50.00	25	50.00
手术+化疗+中医药	77	30.04±2.88	21.50	75.32	25.97	10.39	32	41.56	45	58.44
手术+化/放疗+中医药	15	31.69±5.42	25.00	73.33	46.67	13.33	7	46.67	8	53.33
中医药	100	28.04±4.42	12.47	53.00	20.00	10.00	66	66.00	34	34.00
其他+中医药	51	23.66±2.99	15.57	60.78	21.57	5.88	24	47.06	27	52.94

其中，较之前面的无论是国内还是国外的纯西医治疗结果，这六个组的1年、3年生存率都大幅度提高；五年生存率仅"化疗+中医药组"和"其他+中医药组"稍微逊色于根治性手术组（6%、5.88% *vs* 8.5%）。而其他各组，包括手术过的，也包括纯中医没有/更多是没法手术组，都高于根治性手术组（8.5%）。

很明显，基于这些客观资料，可以得出结论：中医为主治疗胰腺癌疗效较好，表现在生存期延长，生存率改善，生存质量提高等多方面。

从5年存活率上来看，中医药组5年存活率为10.00%，仅次于手术+化疗+放疗+中医药组；从存活者的百分比上看，中医药组存活率为66.00%，为存活最高的一组（表8）。

胰腺癌纯中医治疗与中西医结合治疗的组别疗效比较

为了深入进行比较，我们进一步将6组分成两大组：纯中医药组（单列）和中医药+联合组（即中医药配合其他疗法合并为一组），进行对照。为了增加结论的可信度，先比较这两大组之间的差异性，看看有没有组间的可比性。

χ^2检验表明：两大组之间具有可比性（表9、表10）。

表9 两大组的分期及病理类型差异（例）

分组	合计	分期					病理类型		
		I	II	III	IV	不详	腺癌	神经内分泌瘤	不详
中医药+联合组	283	79	47	58	88	11	108	6	169
中医药	100	24	18	17	35	6	20	2	78

χ^2检验：根据分期，$\chi^2 = 2.060$，$P=0.725 > 0.05$，按 $\alpha = 0.05$ 水平，不拒绝 H0，说明五组间的构成具有可比性。根据病理，因 $\chi^2 = 11.128$，$P = 0.04 < 0.05$，按 $\alpha = 0.05$ 水平，拒绝 H0，病理分型不具有可比性。（因 $1 <= T < 5$ 格子数并未超过 $1/5$，故直接取卡方值）

表10 中医药组与中医药+联合组存活情况比较（例）

分组	合计	存活	死亡	存活率（%）	Z	P
中医药+联合组	283	132	151	46.64	-3.33	0.001*
中医药	100	66	34	66.00		

如表10所示，进一步比较单纯中医药组与中医药联合各种疗法组对胰腺癌患者存活率的影响。发现：中医药组存活率为66.00%，中医药+联合组存活率为46.64%，单纯中医药组具有

117

明显优势，组间存在着显著的统计学差异（$P < 0.05$）。

而笔者的临床经验也表明，对于无法手术的胰腺癌患者（包括高龄而难以承受手术创伤的），相比较之下，单纯使用中医药治疗，也许疗效更为显著。

其原因其实不难理解：胰腺的解剖部位复杂而精致，属于古人所说的"膏肓"之处，且早期往往被误认为胆囊炎、胃炎等，一旦确诊，大都为晚期，手术难度大，创伤厉害；故即使成功地根治性手术，五年生存率也只有8%～10%，很低。胰腺是个重要的分泌腺体，其细胞本身具有强大的分泌功能，由内而外地不断泌出大量的消化液、激素和液体。假设化疗中即使有少量化疗药到达胰腺，多数也会被泌出腺体而进入其他相邻部位，伤及无辜却于其本身无碍。这就是大多数分泌腺（甲状腺、前列腺）癌化疗效果不佳的解剖学因素。就放疗言，胰腺周边尽是些精致的重要器官（肝、胆、胃、十二指肠、胆管、主胰管、副胰管、横结肠、大血管、丰富的淋巴及神经组织），不长眼睛的放疗，每每殃及池鱼，加重伤损。因此，基于上千例的临床经验，笔者态度明确：胰腺癌患者，有手术可能的，需力争；没有，不鼓励强行手术。化疗，如肝内没有转移的，也许得不偿失，可先观察观察，以时间来说话；神经内分泌类型的，则通常不考虑化疗。放疗，如胃脘部或后腰部没有剧烈疼痛，或保守治疗能够控制的疼痛，也尽可能谨慎，否则，后果往往会更加糟糕。

而胰腺癌的中医药控制，疗效比较理想。对此，笔者及助手们已在专著和论文中多有讨论，可以参考之[1]。

---

①可参考书籍：何裕民,等著.从心治癌[M].上海:上海科学技术出版社,2010:139-144.

何裕民.生了癌，怎么办[M].上海:上海科学技术出版社,2013:201-212.

何裕民,主编.现代中医肿瘤学[M].北京:中国协和医科大学出版社,2005:370-383.

你真的了解中医吗？

中医药为主治疗前后患者生活质量的比较

博士研究生阮益亨在研读博士期间（2013～2016），临床随机抽取46例胰腺癌患者进行追踪随访，并以此作为他的博士课题。他运用了KPS评分和生存质量调查问卷，分析患者治疗前后的生存质量，并辅助进行疗效评定。首次评分为初诊时，第二次评分是治疗后六个月。比较研究后发现：借助中医药为主的治疗，患者的生存质量明显提高，"显效+稳定率"为86.96%（表11）。其中，情感状况、胰腺相关症状有显著改善（$P < 0.05$）（表11）。

表11　治疗前后生活质量KPS评分比较（$x \pm s$，$n=46$）

	治疗前	治疗后	P值	显效	稳定	无效	显效+稳定率（%）
KPS	84.130 4±1.51	85.217 4±1.55	0.39	10	30	6	86.96

注：KPS评分，是机体功能状态的评分标准。得分越高，说明健康状况越好，越能忍受治疗给身体带来的副作用，因而也就有可能接受彻底的治疗。

生活质量调查表主要是用来评估肿瘤患者的生活质量情况。

治疗前后的疼痛程度评分比较

众所周知，胰腺癌患者的疼痛最为剧烈，控制胰腺癌疼痛是一大世界性难题。阮益亨博士的课题中，继续对46例胰腺癌患者的疼痛进行追踪分析，并借助评分方法，量化地观察。结果表明，治疗后疼痛程度明显缓解（$P < 0.05$）（表12）。

表12　治疗前后疼痛程度比较（$x\pm s$，$n=46$）

	n	治疗前	治疗后	P值
痛值	46	1.782 6±0.34	1.065 2±0.24	0.047*

*：$P < 0.05$，具有统计学差异。

人们常常质疑中医学的临床疗效"不能以数据说话"，因此不太可信。作为一位受现代科学熏陶、有着相当现代科学精神的学者，深知这的确是中医学的"罩门"所在。为此，近几十年来，我们逐步在这方面"补课"，借助现代综合手段，努力以大样本数据"说话"。上述关于胰腺癌研究，只是给出的初步结论而已。在笔者数万例癌症第一手资料基础上，相信能够得出有价值及说服力的结论来。

03
优势在于中医学的慢病纠治模式

笔者带出了70多位研究生，从硕士、博士，到博士后，访问学者等，他们都有严格的论文要求。因此，培养熏陶科研思维能力，就是本职工作之一。其中，不少围绕着胰腺癌深究，可以作为佐证。

几位博士不约而同的胰腺癌临床疗效结论

早在2003～2006年间，我的博士生曹海涛在她的博士课题研究中，曾对笔者的40例胰腺癌患者进行过追踪研究，发现他们的1年、3年、5年生存率分别可达55%、27.5%、7.5%，中位生存期13个月[①]；这个水平是不错的。

而2009～2012年间，朱秋媛博士以另外35例纯用中医药治疗的胰腺癌患者为对象，也进行跟踪分析，发现患者的生存时间均数为36.27个月，中位生存时间为24个月[②]。以不同样本，说明了胰腺癌的中医药治疗，效果相对不错！

《人民日报》等权威媒体的追踪

过去二十多年中，多位经我诊治的胰腺癌患者的康复经历

①曹海涛.以扶正为主的调整治疗对胰腺癌生存质量的影响及机理探讨[D].上海:上海中医药大学,2006.
②朱秋媛.中医王道思想指导下的综合治疗对胰腺癌患者生存质量和生存期的影响研究[D].上海:上海中医药大学,2012.

被权威媒体所关注，《人民日报·海外版》（2013年9月6日第14版）、《健康报》（2012年2月17日）、《健康时报》（2014年2月14日）和《中央电视台科技频道：科技之光》（2004年7月17日）等做过多次采访报道。作为后话，人们常会问我，你为什么会对胰腺癌之类硬骨头感兴趣？为什么会以胰腺癌为突破口？为什么会汲汲于胰腺癌等的中医药治疗？

笔者自己也在思忖，已理出一些思绪。

其实，想来想去，更乐于这样做，既偶然，又必然！

原因并不复杂，笔者临床的确对胰腺（含壶腹部/胆道/胆管等）癌、卵巢癌、脑瘤、肉瘤等比较"青睐"。特别是胰腺癌！这是公认的、最难治疗之病，又因为这些年胰腺癌发病率飙升，临床这类患者日渐增多！每天门诊都有多例胰腺癌患者求助，且求治心切！让笔者特别揪心，也每每倍加在意，格外悉心观察、思考、权衡、对照比较！

中医医疗论文必须写在临床诊疗中

笔者时常在思考，中医药学要证明她的临床价值，仅仅治愈关节疼痛、胃口不好，月经失调等，显然是没有震撼力、影响力的，无法在高科技发达的今日临床，取得强有力的话语权！很明显，科研论文要写在中国的大地上，中国医学研究的结果要体现在临床上；中医药学太需要沿最崎岖之路，攀登最难的医学顶峰，以证明她的现实价值。而"天生不畏虎""偏向虎山行"是本人骨子里流淌着的浙中/浙南人的文化遗传基因。浙中/浙南人正是靠这种"基因"，闯遍天下的。当20世纪80年代笔者立志在传统医学领域耕耘后，临床特别有志于两大方面：最棘手之疾的中医药治疗，如恶性肿瘤（尤其是难治性癌）及阿尔茨海默症（简称AD）等（很多癌症患者最后逃脱了癌魔，却陷入AD之泥潭），最广泛涉及面上的健康管理和疾病防控。后者包括体质研究、心身关系探讨、亚健康（慢性疲劳综合征）纠治、健康管理及"治未病"等。初步探讨摸索的结论是，这些领域中医药学都有意义！但如何转化为现实的、普遍被接受的医疗或健康资源，转化为公众知晓的社会促进因素，其间的距离还是挺漫长的——"其路漫漫，其修远兮！"吾等还需加紧努力，不断上下求索。

资深临床中医师，各有千秋

纵观临床，几十年的学术交流经历告诉我们，包括吾辈诸多中医药学同行和临床中医家们也都各有千秋，均有造诣：有的专注于消化疾病，有的擅长于心血管疾病，有的在呼吸系统如哮喘方面颇有建树，有的对棘手的内分泌疾病擒拿有招，有的潜心于皮肤顽疾，有的对肾病有一技之长……层出不穷的这类事实促使我等坚信一点：不是这些医生的智力过人、聪明勤奋决定了他的临床一技之长，更本质的原因在于中医学治病模式之优势！中医学辨证论治等的治病模式，尤其是慢病的纠治防控模式，的确有助于解决临床疑难杂病等的治疗难题——她那套复杂且辩证性的思维方式及丝丝入扣的应对举措，明显胜于简单强调临床路径的西医学应对举措！对此，笔者近期作出了进一步相应的理性分析，以破解其背后的共性因素，认为其涉及深层次应对模式之特点，容后文徐徐展开。

简言之，事实上，潜心中医药临床的，只要持之以恒，认真探索，不断总结，假以时日，几乎所有临床中医师对许多慢性病都会信手拈来，药到病除，且一定会形成在某几个领域

（疾病、症状等中）的那么几大绝招，解决一些难治性疾病的治疗问题，从而成为一名受众人欢迎和善待的好医生。

优势在于看问题的模式

相对于主流西医学，一般病症情况下对策就那么几招，清清楚楚写在了厚厚的《临床指南》中了，大家只需要按图索骥，依样画葫芦就可以了；上海的张医师没辙了，北京的李大夫也出不了招，广州的马教授只能双手一摊，找找中医师试试吧！就看你运气了……按图索骥即使错了，或者病情加重了，也没有医师的责任，因为这是按照"国际规范"操作的，错的是你的病不"符合"规范，而不是我的对策需要"权变"（西方医学没有"权变"概念）。我把这类临床思维决策，称为大烟囱时代大工业化的"大一统"之产物。尽管循证研究要求证据不断细化、精准，但本质上只追求一个模式——见是证，用是药（或者见是该基因，就用该药）！无论男女老少、东南西北、强壮羸弱、高瘦矮胖……因为潜台词已放在一边——基因（或证据）决定一切！

但中医学却不这么看问题！中医学认为：千人千面。人与人之间既有共性存在，更有特殊性显现；既要重视共性，更需兼顾特殊性！很多情况下，优势（或有效性）就在于适度的"权变"、兼顾特殊性，加减调整，甚至反其道而行之之中。因此，中医学关于治则的讨论，丰富、深刻、活泼泼的，况且还要追求分辨"正治"与"反治""逆治"与"从治"等，讲究遣方用药的技艺、技巧等！

众所周知，辩证法的精髓是"具体问题具体分析"，分别对待。而中医学正本色地体现出这一精髓。因此，临床作出了回应——至少，有经验的中医师合理运用中医药学，每每可以有效缓解症状，控制很多难治性疾病的发展，延长民众寿命，提高个体的生存质量——因为它贯彻了辩证法之精髓！

医学，本质上是致用技术，能够解决问题才是关键！

因此，中医药学的这些特点，佐证了德国曼·波克特教授"当代人类不能缺乏中医"之见解的先见性和睿智性！

基于此，相信我们初步回答了"中医究竟还有没有存在价值"的疑虑。

04
中医药防治阿尔茨海默病（AD），初战告捷

有感于很多康复了的癌症患者逃脱了癌魔，却先后困于其他慢性病，特别是阿尔茨海默病（AD，老年性痴呆中最为常见的一种类型），有的甚至因此而逐渐走向不治。

从 CA① 到 AD，中医药只有应对难题，才能回应社会需求

早先，因美国总统里根患老年痴呆；很快，里根的好搭档，叱咤风云的英国首相撒切尔夫人也患上老年痴呆；这些，令我对此病症有了兴趣。世纪之交前后，我们很多癌症病友，康复多年后却陆陆续续出现了一些认知问题（老年痴呆），又强化了我对这个问题兴趣；始知，这是老年人难以对付的世界性新的大难题。

特别是2008年前后，笔者好朋友、也就是转述"中医让人糊里糊涂活、西医让人明明白白死"给我的那位领导，突然发现在餐桌上有点傻笑，而且回答问题时常答非所问，后来被确诊为"老年痴呆"，那大概是2008年年底的事。此后，他每况愈下，于2016年5月去世。这，令我伤感万分，进一步强化了我对阿尔茨海默病的研究意向和主攻动力，遂对此病备加关注，潜心研讨。

不久，笔者提请引进并主审出版了该领域近期为世人所看

---

① CA：cacer，癌症的英文简称。

好的《终结阿尔茨海默病》（美）一书（2018.10）。序言中笔者提出：在中国，下一波接替癌症大潮而严重危及人类健康的"将是更为凶猛的认知症"，并预测在这领域中医学可发挥重要作用；但需好好谋划，发扬优势，取长补短。

阿尔茨海默病（AD）因在老年中占多数，主要表现为认知功能丧失，其中，低于65岁发病者又称"早老性痴呆"。因"老年痴呆"有歧视之嫌，故学界主张以"认知症"代替之，本文亦追随之。

随着社会人口老龄化的进展，现全球此类病症患者约5 000万；到2050年，这一数字将增至1.52亿，将是现在的三倍之多。它不仅严重影响患者生存质量，且令当事人尊严尽失，令家属日常生活备受干扰，并带来沉重的社会及家庭负担。据估计，2018年全球社会相关成本为1万亿美元，到2030年，这一数字将增至2万亿美元。

作为一门应用科学，中医药只有在应对难题并有效加以解决时，才算是能回应社会需求，而有生存意义之学科，才能回应人们的疑虑及质难。

阿尔茨海默病之防治，初战告捷

经过近三年努力，笔者团队在防治"阿尔茨海默病"（取名于首先报告者、德国神经科医师Alois Alzheimer，故命名为Alzheimer's Disease，简称"AD"；是中国老百姓俗称的"老年性痴呆"中的一种）过程中略有所获。遂坚信中医药与现代科技结合，可以有所作为。下文是笔者助手们在探索治疗"AD"过程中的临床经验总结。

历史上，中医学涉及本病症的文献不少，散于"健忘""善忘""忘事""呆""文痴""癫"等论述中。《景岳全书》明确提出"痴呆"症名，曰"痴呆症，或以郁结或以不遂或以惊恐而渐致"。此病症的病因病机较为复杂，一般认为其发病与脑、心、肝、胆、脾、肾机能退化或失调有关。《素问·宣明五气》有"心藏神，肺藏魄，肝藏魂，脾藏意，肾藏志，是谓五藏所藏"之说，提示其与五脏功能关系密切，且不同脏器之间相互影响。也有学者认为：肾精亏虚、髓海失充、脑失所养常是其主要的发病之基。此可存为一说。

本病症的发病机制现代并未完全清晰，目前主要有Aβ毒性假说、Tau蛋白假说、神经炎症假说和自由基损伤假说等。现代医学对"认知症"的治疗手段主要从各种假说着手，使用相应的抑制剂或激动剂。如针对Tau蛋白假说的亚甲蓝（MTC），理论上说可抑制Tau蛋白聚集，减少Aβ寡聚化。目前MTC的Ⅱ期临床已表明对轻、中度AD患者有一定效果。但总体上，因对此病的机制人们并不明确，处于瞎子摸象状态，故阿尔茨海默病协会（Alzheimer's Assocation，AA）在报告中阐述严峻现实："自从2003年起，得到批准上市的治疗阿尔茨海默症新药中，没有任何一种是真正有效的。现在的药物对阻止此病的发生或缓解症状毫无效果。"因此，此病目前是公认的全球十大常见的致死性疾病中，唯一无药可治之病。

笔者与助手们一起研讨，确定了在中医学思路指导下，诊疗本病的大法及其辨证论治之证型，先后治疗AD患者364例。其中男163例，女201例；年龄40~92岁；平均年龄（73.53±9.48）岁。

◎ 观察指标 ◎

①临床疗效（参照常规的临床研究要求）

显效：精神症状基本消失，神志清醒，反应灵敏，生活可自理，能够进行一般的社会活动；

有效：主要精神症状减轻或部分消失，生活能够基本自理，但反应不灵敏，智力与人格存在障碍；

无效：主要精神症状无改善或加重，生活不能自理，甚至不清醒。

②认知功能　采用简易智能状态量表（MMSE）评定，总分为30分，27分表示存在认知功能障碍，≥21分为轻度；10～20分为中度；≤9分为重度。

结果：

共364例患者，经治疗后，显效31例（占8.52%）；有效247例（占67.86%）；无效86例（占23.63%）；总有效率为76.37%。

典型案例：家属看到了希望的曙光

俞氏，女，81岁，2014年6月30日钼靶检查示：右乳乳腺癌，BI-RADS-5[①]，右腋下淋巴结转移，质硬。因有严重心脏病等基础病存在，未行西医处理，2014年起因乳腺癌就治于笔者处。2018年8月处复诊时，家属代述其记忆力逐年下降，遗忘明显，尤以近期遗忘为著；同时出现轻度智力障碍，反应迟钝，

---

① BI-RADS分类是由美国放射学会推荐的乳腺影像报告与数据系统，其主要目的是规范诊断报告，即使用统一的专业术语和标准诊断以及检查程序。BI-RADS-5高度怀疑恶性可能。

语言表达欠清，时词不达。外院查 CT 示：脑萎缩，专科医院确诊为：轻度认知障碍，脑萎缩。刻下：病人形体偏胖，口多涎沫，语言表达词不达意，颜面及双手有较多老年斑，夜寐差，常迷失回家之路；舌质紫暗，舌苔白，微厚腻，脉沉迟。

测简易智能状态量表（MMSE）：19 分（属中度认知障碍）。辨为痰湿与瘀血混合型。予中成药二陈汤加银杏叶提取物，同时给予脑部营养剂，配合使用桑葛降脂丸，嘱家属助其改善饮食及生活习惯。

2018 年 10 月复诊：自诉饮食睡眠好转，口多涎沫基本消失，家属诉其反应能力明显改善，甚至能够从养老院自行回家。MMSE：已升至 28 分。继续原方法治疗。

11 月复诊，MMSE：29 分，已恢复正常。精神状态如常人，面色红润，双手及颜面老年斑明显变淡，家属诉：患者已可自行往来于亲朋之间，家人大喜，随访至今，状态稳定，乳腺癌及"认知症"均好，无复发。

李氏，女，76 岁，其家人诉患者 2010 年 11 月，因记忆力减退三年，近一年走路和生活自理能力下降，并伴有抑郁，于上海精神卫生中心就诊；查 MR 示：双侧额顶叶及脑干多腔性梗塞灶，后予美金刚治疗。已服用五年多，基本无效，认知障碍仍在进展中。测 MMSE：<10 分，接近重度认知障碍。

2018 年 10 月来诊，患者嗜睡，呼叫无反应，双下肢无力，纳呆食少，夜间睡眠期间时有躁动不安，言语謇涩，肢端不温。诊见精神萎靡，神情呆滞，张口困难，未见舌苔，脉弦滑细。中医证属肝郁型，以加味逍遥丸为基础，配合脑部营养素。

一月后家属代诊诉：患者嗜睡状况明显改善，家人呼叫有所反应，睡眠平稳无躁动。原方法基础上，再加银杏叶提取物，余治疗不变。二月后家属代诊诉：患者日间精神渐见好转，已基本有正常应答，但晚间症状改善不明显。

治法同前，继续随访。现在情况进一步好转。

夏某，男，78岁。2012年5月因"咳嗽痰中带血"于华东医院检查，确诊为肺癌，行手术切除，右肺大部切除，术后化疗4次（具体方案不详）；因无法承受进一步化疗，遂求诊于笔者。CT示：右肺术后，右侧胸腔积液，两肺散在慢性炎症及小结节。中医药治疗至今，肺部肿瘤控制可。患者有高血压史近10年，糖尿病史10余年。近10年来中风反复发作数次。经治疗后好转，后遗左半身麻木无力等，生活尚能够自理。

近2年来，家属发现患者记性越来越差，且呈进行性加重；这个月还认得张三，下个月就连夫人都不记得了；生活也越发邋遢起来，脾气变得喜怒不常，喜夜间吵闹，并且常与家人争吵，甚至动手打骂。家人感到反常，把患者带到专科医院，经一系列检查评估，被诊断为老年痴呆，曾使用过美金刚，效果不佳。

2018年8月于笔者处复诊肺癌时，提及认知障碍。刻下，患者无咳喘、痰嗽、胸闷等不适状况；但表情呆滞，思维迟钝，记忆力减退，答非所问，定向力差，计算力下降；时而不认识夫人；步履不稳，倦怠无力；舌淡紫，有瘀斑，苔白腻，脉细涩。测MMSE：12分（中度认知障碍）。辨证为：瘀血阻络型。予以中成药血塞通，配合脑部营养剂治疗，同时加强饮食调整，要求家属指导其进行手指操锻炼。一月后复诊，家属诉无明显改善。嘱其继续观察一段时间，同时继续原方法调整。

二月后（10月）三诊：家属诉其夜间吵闹情况明显改善，且已主动要求外出散步。测MMSE：23分；认知水平大幅度提

131

升；已能够接受电视采访，对打夫人之事表示道歉。此外，患者定向能力明显改善，已认识看诊医院，并可说出医院名称。再也没有发生过打夫人之事了。

目前，疗效巩固，认知功能还在进一步改善之中。

◎结论◎

虽结论是3/4的患者有效，显效不过8.52%，看似并不怎么样，可当了解此病是绝对难治性顽症，有效就已经是患者及其家属的福音了。因此，此初步成果还是可以接受的。在此期间，笔者所在医疗机构召开了两次座谈会，由患者本人及家属一起参与交流。交流期间，气氛热烈，特别是家属。有的家属甚至痛哭流涕，感激不尽。因为此症不同与一般疾病，患者或许感受不深（因为认知功能丧失了）。而家属则天天痛苦相伴，不仅要照顾好患者，且又要忍受其之失常行为（包括打骂等）折磨，更不知何时有指盼。现在的改善，令其感到了希望的曙光。

何以能独辟蹊径，对脑部退行性病变（AD）"逆流行舟"

笔者团队何以独辟蹊径，在公认的不治之症AD的诊治中，逆流挽舟，有所收获。并不是笔者等水准超群，如此如此，而是因为善于思索，知己知彼，且借助中医药智慧等，多环节切入，综合取胜。

笔者四十年的临床经验提示：许多难治性疾病并不存在一剑封喉之举（不管是癌症，还是AD等）。在癌症防治中我们就强调八字方针（医、药、知、心、食、体、环、社）等，倡导多环节以补拙。对于 AD，我们分析认为也是同样情况，AD 不是一种病，而是多种病的共同结果。现代科学希望抓住 Tau 蛋白也好，Aβ蛋白也好，都是只抓其一，不顾其余；而且，它们都只是结果，原因是错综因素导致的不同衰败进程，故希望以一二招解决问题，无疑是不得要领，甚至有可能是南辕北辙，难以起效的，这就是各种研发费用昂贵的新药，几乎都石沉大海的原因所在。

鉴此，研究中笔者门诊团队分析认为本病可分成五大类型，分别论治；同时，考虑到其起因复杂，影响因素众多，故强调多环节着眼（我们一共分成可操作的12环节，包括手指操、陪同聊天等）；临床治疗中再考虑到此类病患者大都自理困难，且病之形成，非一日之功；病之控制，也非一剂之效，故主张以成熟的丸药，徐徐图之，既方便，又经济，且患者接受度也高，可以持久。

临床所分的五种证型如下。

◎ **痰湿型** ◎

主证：多见表情呆钝，智力衰退；舌质淡，苔白腻，脉滑等。

治法：健脾化湿为主。以参苓白术散为基础；阳虚明显的，加附子理中丸；痰多苔腻，兼见咳嗽的，加二陈汤等。

临床上"认知症"属痰湿型的最常见，占40%以上；常由慢性炎症、代谢失调、高血脂、高血压等所触发。常伴有高血脂、高血糖、高血压、肥胖等基础病。除中医辨证施治外，对轻中度认知症患者需提供饮食、运动指导；对有基础病而又不愿意服用西药的，可酌情考虑配合中成药。对中重度认知症者，需中西医结合治疗，常规用的西药不排斥；同时，服用笔者团队研发的具有补脑作用的营养素（均为脑代谢所需的维生素，因考虑老年患者膳食不正常，缺乏基本的营养素）。

◎精血不足型◎

主证：消瘦、营养不良、反应迟钝、齿枯发焦，舌瘦色淡，脉细弱等；多见于信教且素食者，或长期营养不良，或长期消化功能极差者。

治法：补肾益髓，填精养神。

临床中精血不足型约占认知症患者的10%～15%，多见于中老年女性；平时常有不固定疼痛，体型瘦削，身体欠佳；部分伴有焦躁倾向；有的信奉佛教，长期素食，以至于清阳不升，精血不足，基本营养缺乏。

对此类患者，饮食疗法是关键，重在补充基本营养；而要改善营养状态，首先需醒胃健脾。成药先可选择人参健脾丸、归脾丸、枳术丸等。此类患者头目眩晕者较多，可酌量配合天麻钩藤颗粒、灵芝片等。此外，补脑营养素对本型患者意义突出，部分患者仅用营养素也能明显改善症状。

◎肝郁型◎

主证：智力衰退，平素好情绪波动，易抑郁，多疑；脉常细弦。

次症：智力/记忆力差，睡眠不好，善忘，有胁肋胀痛，郁闷，情绪不适等。

治法：疏肝解郁，养心安神。以加味逍遥丸加减或甘麦大枣汤加减为主；严重者建议短期配合抗焦虑/抗抑郁之剂；有头晕者，也可配合天麻钩藤颗粒等。

此证型临床占比起伏大，可在20%～35%之间徘徊；多发于中老年女性；以平素抑郁寡欢，严重失眠，爱操心，常焦躁，忧心忡忡为基本表现；鳏寡老人中更多见。除上述成药外，可根据具体情况重点配合使用补脑营养素，努力借各种方法，帮助其释怀，改善其焦虑抑郁，特别是提高睡眠质量，也可配合心理疗法等。

◎瘀血型◎

主证：反应迟钝，言语不利，有过卒中史，舌质暗瘀，脉细涩。

兼症：行为不便，或思维异常，善忘，易惊恐，伴肌肤甲错等。

治法：活血化瘀，开窍醒脑；以通窍活血为主。急性期可以通窍活血汤、补阳还五汤为主；但求治时大都已过急性期，可以使用丸药缓图为宜；成药可以血塞通（或血塞通滴丸）、银杏叶提取物为主，可配合灵芝片、天麻钩藤颗粒等；同时加强运用补脑营养素等。

◎外伤型◎

见于两种情况，一是国内还没有引起高度重视的毒素/重金属中毒等，由于国内相应的检测方法比较滞后，资料不足，故暂缺。二是多见于肿瘤患者（放疗/化疗多次）及有过外伤史者。本证型治疗，仍旧主张丸药缓图为宜，多以中成药银杏叶提取物、天麻饮片等为宜，同时配合补脑营养素及灵芝片等。

临床症状多种多样，除呈现出认知功能进行性衰减外，可有上述多种兼症，但都曾有过放疗/化疗史或较为严重的头部外伤史。放疗以头部大范围普放为主；临床中以用过多次铂类（特别是顺铂）为多见。

模式的互补，方是人类健康事业之幸事

综上可见，辨证分型论治可能因为相对比较契合机理，故可在一定程度改善不同患者的认知功能。其中，前三种类型者效果更好些；而瘀血型、外伤型的效果则稍差些。这可能与病理上更为顽固有关。此外，对有一定自我料理能力的，都鼓励其经常练练手指操①。笔者团队专门开发了相应的手指操 APP 程序，供患者自行训练或家属配合训练，以改善临床症状，促进恢复，提升疗效。

其实，总结而言，对 AD 治疗的初步疗效，体现了中医药一贯思路：

复杂问题分门别类的处理；且不是依赖一方一药（哪怕是

---

① 扫码可看手指操视频。

你真的了解中医吗？

"魔弹"①），而是强调综合措施。

这，就再次回到了出发点，中西医学是各自具有不同认知思维模式的，在各自优势领域，优势明显。但在总体上，在人们应对健康及疾苦等问题上还没有充分能力及可能加以掌控，没有进入自由王国之际，在合适的基础上，中西医学双方的相互互补，取长补短，也许是最正确的。

如此，将是人类健康事业之幸事也！

---

① "魔弹"与"魔方"是我们在20世纪80年代末对中西医药学进行比较时提出的一个隐喻：把好的西药称为"魔弹"，形容其针对性强、讲究精准、讲究靶点，定点切除，像手术刀一样，但往往顾此失彼，副作用较大；中医则不强调这思路，讲究通过合理的排列组合，达到最佳效果，类似于"魔方"；两者适成对照。(见何裕民主编《差异·困惑选择——中西医学比较研究》，沈阳出版社，1989)。这一隐喻后被学界较为广泛地接受。

05

退行性骨病变，只能动手术，还是可以另行选择?

一位逃脱了癌魔的藏民，却深陷踝关节大手术之窘境

这是由于一个印象深刻的病人所引起的对骨关节炎的关注，使我对这一个领域产生了特别兴趣。我在成都红星路的门诊部有一位阿坝州的藏族女中年，每次来一直穿着漂亮的藏族服装，年纪不很大，可能因高原反应，紫外线强烈，却晒得脸庞暗铜色的，所以，印象深刻。她患的是恶性黑色素瘤，局部做了手术，术后不久，肺上出现阴影；被疑似为转移灶而有求笔者救治，此事发生在2014年。当时，没有卡特总统所用的那类靶向药（即使有，她也用不起），故只能中医药为主。我每年复诊两次，病灶一直没有变化，我就很安心地告诉她："你可放心了，不管是不是转移，反正该病灶对你威胁不大了"。她很高兴。2018年年底，她又拿着刚刚拍的肺部CT找来，我认真看完CT后，告诉她一切皆好，尽管宽心回家，因为已四年没有变化，表明即使是恶性的，对她生命也威胁不大。没想到此时该女子却愁容满面地跟我说：我已不担心肺内的恶性黑色素瘤了，却担心我的脚。她跟我比划着左脚，意思是左脚活动受限，动弹不得，刚刚上楼梯都十分困难。而且，刚拿片子时，去华西医院挂了专家号。专家告诉她：这个很简单，你拿30万来，我给你做个手术，换个关节就行了！她是藏民，那里拿得出30万？想想刚刚一个要命的病让她放下心来，这个要这么多钱的病，又让她愁死了！

我让她脱下鞋，局部按压了一下，怀疑是踝关节紊乱（扭伤）或慢性关节炎。正好，我诊室旁边有位针灸医师，是我本家，也姓何，何明宽，是成都体育学院中医学专业（中医骨伤科学）的，专门搞运动医学损伤医学的。接触过几次，知其擅长于针灸手法等治疗关节病变。所以，给女藏民一个明确建议：不妨先试试针灸按摩等。结果，就在何医生那边以针灸按摩等，约半个小时，她能下地行走了，不再一瘸一瘸了，而且，总共治疗费30余元。半年后、一年后，我又见到她两次。问及其左脚如何？她说治疗几次后，活动已基本不受影响了，偶尔爬高时及阴雨天会有点不舒服，但肯定不需要30万元手术了。

　　其实，我虽非骨伤科医师，40年的临床也差强人意地兼顾过许多患者的这类病变，以至于形成了一些志同道合的小团体，像骨伤科的学术新星、北京望京医院的程程主任、石家庄中医名家罗亚萍教授、上海的朱虎、陈抒昊、成都的何明宽等，都主张这类太常见的病症，除了手术动刀换关节外，似乎还可以有另外一类更安全可靠的选择！就是以中医药及手法针灸等为主，省钱省力又安全。

　　藏民经历过的此事，让我们治疗团队对退行性骨病变之类老年伤损特别关注起来。因为我们的病人中大多都是中老人，刚刚经历过肿瘤等的打击，上了年纪，退行性病变之类难以避免。一出现这类问题，动不动就是手术、开刀！行吗？因此，我们强烈提议人们既要关注老年人退行性骨病变等老年常见病症，且尽可能发扬中医药优势，以少创伤、甚至无创伤的中医药治疗为主体，既保全并一定程度恢复其关节功能，且要少遭罪，少花费巨额金钱等。

　　很显然，美国等发达国家医学模式中的这套动不动就对退行性骨病变开刀，就要巨额费用的手术换关节的做法，至少在中国行不通，是不太适宜于中国国情的。

膝骨关节炎，完全可换一种思路，以非创伤性治疗为主

由于东方人的生理特点，也可能历史上因农耕劳为主，故骨关节炎中以膝关节发生率最高。膝骨关节炎（knee osteoarthritis，KOA），亦可指代退行性骨关节病、骨质增生等；退行性骨病变只是俗称，专业说法是退行性骨关节病，或骨关节炎、退行性关节炎、老年性关节炎、肥大性关节炎等，它是一种几乎上了年龄都会出现的退行性病变；大致起因由劳损、创伤、增龄、肥胖、关节先天性异常、关节畸形等引起的关节软骨退化损伤、关节边缘和软骨下骨反应性增生；多见于中老年男女，好发于负重的关节及活动量较多的关节（如颈椎、腰椎、膝关节、髋关节、踝关节等）；临床可见反复发作的关节疼痛、压痛、僵硬、关节肿胀、活动受限和关节畸形等；严重者可以失能、废用（动弹不得），甚至瘫痪、截瘫等。该病症属于中医学所说的"痹证""骨痹""鹤膝风"等范畴。

狭义的KOA指以膝关节软骨退行性改变为核心，常累及骨质并包括滑膜、关节囊及关节其他结构的全方位、多层次、不同程度的无菌性、慢性、进行性侵犯关节的病变（中医学称其为"鹤膝风"）。该病变是由于关节软骨的退化磨损引起的，由于软骨在关节中起的承重、缓冲、抗摩擦等重要的作用，它的退化磨损导致了关节功能减退或丧失；患者可出现关节疼痛、肿胀、活动受限、行走能力下降，有时关节内会发出响声，严重时关节会产生变形。

流行学研究提示：此病症60岁以上发病率高达50%；75岁

以上人群则80％有骨关节病变。且女性高于男性，为2～3：1；尤其是绝经后妇女更多见。该病症最终致残率为53％，严重影响中老年人生活质量，且医疗支出巨大，美国骨关节炎是仅次于心血管的高费用疾病，美国每年因骨关节炎造成医疗开支达1 250亿美元。

中国是世界上老年人口最多的国家。现代医学高科技方法解决KOA就有一绝招——接受关节置换术（至于有没有术后后遗症，暂且不论）。据粗略估计，现每年我国接受关节置换患者已在20万以上，每位费用以30万计，光这一项就600亿！中国60岁以上老年人已有2.5亿，至少50％发病率，即使40％做手术，也是1亿需手术者，费用将是30万亿，国民生产总值的30％拿出来做这个病的手术，勉强可以！但这仅仅是一个常见病啊，行得通吗？我们能够承受吗?!

根据美国风湿病学会（ACR）建议，膝骨关节炎（KOA）目前推荐的疗法包括手术、减肥、运动、口服药物、局部治疗、关节内治疗、热疗等，这些药物和非药物干预措施中，非甾体抗炎药（NSAIDs）和关节内透明质酸或皮质类固醇在临床实践中使用较多。然而，这类药物治疗在不少患者中可能无效或导致严重的不良事件，尤其是胃肠道不适及剂量依赖等，因此，也是无奈而痛苦的选择。

应对农耕伤损经验丰富，非创伤性方式治KOA，中医药疗效突出

我们团队一批主治骨病变的中青年医师们借助传统中医药方法经验，并综合运用，疗效不错。特别是程程主任，近十年来已减少了近60％的骨病变手术，他主张能保守的，先保守试

试，别第一时间动刀，效果显著，患者十分欢迎。然而，笔者在此不想仅围绕着熟识医师展开，毕竟这是临床常见之疾，仅围绕团队熟识者，难免有自卖自夸之嫌。而中医药界有太多的经验，可以总结介绍。

在此，我们重点介绍有一定样本量且已发表（证明经过同行评议）的结论，最终将介绍中医综合治疗膝骨关节炎（KOA）效果的Meta分析①结论。

中医认为骨关节病变是本虚标实，故治疗应内外兼顾、标本兼治。此病无论在古代，还是在现代，作为常见病、多发病都受到医家的关注，中医药治疗膝骨性关节病变已形成以药物治疗为主，手法、针灸、功能锻炼等多种方法组合的综合治疗体系，具有方法多样、疗效可靠、价格低廉、不良反应少的独特优势。②

◎中医药内服疗法◎

是主要方法之一，但每一位医师经验不一，方药不尽相同；主要疗法有补肝肾、调气血、通经络、祛风寒、除湿热、消痹痛等。

◎针刺疗法◎

是一种中医特有治疗手段，有疏通经络，利于腧穴传导作用；已广泛应用于KOA；目前KOA针刺治疗形式多种多样，包括普通针刺、电针、火针、温针灸、针刀、水针（穴位注

---

① Meta分析是对以往已发表的研究结果进行系统定量综合分析的一种统计学方法，被认为是对诸多证据进行科学综合评估的有效方法。

② 中国中西医结合学会骨伤科专业委员会.膝骨关节性中西医结合诊疗指南[J].中华医学杂志,2018,98(45):3653-3658.

射）、刺血疗法等，因其有效而颇受欢迎。

◎灸法◎

具有温经通络、行气活血、祛寒逐湿、消肿散结、回阳救逆等功效，其对老年人的KOA，及风寒湿所致骨病变尤为适宜。研究表明：艾灸可调节与炎性反应关系密切的细胞因子表达，起到抗炎作用，同时调节基因传导通路，激活内源性阿片肽物质，调节中枢神经系统信号释放，从而起到缓解KOA症状之功效。

◎推拿手法◎

适当的手法可缓解症状，恢复功能，延缓病情发展，促进局部组织血液循环，使患肢血流量增加，改善微循环；同时促进组织新陈代谢，利于关节腔积液吸收，促进关节腔内组织修复，改善关节腔内压力平衡，恢复膝关节应力与张力平衡，从而使膝关节达到力学平衡，症状与体征缓解而功能恢复。

推拿按摩可能是通过对软骨代谢、炎性因子、蛋白酶、局部循环、整合素、氧自由基、抗炎镇痛、修复软组织等环节的影响，从而对治疗KOA产生作用。

◎中药外用◎

是将中药用非口服的方法，通过刺激经络、穴位、皮肤、黏膜、肌肉、筋骨等来防治疾病的传统疗法。中药外用的形式包括中药热熨法、中药敷贴法、中药熏洗法、中药蜡疗法、中药离子导入法等。

◎中医综合疗法◎

由于本病症属难治性疾病，综合疗法因能将各种疗法优势互补，内外结合，标本兼顾，故被许多医家采用，这也是中医药优势所在。

KOA疗效各家大比拼，各秀所长

◎青海省李选民医师◎

选取2009年2月~2011年2月收治的188例KOA患者，以中医综合法进行治疗，治疗方式主要包括内服中药、外敷药物、中药浸泡、按摩及功能锻炼。结果：在188例患者中，治愈126例占67.0%，有效47例占25.0%，无效15例占8.0%（其中有7例患者由于病程过长，在治疗3~6周后未明显好转则改手术治疗），总有效率92.0%[①]。

限于篇幅，在此对一般疗法不作介绍。其中药外用浸泡选用的药物为：

威灵仙30g，海桐皮15g，松节20g，透骨草15g，芙蓉叶15g，紫荆皮30g，川椒15g，以文火煎成1 500ml药汁，药温晾至45℃时，将患部浸泡30分钟，每天2次。

并对患者行按摩，取卧位、屈膝，医师于患侧对患者的股四头肌、股二头肌及腓肠肌等肌肉组织进行推、按、揉、擦、

[①] 李选民.探讨中医综合治疗膝关节骨关节炎的临床效果[J].中国中医基础医学杂志,2012,18(12):1392-1393.

捏等手法，以促进膝关节附近肌肉组织松弛；取阿是穴、膝眼、血海、髌骨穴位进行推揉、点、按、摇晃等手法，力量适中，循序渐进；并指导患者或家属行自我按摩15~20分钟／次，每天1~2次。

治疗的同时，患者应根据医师指导，行不负重的功能锻炼，伸展屈曲活动，并配合太极拳、保健操等轻柔的锻炼。同时，需注意避风寒，肥胖者控制体重。

预防：KOA患者日常生活中应注意自我防护，减少疾病复发可能。①注意体重控制，防止膝关节负担加重；②应注意走路、劳作姿势，避免过度下蹲；③不应穿高跟鞋，减少膝关节的冲击力，避免磨损；④应避免参加剧烈的体育运动，减少骑车、登山、提重物等活动，避免膝关节因负荷加大而使病情加重。

饮食：应多食含蛋白质、胶原蛋白、钙质及异黄酮食物，如大豆、牛奶、奶制品、海带、木耳、鱼虾等，在补充钙质与蛋白质同时，可有效防止骨质疏松，并能生长软骨与关节润滑液，使关节更好地进行钙代谢，并减轻关节炎症。

◎甘肃省宋贵杰教授◎

著名骨科专家，全国名老中医师承教育导师，他采用中药内服、熏洗、手法按摩及功能锻炼综合治疗KOA，疗效显著。结果：252例KOA患者，均采用中药内服、熏洗、手法按摩及功能锻炼等综合治疗，经1~2个疗程治疗后，经3个月至1年的随访。疗效评估：优107例，良133例，差12例，总有效率为95.2%[1]。

---

[1] 柳海平,宋贵杰.中医综合疗法治疗膝关节骨性关节炎252例总结[J].甘肃中医,2005,(8):21-22.

自拟关节熏洗方

取诸药煎水1盆，先在患膝上盖一浴巾，趁热进行熏蒸，待药液温度适宜后取浴巾蘸药液敷于患膝，每次30分钟，每天熏洗2次，1剂洗2天，10天为1疗程。

手法推拿按摩

痛点按摩　患者取仰卧位，术者对膝关节周围用轻手法按摩数分钟，再对痛点处进行点揉按摩。

髌骨推拿　用手掌按于髌骨之上，将髌骨分别向左右及上下方向进行推移，以增加髌骨活动度。

穴位按摩　对膝关节周围的内/外膝眼、三阴交、太溪、血海、梁丘、阴陵泉、阳陵泉等穴进行点按，以酸沉胀为度。

弹拨筋络　对膝关节髌韧带，内、外侧副韧带，股二头肌腱，腘绳肌，腓肠肌内、外侧头进行弹拨，以疏通筋络，缓解肌肉痉挛。

屈伸关节　术者用手握住患肢踝关节，将小腿向臀部屈曲加压，以患者出现疼痛时为宜，然后伸直膝关节，尽量伸至最大；以上手法隔日1次，10天为1疗程。

功能锻炼

原则是循序渐进，少负重，常活动，动静结合，交替并用。

股四头肌运动　患者仰卧位，患侧下肢行等长收缩运动，收缩过程中以能看到髌骨向上方移动并使股四头肌绷紧为宜。

你真的了解中医吗？

功能锻炼

膝关节屈伸运动　患者平卧床上或坐床边，做膝关节主动屈伸运动。

屈膝下蹲运动　患者站位，两脚开立与肩宽相等，两腿下蹲，尽可能臀部下触脚跟。

转膝运动　患者站位，脚跟并拢，两膝并紧，身向前俯，两手按于膝部做回旋动作。

◎重庆市刘渝松医师等◎

他们采用优化方案治疗 KOA 患者 150 例，以 10 天为一疗程，3 个疗程结束后评定疗效。结果：痊愈 80 例（53.33％），显效 53 例（35.33％），有效 10 例（6.67％），无效 7 例（4.67％）。治疗前后积分比较差异具有统计学意义（$P < 0.05$）[1]。

针刺通络止痛法

常规选穴以膝六针（内、外膝眼、鹤顶、血海、阳陵泉、足三里）为主穴，内外膝眼配合温针灸，选 1～2 对穴位配合电针治疗仪疏密波刺激，同时将 TDP 照射[1]患膝；每次约 20 分钟；随症加减、调整穴位。

---

[1] 刘渝松,马善治,郭亮,涂燕兵,彭文忠,王健,胡晓,郭剑华. 中医综合治疗优化方案治疗膝关节骨性关节炎 150 例临床观察[J]. 实用中医药杂志,2012,28(1):5-8.

[2] 特定电磁波谱疗法，"特""电""谱"三个汉字拼音的开头字母缩合而成 TDP，是电磁波治疗的方法之一。

推 拿 舒 筋 解 粘 法

患者仰卧，全身放松，接受医生施术；要求医者手法轻快、柔和、深透，力量由轻到重，切忌重手法。

点 揉 腧 穴

患者平卧，术者立于患侧，用拇指指腹依次点揉内外膝眼、血海、鹤顶、梁丘、阳陵泉、阴陵泉、足三里、委中穴。针对条索状结节或阳性反应点重点点揉，并用拇指指腹桡侧面作横向弹拨。每次约5分钟。

滚 揉 捏 膝 周

术者立于患肢旁，依次用滚、揉、捏法放松股四头肌群、内收肌群、髂胫束、内外侧副韧带等膝周软组织。每次约5分钟。

推 揉 提 髌 骨

患者双下肢平放，术者用一手五指固定患肢髌骨，依次向上、下、内、外及内上、内下、外上、外下方向推动髌骨10~15次，对移动受阻的方向重点推动；然后将手掌轻压髌骨作左、右及环形揉动10~15次，使髌骨在股骨髁软骨面摩擦；接着用五指固定髌骨后用力将其向上反复提动5~10次，尽量每次使髌骨脱离开股骨软骨面。

你真的了解中医吗？

牵下肢及伸屈膝关节

术者立患肢远端，双手置于踝部并用力纵向牵拉患肢，持续1~2分钟后，最大限度伸屈膝关节，并加膝关节内外翻活动；反复5~10次，以增大关节间隙，解除周围粘连；每日1次，10次为一疗程，每疗程间隔2天。

中药内服调理法

内服郭剑华主任中医师经验方膝舒汤加减，原方从略（顺便补充一下，郭主任35年前就是我的学界老友了，长期在重庆从事骨伤科临床，患者甚众）。

中药熏洗

采用郭主任的膝关节熏洗经验方加减。待药液温度60℃左右时将患膝放入盆中浸洗，边洗边按摩膝关节，并做主动伸屈关节的运动至药液变凉。每日早、晚各熏洗1次，每日1剂，5剂为一疗程，熏洗2~3个疗程。

中药外敷

采用院内制剂活血贴膏，晚上熏洗患膝关节后将膏药贴在膝关节内外侧，第2天再撕掉膏药进行治疗。贴敷疗法不超过10次，皮肤过敏者禁用。

体疗恢复功能法

原则是以主动不负重的活动为主，增强肌肉力量，以保持和改善关节活动范围，稳定关节的平衡力。

伸膝活动 患者坐于床边或椅子上，将双足平放于地板上，尽量伸直一侧膝关节，并保持伸直位到有酸胀感，再慢慢屈曲膝关节，两腿交替进行，反复5～10次。

屈膝活动 患者俯卧位，双下肢平放于床上，将一侧膝关节屈曲尽力靠向臀部，并保持屈曲位到有酸胀感，再慢慢伸直膝关节，两腿交替进行，反复5～10次。

腘绳肌锻炼 患者仰卧，双下肢平放，将一侧膝关节屈曲尽量贴向胸部，并用手固定大腿，然后逐渐伸直膝关节，当有酸胀感时屈曲膝关节，再慢慢放平；两腿交替进行，反复5～10次。

股四头肌锻炼 患者俯卧，双下肢平放，屈曲一侧膝关节并用毛巾环绕同侧踝部，逐渐向臀部尽力牵拉小腿，持续1～2分钟，两腿交替进行，反复5～10次。

◎广西壮族自治区何峰医师◎

用综合疗法治疗200例KOA患者，根据辨证分型，分别给予辨证汤剂（汤剂从略）。结果：痊愈162例，占81%；好转30例，占15%；无效8例，占4%[1]。

---

①何峰,侯建华.膝五针结合中医辨证治疗老年膝关节骨性关节炎200例[J].河南中医,2011,31(11):1282-1283.

你真的了解中医吗?

⟨外⟩⟨用⟩⟨熏⟩⟨洗⟩

结合中药二草二皮汤（伸筋草 60g，透骨草 60g，五加皮 60g，海桐皮 60g），辨证加减，外用熏洗。

⟨行⟩⟨膝⟩⟨五⟩⟨针⟩⟨法⟩

取穴鹤顶、两侧膝眼、阴陵泉、阳陵泉等治疗。

应该说，上面这些退行性骨病变（KOA）的临床治疗案例，效果都是不错的，且成本可控，损伤很小；从医理角度来说，其结论是可信的。对照动辄几十万的手术疗法，其优势是明显的。

而这些临床研究之所以具有如此优势，除了与每一位医师的丰富临床经验及借助内服外用有关外，还与再加针灸按摩等综合措施配套共用，密不可分。因为针对错综的慢性疾病，病理涉及太多环节，只有综合措施才能奏效。因为即使再高水准，都没法把KOA的每一位具体机制搞清楚，简单的手术替换，看似合理，后续的问题及痛苦一点都不会少。错综病症需要综合的内治外敷、手法针灸等，这也可视作为一个基本原则。

癌症防治是这样，认知症（阿尔茨海默病）是这样，KOA也是这样！

说到底，这些则又涉及中西医学看待及解决问题的模式之异了。

中医综合治疗KOA疗效的Meta分析：完全可以换一种思路

现在的临床疗效评价，不仅重视临床数据及其研究方案设计等。还讲究荟萃分析，又称"Meta分析"，即通过更合理方式，分析这些临床研究的可信性，从而作出评判。

王博[①]等学者运用循证医学的方法对中医综合治疗膝骨性关节炎（KOA）的临床效果进行系统评价，搜集了中医治疗KOA的随机对照试验（RCT），搜索时限为建库起至2018年12月，由3名研究者独立筛选文献、提取资料并评价纳入研究的偏倚风险后，结果：纳入31个RCT，共涉及3 140例本病患者资料。

上述Meta分析显示：与西医学综合治疗比较，中医综合治疗在总有效率上更佳；中医综合治疗对比4个亚组Meta分析结果显示：软骨保护剂内外治、口服软骨保护剂、口服非甾体类抗炎药（NSAIDs）、外用软骨保护剂加内服NSAIDs 4个亚组在疗效上均以中医综合治疗效果为最佳，且差异具有明确的统计学意义。

Meta分析结果还显示：中医综合治疗KOA在疼痛缓解、有效率及JOA评分[②]等方面具有优于西医治疗的疗效，且不良反应较西医治疗少，值得临床推广。

艾金伟[③]等进行了系统评价中医疗法及NSAIDs治疗膝骨性关节炎（KOA）的安全性和有效性。搜集了有关中医疗法治疗KOA的临床随机对照试验（RCT），检索时间为建库至2015年6

①王博,董博,袁普卫,等.中医综合治疗膝骨性关节炎效果的Meta分析[J].中国医药导报,2019,16(36):142-148.

②JOA评分：日本骨科协会评估治疗分数，主要用于评价人体功能性障碍。

③艾金伟,李德胜,刘羽,林洪明,王谦,裴斌.中医辨证治疗膝骨性关节炎的网状Meta分析[J].中国循证医学杂志,2016,16(5):532-542.

月14日。由2位研究者独立筛选文献、提取数据和评价纳入研究的方法学质量后，最终纳入56个RCT，共计7 256例KOA患者，涉及中医疗法及其综合疗法19种，均为短期疗效观察。

网状Meta分析共产生33个直接比较和138个间接比较，其中76个比较具有统计学意义；中医疗法总并发症率明显低于NSAIDs。疗效排序前6位依次为：

针灸+推拿、推拿+熏洗、外治+推拿、内治+针灸+推拿、推拿+熏洗+热灸、内治+熏洗+热灸，西药NSAIDs则在19种治疗措施中排序位于第十八位。

结论：治疗KOA，中医疗法的安全性远较NSAIDs要好；除热灸外，中医疗法的短期疗效均优于NSAIDs；疗效排序前6的中医疗法之疗效更显著。在中医疗法中，综合疗法优于单一疗法。

可以肯定地说，治疗非常多见的KOA（退行性骨关节病变），完全可换一种思路，不是动不动就是费用几十万的手术置换、激素或是非甾体抗炎药（NSAIDs）；并且激素和NSAIDs有这样那样的副作用；完全可以遵循不创伤原则，以非创伤性中医药综合治疗为主体，既成本可控，损伤很小，且短期长期疗效显著；患者的接受度也高。

06

系统性疲劳不耐症（SEID），城市新"瘟疫"，如何应对？

这一章的写作动机及安排非常明确：之所以讨论前面三个病，因为胰腺癌是世界公认第一号难治性癌症，现发病率仍在飙升中；阿尔茨海默病（AD）将在今后很长时期是老年人健康的巨大威胁；且从目前看来，当代医学有点应对失序，尽管几千个亿美元下去了，结论是99.6%的新药研发失败了[①]，没招了，却危险依旧；这两个都治不好，死亡率很高（AD死亡率也不低）。膝骨性关节炎（KOA），太常见了，治不起，费用太高，且很痛苦。但这些都是错综之病，用中医药综合疗法，内外结合，至少相对疗效是不错的。借此作出中西医学比较，以客观疗效说话（涉及生与死），乃情理中之事。而接下去这个病症——系统性疲劳不耐症（systemic exertion intolerance disease, SEID），似乎闻所未闻，何以也置于此一并讨论，似乎不好理解。然而恰恰是SEID，被称为21世纪医学大难题，看看中西医各自如何接招吧。

为什么病名不断被更替，不断被强调？

所谓系统性疲劳不耐症（systemic exertion intolerance

①此说源自《终结阿尔茨海默病》，作者布莱特森[美]，见该书2页。其依据是自2003年起，美国食品药品监督管理局(FDA)共接受全球大药企关于AD新药项目申报申请245项，至2018年，其中244项被否决了，失败率达99.6%，故有此说。

disease，SEID），虽是一个新的病症名称，却历史悠久；早在20世纪50年代就广受重视；不过当时称谓很多，如肌痛性脑脊髓炎（Myalgia encephalomyelitis，ME）、流行性神经肌无力（Epidemic neuromyasthenia）、冰岛病（Iceland disease，因首次报道于冰岛）等20余种；随后，此症不断引发关注。从20世纪50年代至70年代，有记载的此症流行或暴发30余次，涉及美国、欧洲部分国家、澳洲、南非等。因其症状弥散，少有特异性，故命名混乱复杂，折射出人们对此认识之混乱。

1985年，美国学者以慢性疲劳综合征（Chronic fatigue syndrome，CFS）为名，报告了研究病案。1988年美国疾病控制中心（CDC）正式接受这一命名，并制定相应诊断标准。1994年，CDC修订了CFS的新诊断标准，基本变化不大；但更加强调的是持续或反复出现的、原因不明的严重疲劳；且时间超过6个月、充分休息后疲劳无法缓解；自感精力下降50%以上。并主张这些只是排他性诊断，要排除精神情绪性、生活方式不良（如嗜烟、酗酒、严重肥胖）等所致之疲劳。英国、日本等也都制定了相应的诊断标准，与之基本类似。

至此，CFS正式登台，由于前述之缘由，它有时又与肌痛性脑脊髓炎（ME）混称（CFS/ME）。有过一阵子，CFS的国内研究及防治也十分火热；似乎谁都知道，谁都有过研究。但真相如何，不好说！

有一点是确定无疑的，国内一些医界大咖往往对此嗤之以鼻，认为慢性疲劳综合征根本就不是"病"。我记得很清楚，当时（2006年）我承担一个国家重大课题研究，主要是应对CFS的基础研究，并进行流行学调查。有一位大医院的院长就跟我公开说：CFS根本不是病，很多人只是思想或认识态度等问题，就算是"病"，也根本不需要我们（医师）去看。找找精神科、心理科医师，安慰安慰就可以了！然而，他错了。海外也有很多人持此见解，也错了。

实际上，这个综合征不仅存在，而且严重地威胁人类健康。甚至国外有学者戏称此病症是"现代城市里的'新瘟疫'"！

由于上述错误认识的存在，影响了医师对此病的研究及防治；也因为此病并不容易控制及纠治，因此，2015年2月美国国家科学院下属的美国医学研究中心（Institute of Medicine, IOM）发布研究报告，提议需重新命名该病症，建议重新定名为"系统性疲劳不耐症"（systemic exertion intolerance disease，简称SEID）；并强调SEID的患者必需同时满足以下3种症状：

①严重持续（深度）的疲劳感，且维持6个月以上，休息后不能缓解（排除其他疾病或损伤后）；

②劳作运动后，不适感明显加重（postexertional malaise, PEM）；

③醒后疲劳无法消除（unrefreshing sleep）。

上述基础上，并至少伴有下列两种表现之一：

①认知损伤（cognitive impairment）；

②不能久站久立（立位不耐受）（orthostatic intolerance）。

就是说，在给出了明确命名、明确诊断标准后，系统性疲劳不耐症作为临床常见的正式病症，开始登场了！

何以重新命名，说明新"瘟疫"之错综

笔者关注这类问题不能算少，似乎没有一个病症的命名如

此反复，不断被提及需引起重视，却又每每易被忽略。以专业眼光审视，不难发现此病症防范的最大障碍，在于其界定或概念不清，以至于形成了20余种类似的诊断标准。故IOM专家通过对9 000余份与此病症相关资料的分析并论证后，提交了长达235页的报告——《超越ME/CFS：一种疾病的重新定义》。虽专家组并"不认为SEID是一个完美的名字"，更不认为这名字会一直沿用，"但这至少是向前迈出了一步"。因为它"能使临床医生相信这是真实存在的病症，且是能够被医师诊断出来的，希望以后没有医生怀疑这种病的存在，至少让医生们明白，不相信这种疾病的存在是一种不称职的表现，甚至可以认为是医疗过失"。这一新定义很快被美国国立卫生研究院（NIH）所采纳，且受到美国公众的欢迎。NIH宣布将加强对相关研究的支持，以找出引起这一恼人病症的病因及其治疗方案。

其实，不管是CFS，还是SEID，这类健康难题临床上一直客观存在，而且颇为严重。早在2009年世界卫生组织就将CFS（当时还没SEID名称）列入世界十大难治疾病之列。美国CDC也预测其将成为21世纪影响人类健康的主要问题之一。

重启研究，激起了全球巨大关注

权威杂志Nature（《自然》）于2018年末公布了当年最受关注的十大科学长篇专题报道，其一是《重启慢性疲劳综合征研究》（A reboot for chronic fatigue syndrome research）[1]，换句话说，这个重启研究，激起了全球强烈关注。何也？因为SEID的危害的确令人生畏。据美国国家科学院医学研究所（IOM）2015年发布的报告称：此病症可严重损害当事人生活

---

[1] Maxmen A.A reboot for chronic fatigue syndrome research.Nature,2018,553:14-17.

自理能力，许多患者在确诊前已与此症抗争多年，且任何形式之运动都有可能加重相应症状。

*Nature*在上述文章中就列举艾伦（E·Allen）病案，这位34岁的律师原本是某大学的游泳健儿，14年前患上此症，期间已尝试过20余种治疗方法，均罔效。患者说："去年，我去看了117个医生，花了1.8万美元的自付费用，这种难以捉摸的病比普通的精疲力竭要严重得多。"长期的折磨使许多患者选择了自杀，患此病症者的自杀率增加了7倍，更多的人则因此而失能。

本症既可呈暴发流行状态，也可以散发零星而现。参照英国牛津大学的诊断标准，英国的发病率在0.6%左右，日本的发病率则为1.5%，按IOM统计，美国约有83.6～250万ME/CFS患者，且IOM提示：美国84%～91%的ME/CFS患者尚未被确诊，这意味着大量的潜在患者没有被发现，其真正流行程度尚不清晰。至少有1/4的患者长期因病卧休在家，美国每年因此症造成了170～240亿美元的直接经济负担。

从这个角度，有学者称其为21世纪城市里的现代"瘟疫"，不难理解。

更为要命的是，社会的普遍认识与该病流行学所揭示的严重性是不相称的。IOM指出：2015年在美国，虽许多医药卫生从业者知道此病症，但却缺乏诊断和治疗的基本知识；只有不到三分之一的医学院课程和不到一半的医学教科书包含关于此病症的零星信息。

为什么会这么混乱，因为此病症不同于一般生物学意义之病，如由细菌病毒所致的感染性疾病、病理上可见的诸如高血压、冠心病之类病。此病症一时可能很难找到确凿病变的生物学证据，更多的只是患者自我主诉及种种不适，够不上定义为"病"的标准。这就是有些资深医学专家忽略该病之理由——没有证据确认你的病存在，我（医师）为什么要接受你（病人）？但病人因为患疾而痛不欲生是客观存在的，他忘了"医学是为解决人类疾苦而诞生的"这一行业最高宗旨！

难怪乎，美国IOM更改病名的初衷是"能使临床医生相信这是真实存在的病症，且是能够被医师诊断出来的"。"希望以后没有医生怀疑这种病的存在"。"至少让医生们明白，不相信这种疾病的存在是一种不称职的表现，甚至可以认为是医疗过失"。"城市瘟疫"客观存在，仅因不符合人们预设的"病"之标准，就可以视而不见吗?! 当然就不会有好的应对措施，也就说不上解决这类疾苦了！

这里，又折射出看待问题的认知及思维模式之差异了！

借助中医智慧，可对SEID的防范提出"中国方案"

很显然，此病症在中国也普遍存在，且越演越烈。20世纪90年代开始，国内不少学者也十分关注这问题，包括笔者团队在内。我们认为，这是现时代和未来健康的一大威胁，它的存在形式多种多样，诸如亚健康、职业倦怠、慢性疲劳等都是其表现形式。而且，追踪研究确定其之发展结局，将是各种慢性病（包括癌症、AD）等严重病变的前驱症状。

为此，2006～2010年期间，我们承担了国家重大支撑项目"亚健康"和"治未病"之研究，调查了14 026例受访者，涉及全国8个省市。其中，"疲劳"是最重要的子项。研究结果显示，疲劳者占总的非疾病人群的81.36%，近六成为轻度疲劳（59.65%），20.25%为中度疲劳，1.46%为重度疲劳。而不管是从ME（肌痛性脑脊髓炎），到CFS（慢性疲劳综合征），到最新的SEID（系统性疲劳不耐症），万变不离其宗，核心症状就是难以解释的系统性深度持续疲劳。依据全国 14 026 例对象的第一手调查资料，我们估算，剔除其他因素导致的疲劳，深度持久疲劳者在 10 余年前应该在 1% 上下。这与日、英、美等流行学研究反应的数据基本契合。

这里，想复述一个小插曲，2019 年年初笔者接到素昧平生的王元火老师信息（王老师是权威的国内顶级杂志《科学通报》资深编辑），希望我能写一篇关于重启慢性疲劳综合征研究的、代表中国研究进展的论文。笔者欣然接受，组织十年前参与该项研究的博士一起写了文章（文章发表在《科学通报》2019.23①），谈了我们的研究结论及思考实践等。笔者在思索，王老师找到中医学者写这样的文章，可能有两个因素：第一，这话题的确值得重视，且中国中医学界对此的确做过不少探索研究，可代表中国声音；第二，他可能从科学文献检索中查到了我们曾对这个病症做过系统研究，也许也认同我们所提出的一些解决方案。

其实，对于这个现实及未来之健康威胁，的确中医药能够做的贡献不少。而要谈中国中医药学之前，不妨先看看现在国外是怎么应对的。

国外文献表明，治疗 SEID/CFS 的主要药物有如下几种。

抗抑郁药　氟西汀可短期改善部分患者的特殊症状（如肌肉痛、睡眠障碍及情绪障碍），但这就视同于抑郁症了，显然，杯水车薪，长期不会有效。

类固醇药物　氢化可的松治疗 CFS，其效果同抗抑郁药，

①孙增坤，蒙玲莲，何裕民.从"重启慢性疲劳综合征研究"受关注谈起[J].中科学通报,2019,64(23)：2379-2385.

你真的了解中医吗？

但临床没有足够数据表明其有效性；这是激素，人们视其为毒蝎，饮鸩止渴，不可取。

去氢表雄酮（DHEA）　也是激素，可改善患者的疲劳、疼痛和情绪状态。

硫酸镁　实验结果显示可减轻部分 CFS 患者的疼痛，但治标不治本。

免疫疗法　效果微小，同对照组相比无差异性；推荐者本身并不看好。

营养支持　给存在疲劳或有严重运动力减退的患者营养支持，但结果表明无统计学意义。

抗病毒药物　用于因微生物感染引起的 CFS，但多数患者非感染所致。

抗氧化剂　氧化应激是 CFS 发病的一个机制，但其临床效果不明确。

其他　非甾体类抗炎药（NSAIDs）、抗焦虑药、兴奋性药物、抗过敏药、升压药等也被应用于 CFS 的治疗；那是没有办法的办法。

最后，非药物疗法，如行为认知疗法（理性情绪治疗技术和认知重构等）、休息、运动疗法等，都具有一定的成效。

很显然，在这一方面，注重针对性征服疗法的西方医学并没有多少可以用作治疗的有效武器，故导致了虽呼吁重视却出手乏力之尴尬，也是此病症得以危害延续、蔓延及日渐炽盛之原由。

相反，中医药在这一领域相对来说方法很多，游刃有余。内服外用、针灸推拿、理疗、药膳等都可以。有学者总结认为：治本病症内治法包括汤剂、中成药、膏方；外治法包括针灸、耳针、穴位注射、穴位敷贴、脐疗、刮痧、拔罐以及推拿等。总之，中医学几百篇相关的CFS及SEID的论文中，不一而足，疗效大都不错。我们也不想就此深入展开，很多应对方法有效，但有待于进一步检验、论证、充实及提升。

最后，我们只想总结两点：

1. CFS的干预原则及大法，归纳为：多环节切入+状态调整+线性干预[①]。

所谓"多环节切入"，即不能只借一二招、而要着眼于多环节；

所谓"线性干预"，就是原因阻断，如心理问题，纠治心理；睡眠不足，改善睡眠。

所谓"状态调整"，即针对患者体现出的状态特点加以调整；如虚弱状态综合调整，疲劳状态的综合调整。三者有机结合，才能根本上纠治这类城市瘟疫。

2. 彭伟[②]等研究者对中医药治疗慢性疲劳综合征临床文献报道进行Meta分析，结果显示：中医药干预慢性疲劳综合征较西药干预更为有效。从本次研究中了解到中医药治疗主要从肝、脾、肾等脏功能调整入手，采用补益气血、疏肝解郁等很多治法进行纠治，均取得较为满意的疗效。

可以说，这些集中了中国（主要是中医药）的智慧，可对人类改善因压力骤增、环境剧变等所引发的适应不良之SEID/CFS等，提供有益的方法、思路、操作技巧和经验，有助于解决现代城市生活中日益蔓延于白领中之"瘟疫"。

---

①何裕民,倪红梅.你会管理自己的健康吗：何裕民教授健康新宣言[M].上海:上海科学技术出版社出版,2014:282.

②彭伟,苏静,许琦,等.中医药干预慢性疲劳综合征临床疗效的Meta分析[J].光明中医,2013,28(7):1345-1349.

07
一个严重肺疾患者的前后对照启示录

这些天，随着新冠肺炎阻击战的展开，钟南山院士成了全国人民最关注的明星。的确，关键时刻钟老以其专业所长及其赤子之心，成为14亿国人的定心之"锚"，是大家的希望及依托所在，体现了一个知识分子的担当和责任。我与钟老几年前有过交集，他当时是中华医学会总会会长，我是中华医学会心身医学分会主任委员，而且，十多年前南方系某大报介绍改革开放广州杰出人士时，重点谈钟老，我还接受过专题采访。

中西医疗效之争一直以来都是学界争论的焦点，这次的新冠肺炎的治疗也不例外。此刻，某位患者也勾起了我的回忆，其康复历程体现了中西医学合作之长。

2016年盛夏（7.26），西南某省城的机关干部陈某，从广州赶来找我，当时他58岁，有嗜烟史，年初出现咳嗽、痰多，当地省城大医院怀疑是炎症，治疗数月，罔效。症状只见加重，且诊断没法明确，治疗无从下手。听说广州钟南山院士是这领域顶级权威，遂去广州求治。就去了钟院士所在的呼吸病研究所就诊，因发现肺部占位入院检查，疑似为肺癌。2016年7月PET-CT示：①左肺下叶后基底段及左肺下叶结节，糖代谢增高，需感染性病变与肺癌鉴别，建议活检；②两肺肺气肿并多发肺气泡形成，两肺间质性炎症并间质纤维化；③两侧胸膜增厚，有积液。经多次穿刺难以明确。会诊多次，包括院士等参与，意见不一。但因为气急越来越甚，且背痛厉害，予以曲马多等止痛，服后引起胃痛；考虑原因不明性占位，止痛药不耐受，加上气急甚，呼吸困难，只能用激素，且剂量越来越大。夫妻俩一商量，还是找中医吧！知我在这方面有些所长，故专程来到上海。我的门诊在二楼，楼梯稍微高一点，居然上楼时都气喘吁吁。笔者认真读了CT等一堆检查后，考虑癌症可能性不大，可能是某种非特异性刺激物所致的非特异性炎症。嘱以中医药为主，广州方案继续，但激素一点点减量，服用中医药处方后一周先减1/8剂量，半个月后再减量1/8。至于背部剧痛，以外敷药为主，内服中也有兼顾。患者原有糖尿病及乙肝史，综合治疗中均作出兼顾。嘱其三月后复诊（因为毕竟路途遥远）。不久，电话反馈：气急好转，疼痛已无需用止痛剂了，原本脸肿大，典型的满月脸（图6），而且身上大肉尽脱的表现，已经改善很多。

陈某恢复得很好，几次电话感谢。2016年11月02日复诊，呼吸不畅、背痛等均消失。此时，激素仅以原剂量的1/16维持；嘱其继续用中医药，抽去激素。后约复诊了六七次，现在中医药也已减至每周2～3次。2020年初找我们复诊时，完全换了个人似的（图7），除偶尔走快会有点气急，其他没有任何不适主诉。前后整四年了，用他自己话来说，像是去鬼门关走了一遭，大梦初醒。现一切正常，复查还是进行着的，最近的CT片示，肺内病变情况基本吸收。到现在为止，谁都没有说清楚他最后的诊断是什么？不过，套用陈某自己的一句话："这已经不重要了，活着活好就可以了！"

我们在前述的四个病种时都是以统计学及循证医学Meta分析为据，进行论证和理性讨论的，符合以数据说话之时尚。然而，这些分析毕竟比较虚玄，仅以百分比说话的，人们看不见、摸不着。为此，在这里特地加了一个小插曲，用一张可以视觉比较的照片，讨论前后的治疗结果，而且这个患者是钟老院士曾经亲自诊疗过的、相信仍有印象的案例。因为对于难治性案

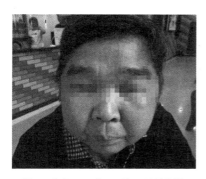 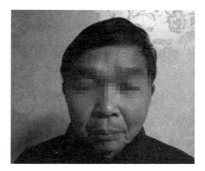

图6　患者2016年07月26日的照片　　　图7　患者2020年1月21日的照片

例，上进而努力的医生，往往是记忆深刻，经久难忘的。

陈某的案例说明，即使是难治性的诊断并不明确的肺部严重疾患，巧妙借助中医药等，时常可以起死回生！

08

借助中医理论精髓，理性地深究内伤杂病特点，以引领未来

有人说，中医充其量只有一些经验及方药，此论非也！中医学自有其丰沃的理论解释及其体系。只不过是在特殊语境（中国传统语境）中以特有术语阐述的。如我们眼光放宽点，结合一些时代进展及语境变迁，其理论还是很有前瞻性的。

例如，慢性病构成当今及未来临床最大危害，但中国主流医界对此有点麻木，仍以应对急性病方式应对着，在理性认知及措施上都略显被动，捉襟见肘。为此，《柳叶刀》2011年曾撰文婉转地批评过中国，认为如能具备前瞻性思维，可在慢性病防治这一领域引领世界。此语不虚！

笔者基于中医精华，结合多学科见解对慢性病作出阐述，希冀有所启示。

内伤杂病的主要特点

慢性病大都属于中医所说的内伤杂病范畴，其主要特点可归纳如下：

①病程早期常发展缓慢；②初期可无任何典型症状；③发病及恶化大都与生活方式（含情绪波动及心理变化等）的改变密切相关；④病理进程难以预计；⑤虽内在病理急剧恶化，表面（症状等）可很平静；⑥如果有疼痛或功能障碍存在，可能是持续性的；⑦生物学检查结果常与并发症或疾病进程关系不

你真的了解中医吗？

大；⑧自我感知的症状严重程度常与实际病理损伤并不呈正比；⑨病情轻重程度或进展快慢常受制于自我情绪及环境等因素；⑩慢性病多数不可治愈，等等。

应对：只能求之以缓，不讲治愈，只讲控制

内伤杂病特点决定了其防控思路及应对措施与急性病（外感/疫病）不同。①大多数不可痊愈，但可努力加以控制，防范其发展；②随时可能发生变化，不可掉以轻心；需强调随时监控，减少发作或减慢其进展；③内伤杂病不能忽略轻微征兆，它很可能是恶化之先兆；④其控制是个漫长过程，绝非一朝一夕所能成；⑤宜更多地强调姑息性调整与适应；⑥对患者进行治疗性教育十分重要，需提高其健康意识及对病的自我保护和防范举措；⑦帮助患者确定合理的治疗康复方案并指导其认真实行，比只是给予药物或手术治疗更重要；⑧内伤杂病的防治需从多环节切入，整合多种疗法或措施，包括生活方式改善等；不能仅依赖一二招，或特效药；⑨需确保给予患者心身同治和社会支持；等等。

我们就是贯彻这些应对措施而诊疗疾病的，故说理性认知可指导临床应用。

内伤杂病成因的共性规律

按当今主流医学看法，（无论急慢性）疾病的成因大都是简单的，某种原因导致某种结果（因果律）；或某几种原因叠加在一起导致了较为错综的结果。这种典型的线性思维方式，在诊疗疫病、感染性疾病等时往往是有桴鼓效应的；但今天在大多数慢性病防治中却受到了严峻挑战，诸如癌症、阿尔茨海默病、

退行性骨病变、冠心病、高血压、糖尿病等的成因，都不是这么简单的线性关系。例如，是高脂肪引起冠心病吗？显然，牧民们高脂肪饮食几千年，未见高的冠心病发病率啊！癌症呢？AD呢？更说不清楚！因此，整个医学都需要新的理性思考，以回答一些基本性的问题，人类的认知才能前行，防范对策才能更有效。

中医学对内伤杂病的形成并不是这么简单的，她认为内伤杂病无外乎几大类因素错综的交葛、综合纠缠所致。鉴此，不妨借助中医学认识精华，结合多学科现代研究进展，作些简要阐发，以便人们对医界此类重要问题的认知趋于深化。

◎慢病"成因"的演化医学观点◎

中医学认为"天人合一"，人是天地演化的结果；疾病也一样。运气学说有部分内容就涉及这些深奥之理。演化（曾称"进化"）医学则认为：今天医学对疾病之因大都囿于"近因解释"，因为你吃了这，接触了那，所以得病了！这确实构成了当今病因学主体，能够解释部分问题，却不能解释许多其他事实。"演化"解释则试图揭示就人类整体而言，为什么演化（包括病）"成"这个样，为什么近代人/或某社群的人对某些病更易感，为什么此类病会突然明显增多？可以说，几乎所有常见慢性病，都存在着演化意义上的原理，都需结合演化视野，进行思考与解释，这才是天人合一的思路。

以乳腺癌、卵巢癌为例作出上述观点之解释：近几十年在富裕国家（包括中国近30年）骤然增多，应考虑的一大因素是妇女的生育模式发生剧变。几十年前，妇女初潮晚，绝经早，且易频繁受孕（平均一生养育4～6胎，多则7～10胎），一生月经周期总共不超过150次；富裕的生活条件使这些女性一生月经周期达300～400次之多。随着月经次数倍增，生育次数骤减，其代价就是生殖器官癌变的概率陡增骤增。又如，1840年前的工业国家，呼吸道过敏只困扰了不到1％的人，现多达10％的人受其所害；而且临床上一下子涌现出许多怪异的过敏性疾病！显然，外周中异物刺激增多是近因之一；加之人类普遍少动，体质及脏腑等的弱化，与自然相处的机会骤减，密切接触"环境激素"等才是其演化的主因。

◎防范，需生态医学之举措◎

旅英学者马伯英教授是我的老友，我赞同他中医学是优质"生态医学"之表述。演化视野有助于追溯慢病发生之前因，更准确地认识慢病；但问题是，人类无法干预或阻断演化进程。因此，对这类已知有演化机制参与其间的慢病，对策不是去干预或改变演化进程或方向（这无异于痴人说梦），而应借助生态学视野，参佐近因解释等得出的结论，借助中西医学作出更为有效、也往往综合的医疗应对措施。

如就妇女生殖系统高发癌而言，生态学举措至少包括控制饮食，改善代谢；严控有促进雌激素等分泌的物质摄入；别刻意违拗月经等生理过程；多多接触自然，加强户外活动，经常锻炼以增强体质等。临床观察表明，这些举措颇为有效。而其核心宗旨是借助生态学思路，强化自我"适应"过程，尽可能地消解演化不及带来的危害；再配合其他医疗治疗，以更好地控制慢性病进程。又如，对于过敏的纠治，除了中西医药物等，我们更强调加强锻炼（特别是游泳、踏青、慢跑等），以增强体质，多回归自然，虽非医学措施，却疗效胜于医药。总之，核心是中医学所强调的讲究"适应"与"适度"，努力寻求新的协调及平衡。

◎ 与分形理论相通，慢病背后有共通规律 ◎

早年，笔者曾对《中医内科学》耿耿于怀，它讲到诸多内科杂病，病因几乎都是内伤七情、饮食劳逸、房事不节、操持过度等，当时认为这是没有升华为科学的"硬伤"。随着临诊增多，似乎不再这么简单看问题。

科学家曼德尔布罗特（B.Mandelbrot）发现自然界各种混沌错综现象背后（如海岸线、山形、河川、岩石、树木、树叶、森林、云团、闪电等）都隐藏着某种秩序和规律，如极其蜿蜒复杂的海岸曲线就存在着局部形态和整体态之间的相似性。他据此提出了"分形（Fractal）理论"，解释这类规律，并将其发展成重大科学理论。借助"分形理论"我们再来看看慢病成因之中的"规律"，及其应对措施之中的几大块要旨，是否可有所"顿悟"。

希波克拉底曾认定"阳光、空气、水和运动是生命和健康源泉"，与中医学相同。这些，都从特定层面揭示了生命／健康／慢性病的统一图景之要素，它告诉人们，构成生命及疾病的要素无非就是这些；且明示人们：它们是相互关联而运动的，互相之间起着协同作用，只是程度与意义略有差异而已。这，就为人们认识并防范纠治这些千变万化的复杂问题，提供了基本思路及抓手。其实，今天常见的慢性病，从高血压、糖尿病、冠心病、肥胖、代谢障碍，到大多数癌症、阿尔茨海默病等，尽管错综异常，但其核心要素不外乎下面这一些：如这些疾病发病过程中代谢异常（饮食结构不合理）常起着40%～60%的

你真的了解中医吗？

作用，且往往现代是饮食过甚，代谢不及所致。因此，回归正常饮食就是控制此类慢病的重要一环。

即便就细节而言，情况也类似：基因研究提示人类51种常见癌症中——包括70%结肠癌、50%肺癌、40%乳腺癌，都存在着不正常的p53基因；从某种意义上，虽各种慢病临床表现及机制千奇百怪，然万变不离其宗，还是有其基本规律或特点可循的。《黄帝内经》曰："知其要者，一言而终；不知其要，流散无穷。"这，对深入揭密慢病机制并作出有效应对，提供了方法论上的契机。

◎ 有机论、结构论，到可逆论 ◎

表层解释背后自有深层次哲理。谁都知道，西方讲究"结构论"，认定身体及其疾病均是由某种特点结构所决定的，固定而很少变化的；中医学强调"有机论"，万物都是在演化适应中形成的，结构是瞬息可变的。这，成为中西医学的一大分野，各有短长。结合临床，笔者注意到太多患者（包括一些重症患者）运用综合性（非征服性、创伤性）措施后，居然几近完全恢复。笔者也特别关注脑部病变（如AD）的患者之康复情况，注意到学界认为大脑有一定可逆性，遂于2016年全国学术会议上提出了"可逆论"，并认为对慢病防治来说，此论意义突出。

细言之，可逆论介乎有机论、结构论之间，更有助于解释一些生命现象：结构本身是演化而成的，演化过程体现着有机趋势，因为自然本身是个整体；而结构一旦相对固化，就比较稳定地体现出一系列特征，这是结构论所看重的；但演化有"钟摆"样效应（趋向于好与差之间的摇摆）及"长时效"和"短时效"之别。也许，以往医界只是关注短时效的和趋向于差的病理性演化（如脂肪严重堆积最终可致脏器不可逆损伤等），却忽略了同时可以存在的、长/短时效的且趋向于好的回归性康复过程，故汲汲于消极的器质性病变。因此，是到了需展开"可逆论"哲理深入研究之契机了。此话题涉及太广，只作简单论述，不展开。

当然，临床上，想趋向于好的回归性康复的"可逆"是有条件的。

那是我记忆深刻的一位世纪之交的患者（徐某），2000年元旦后，因晚期胰腺癌在上海中山医院做探查术，发现胰腺肿块5.5×5cm，呈灰白色，坚硬的很，已裹住大血管，没法手术，只好关腹，让她先生为其找中医看看吧！随后找到了我。可惜当时术中没有摄影（今天就会留下照片的）。此女患者是龙华某机构员工，比较粗线条。中医药调整大半年后上班，一切正常。三年后的2003年10月份，因为胆囊炎胆石症急性发作，我坚持要求她去做手术，因为胆囊里一大把结石，光靠中医药控制是不行的。这次的胆囊手术恰由上次因胰腺癌行探查术的医师实施，结果打开后一看，惊呆了，一切恢复正常，她康复过程中没有用过任何化、放疗之类治疗措施。因此，这事引起了媒体的关注。2004年7月17日央视科学频道（《科技之光》）专门采访了此患者。这个事例让我深思，是不是人体还有自我修复机能，现在，可以肯定地说，在特定条件下，机体存在着"可逆"性，且可以上升为一类规律性现象。故基于此，笔者2016年在南京医学哲学大会上提出了"可逆论"。

◎ 躯体有智慧，调动躯体智慧才是防治疾病之上上策 ◎

中医学的一大核心见解是认定自然及生命（含躯体）是有智慧的，需承认并敬畏这类智慧。而且，此智慧之能力远在人类目前所获认知之上。科学探索目的之一是努力发现这类智慧，为我所用。如研究提示：生命一直处于某种癌前病变状态，但机体本身有着高效抗癌机制，默默地阻击着各类病变；即使癌已发生到一定程度，自身防控机制仍能有效阻击它；且这类防控机制常可在对抗中获胜，至少它抑制着癌的生长，防范其扩散。这就解释了许多人虽带癌多年，却一直没症状；有些人即使不治疗，也可能长期不发作，或需相当长时间才出现症状：不少人长期带瘤生存；甚至一些难治性癌会自行消失等的事实。不仅癌如此，其他慢病也类似（新冠肺炎的自限性现象，说的也是这类情况）。正是在这意义上，中医古贤及希波克拉底倡导抗病的"正气""自愈力"说，认为很多情况下"正气存内，邪不可干"，抗癌力才是关键性的。有感于此，笔者写了《抗癌力》一书①，加以阐发，认为真正治愈疾病的（包括癌症）是内在自身机能。居然，此书获得高级别的著作奖。可见，人们对此已有充分认识。

◎ 对慢病过度干预，属有违底线的鲁莽行为 ◎

基于以上，我们认为：也许积极治疗急性病，甚至矫枉过正，付些代价，可以理解原谅；慢病则不然，不管从哪个角度，慢病过度（特别是创伤性）治疗都有违底线，属不合理的鲁莽

①何裕民.抗癌力——何裕民教授抗癌之和合观[M].上海:上海科学技术出版社，2016.

行为。

　　美国学者布朗（L·Brown）认为，世上"对策"有两类：人类的和自然的。"人类的"往往是狂妄而征服性的；"自然的"则体现为"最大保护"；在给定条件内尽可能达到大而多样化的有机结构，恢复协同共生。这和北京大学楼宇烈教授的观点如出一辙。楼宇烈[1]教授把"人类的"称作"科学合理"，把"自然的"称作"自然合理"；而笔者主张须在两者间保持必要张力，适度而为[2]。以心脏病为例：葛均波院士举例说美国有位58岁男子，10年间做了28次手术，心脏装了67根支架，且还搭过桥。是幸哉，进步哉，科学哉？还是悲哉，错哉，偏差哉？然后，他指出若心脏50％狭窄，原则上无需放支架，"这是铁律"；狭窄75％时如没症状，仍不建议放支架；认为只要把危险因素控制好，严重狭窄是有可能消失的。这不正是主张发挥自我内在的修复潜能吗？须知，尊重自我内在康复能力，才是智者！

①楼宇烈.中医哲学的时代使命[M].北京:中国中医药出版社,2009:9-12.
②何裕民.慢性病:需要新的理论解释模型[J].医学与哲学,2018,39(20):1-5.

09

中医诊疗方式活泼多样，不像"衙门"那般冷酷

今天（除疫病期间外），多数时间医患关系不太和谐，袭医事件屡屡发生。笔者的不少患者（特别是癌症生存者）常对医院充满恐惧，一准备去医院便畏惧，不只一位患者谈及求医犹如过"衙门"般内心恐惧，怕得彻夜不眠，浑身颤抖。当然，原因多种多样：如医治过程不可爱，动刀动针，上化疗，令人惧怕；医患交往中情感欠缺，只交付给冷冰冰的仪器设备，并誉之为"高科技"；现代医疗似乎全球统一，千篇一律，美其名曰"循证"等，都是原因。"高""冷"的医学，怎么看都让人望而生畏，爱不起来！

古之"衙门"源自"牙门"，门口置猛兽之利牙，以象征武力，长官们以此为荣，借军威以彰示天下，令百姓心生寒栗，以强势、威权及暴力统治着一方。这，不应该是现代医院的理想"画像"吧?！

让医疗变得可爱可亲，向"好医学"靠拢

毋庸讳言，今天的医院、医药、医疗，的确不那么可爱可亲。因此，前几年笔者呼吁倡导过尽可能向可爱、可亲近的"好医学"靠拢，反响还是不错的！

也许人们会说，这不是吹毛求疵吗？医疗只要看好病就可以了，为什么还要讲究那么多形式？其实，这观点错了！大错

特错。医疗必须满足社会需求，社会有需求，就应该加以满足！医疗又是一种生活方式，冷冰冰的衙门式医疗，总让人感觉不好，远远地躲着！从心身医学角度来看，衙门式医疗，本身会大大抵消医疗的效用。临床上，医患争讼层出不穷，一般医师的话，病人总是带着怀疑的态度接受，以至于多数时间，白大衣不再那么崇高，一流人才弃医学而去，人们惊呼，医学后继乏人……这些，都是例证。

再者，社会发展的大趋势是"游戏改变世界"！现在，连严肃的工作都有改变成"游戏"之趋势。为什么人们日常生活须臾不能脱离的医学、医疗，要这般冷冰冰的，这么"衙门"般威严，拒民众以千里之外，以致"爱你医学不容易"；而且，代价是医患、医学与社会之间矛盾尖锐、冲突百出。

中医临床医疗纠纷就是少，何也？

作为一个例证，这些年来，医疗纠纷不断。但是全国范围涉及中医的医疗纠纷少之又少；杀医涉及中医师的更是罕见。有人会说，中医看的是轻症。非也！我们所在的就是以肿瘤为主的专业门诊部，而且大多数都是晚期难治性癌症。开业20多年来，笔者团队诊疗了30万～40万人次，涉及5万余位肿瘤患者，几乎没有发生严重的医疗纠纷和医疗事故。这不是说我们的医疗水平高，而是根源于中医学的医疗方式方法。

中医学是本能地强调医患关系的。《黄帝内经》就把"医患相得"关系放在重要地位，《黄帝内经·征四失论》《黄帝内经·疏五过论》等就是着重阐述这一原则的。而且，中医医师倡导的交流方法与当代医师不完全相同，她主张医患之间首先通过望、闻、问、切等，通过肌肤（手指、皮肤接触、看望舌苔等）的接触和反馈等，建立起深厚的相互间情感交流纽带。在我们看来，望、闻、问、切的过程，既是收集资料、了解病情、知晓患者患病前后可能有过的波折等过程；如此，既获取了医疗资料、了解了病情，又加强了双方的交流，强化了彼此关系；从而可以适时对患者加以鼓舞、激励等，可以说这过程中中医师完成了整套理想的医疗沟通模式。我们自己认定，临床治疗癌症疗效的确不错，其中，这套医患交流模式也是"功不可没"的。她冥冥中也提升了治疗效果，让医患关系十分牢固的同时，医师也获得了良性之反馈。既有成就感，又不那么紧绷地工作，医师自身效用也可提升。我们认为，即使一百年、一千年后，什么都改变了，但只要有医患关系，本质上就是人际交往关系，这套模式的核心思想，还是有其示范价值的。

从快乐门诊说起，希望酝酿"快乐医疗"

我们门诊部10年、20年、30年以上的癌症老病人很多很多，绝大多数变成了忘年交，甚至子孙一代都成为朋友。虽平素他们可能已不需要求诊（或很少求治），但逢年过节会问候一番，若干年后会来探望一下，慰问慰问，有朋自远方来，不亦乐乎？这些关系体现了中国传统文化所追求的"美美与共"！应该说也是理想的现代医学所迫切需要的，更是以交换为原则的现代医疗所欠缺的。

2004年夏天，人民日报记者碰巧亲戚有病，陪看了几次，她有感而发，在《人民日报·华东版》以"快乐门诊"为题，写了篇专门报道。她观察到多数肿瘤门诊患者愁容满面，唉声叹息，但看到中医肿瘤门诊部却笑声不断，相互激励，很多人看完不急于走，而是想待着再听一会儿，故很有感触。生病是不幸的，但浸透在人文关爱的诊疗过程中，却可让人感到负担减轻，且信心倍增，曲线救国地也提升了抗击癌症等的疗效。

形式的多样化、轻松化，提升了慢病之疗效

形式是内容的载体，中医医疗形式多种多样，可以说是中国人创新，也可以看着是落后的残余，就看人们以什么尺度来把握。走访医（生）、坐堂医（生）、现代诊疗机构医（生），都只是形式而已。前述的治退行性骨病变（KOA）的各种疗法也一样，我们在讨论国内KOA综合治疗时，共涉及疗法19种之多，疗效经Meta分析证实，都有一定意义，其实，这些疗法都应受到重视。当然，需要提升其使用便捷程度，以便于更好地运用。

我们治疗癌症也强调多种方法、多个环节的切入。如在2005年主编国家级教材《现代中医肿瘤学》时，强调要从知、心、医、药、食、体六大方面切入；2010年后则归纳提升为八个方面（加上社会支持、环境呵护）等加以调控。第一，认知疗法，我们注意到中国癌症患者很大部分死于恐惧，故首先需改变肿瘤患者的这一错误认知——他们总认为癌症就是死亡，所以在恐惧状态下再吃药，再进行各种治疗，效果都不会好。第二，心理疗法，调控患者的各种心理情绪，包括改善他的睡眠等。第三，正确的医疗措施，包括合理适度的各种措施，但绝不是过度的、买保健似的。第四，正确使用药物（包括各种新药、靶向药，也包括中医药等），讲究合理适度，恰到好处，不是多多益善。第五，饮食疗法，饮食的讲究，膳食结构看似小问题，其实是大问题。饮食对肿瘤病人来说，首先须区分两大类：营养过剩的富癌，须控制饮食；营养不良所致的贫癌

（如食管、阴道癌等），则加强营养，改善饮食水平。第六，运动疗法，对肿瘤患者来说，运动特别重要，但需量力而行。第七，社会支持，包括家庭、亲朋好友、同事及社会的适度支持，这也非常重要；有社会支持的，康复就是好。第八，环境疗法，到了秋冬天，东北肺癌患者很容易复发，在干冷环境中，就要特别注意；环境是广义的，也包括人文环境，人文环境的优化，也要引起充分重视，只有这些整合在一起，癌症疗效才会好。这些，体现了中医学的治疗模式，以综合方法解决错综疾病问题之思路，是行之有效的，也是中医学法宝。

前已述及，我们对阿尔茨海默病（AD）也取得的初步疗效，这是难能可贵的，因为癌症现在有药物控制，AD则全世界干瞪眼，我们的经验是防范从多环节做起：①控制肥胖；②控制饮食，从12+3定律做起（12，就是晚餐结束和隔天第一餐之间12小时禁止摄入任何食物，水除外，目的是让胰岛素休息；3，指的是晚餐结束和就寝之间至少间隔3小时）；③控制血糖，同时争取控制血压、控制胰岛素抵抗等；④控制炎症，特别是慢性炎症（如反复口腔炎症，可促使AD患者可能性大幅度增多）；⑤改善睡眠；⑥改善情绪等。此外，要求积极运动，包括①动起来（哪怕动动手指）；②多听音乐；③多思考；④多交友；⑤多接触自然；⑥多动少坐，适当运动（根据年龄制定）；⑦头部勤按摩、梳理等；这些，都带有预防性质，其实核心就是动，动脑、动手脚、动局部等。

再次，是减少损伤，包括运动损伤，包括减少许多药物的滥用，因为太多药物有潜在致呆性[1]，还有就是针对性的饮食控

---

[1] 根据《终结阿尔茨海默病》一书作者布莱特森的研究，有很多常用西药可影响人的认知功能(如某些"他汀"类药物)，他称这些药物有"潜在致呆性"。

制（个性化）。

专业训练活动，我们主张八项之中看任选二项，如①手指操（经络手指操）；②老年人声乐爱好；③棋牌活动；④读书会（听故事等）；⑤绘画、书法；⑥朗读/陪伴；⑦演算（玩游戏等）；⑧编织、插花等，老年女性可能会爱好。总之，既灵活，又需要让他动起来。

在此基础上，辨证论治，配合以中医药、天然营养剂等，我们还准备对一些适宜患者施以针灸治疗、生物电经络梳理（部分病情比较严重者）、康复训练等。

这些看上去十分复杂，其实是在系统软件支持下，并不困难，困难的只是持之以恒的坚守，因为AD别无好办法，综合干预，效果还是可以的（见前述）。

10

五大资源：亟需很好地整理、开发、弘扬

上述分析介绍的内容与结论，是经得起推敲认证的。

简单归纳，真正不带偏见地知晓，并试图尝一口梨子似地想了解中医药学者，是不难得出这一结论的：她仍旧有着较为广泛的实际价值。我们至少在临床应用领域中论证了这一点。其前瞻性的科技价值还有待后面简单分析；但对上述结论，不少睿智者早已作出清晰的评价和展望了。

国家层面的战略认识：中医学是"五大资源"合一

这不，2016年2月22日，中国国务院颁发了《中医药发展战略规划纲要》（2016～2030年）。该发展战略规划清晰且明确地把"中医药作为我国独特的卫生资源、潜力巨大的经济资源、具有原创优势的科技资源、优秀的文化资源和重要的生态资源"，地位非常独特且意义突出，并强调中医药"在经济社会发展中发挥着重要作用"；指出"随着我国新型工业化、信息化、城镇化、农业现代化深入发展，人口老龄化进程加快，健康服务业蓬勃发展，人民群众对中医药服务的需求越来越旺盛，迫切需要继承、发展、利用好中医药，充分发挥中医药在深化医药卫生体制改革中的作用，造福人类健康"。细究之，作为国家行政机构的最高文件，如此清晰定义还是开天辟地第一遭；五大资源合一，则是破天荒的表述，其政治导向意义不容轻视。也许，以致用为主的科学技术中，真的还找不到与中医学类似

的五大资源合一体。

纲要还总结说"2014年中医类医院总诊疗人次5.31亿，中医药在常见病、多发病、慢性病及疑难病症、重大传染病防治中的作用得到进一步彰显，得到国际社会广泛认可"。但也承认她（中医药）的现状存在不少问题。例如，"中医药服务领域出现萎缩现象"。故国家层面将着力推进中医药的现代发展，而纲要较详细制定了2016～2030年间的中医药发展战略规划。

作为一位关注中医药学几近毕生的学界人士，内心完全赞同这些提法。从中也折射出文件起草者对中医药有着比较清晰明确的定位。而"具有原创优势的科技资源"和"重要的生态资源"的阐述，则是以往较少如此明确提及的。相比之下，这个纲要的确要比以往若干份的类似文件要全面系统深刻得多了。

看来，高层似乎是下定决心大力发展中医药了。这，显然是件利国利民且利于子孙后代的大好事、大战略。但能否有良好收获，五个资源领域能否结出硕果，很大程度上还取决于整个社会能否相对统一思想认识、减少干扰噪声，学科共同体内能否凝聚共识、明确方向路径、找准抓手靶点、创造有效方法、协同合作，且脚踏实地锲而不舍地努力探究若干年。

要让中医药学老枝吐新芽，其路漫漫

但在此，笔者清晰地意识到，真正要让中医药学这株已经经历了数千年沧桑的老枝，重新焕发青春，吐出新嫩芽叶，其路尚漫漫！

因为很多阻力来自于内在（学科共同体）的认知迷茫混乱，缺乏必不可少的哲思及自我拷问，以及锲而不舍的工匠精神、献身精神和精耕最后一里地之韧劲。

"真正优秀的西医从不排斥中医"，中国工程院院士、曾任中国工程院副院长、第四军医大学校长，人称"中国消化病学第一人"的西医专家樊代明教授如是说。他说的完全是真实情况，而且是穿透迷雾后的睿智之见。故权且借来，作为这一讨论话题的点睛之句。

第五章
真正优秀的西医从不排斥中医

01

从排斥到挚爱——笔者的医学探索历程

诚如在本书序言中袁钟教授所言，我们俩是"灵魂深处的朋友"，双方不时沟通，很多观点知根知底。笔者也是中医批评者（甚至可说"一贯的"批评者）。但这个批评，是亲口尝过梨子，且品尝出梨子部分滋味后的鉴赏性批评，是产生于对中医药学有基本认知基础之上的理性批评。

科学的第一精神是批评与质疑

众所周知，批评与质疑是科学精神的第一要义、科学精神之精髓。敢于自我质疑与批判，也欢迎他人对类似问题的质疑与批判，是从事科学探索的基本前提。为此，这也正是笔者同意《医学与哲学》一字不改地发表张功耀教授否定中医药之论文的原因所在。我们坚信，科学和民主是并行不悖的。张功耀教授有他发表见解之权利，我们应尊重他的发言权；但是我们有加以争论、辩驳、批判的权利。因此，张教授论文发表同时，我们也发表了一些进行针对性辩驳、讨论之论文。直至今天，我们都对这一做法感到心里踏实，我们遵循了最低的科学和民主之基本准则。

有两种批评：一种是建设性批评，站在科学立场，依据事实，希望通过批评，修正错误，甚至否定，以不断完善相关认识；可以说，科学就是在不断接受批评、修正，包括否证之中发展前行的。还有一种否认性批评：凡某某说的、或某一方说的，一概不加选择的批评或否定（也包括不加选择之肯定），须知，这方面流毒还是很深的。具备科学素养者，需要鉴别这两种批评。

讨论的两大基点：历史主义与不断自我更新

在此，想补充两个小插曲：我们上一次北京协和医院小礼堂辩论时（2007年3月17号），安徽医科大学的祖述宪教授也是站在中医药学反对队列中的代表，讨论休息时刻，他私下跟我聊："何教授，我反对中医的观点，就是从你那本《走出巫术丛林的中医》①书里，吸取素材的。"我笑了笑，说："祖教授，非常抱歉，你没有看懂我的那本书。我是通过对历史的深入剖析及检讨，知晓了人类（包括医学）起源过程中所经历的一些自然过程，了解她的来龙去脉，包括所带有的陈旧痕迹，作出讨论的……你并没有完全读懂这本书，作为原作者，我很清楚，你误读了！"当然，双方谈话是愉快的，并没有火药味。假设，明天的医学生质疑今天的有关认知之不足，然后大加鞭挞，说今人是如何之愚昧，这合理吗？须知，恩格斯关于科学发展过程有过一段经典的历史主义论述，值得人们铭记——他说："科学的历史，就是这种荒谬思想渐渐被排除的历史，是它被新的、荒诞性日愈减少着的荒谬思想所代替的历史。"这，无疑是正确的历史主义态度。

不久后，我和方舟子先生做客上海电视台，在《陈蓉博客》做电视"中西医学辩论"节目时，当时另一位嘉宾、主持人万峰先生猛烈地抨击方某。方某招架不住，突然口风一转，转向我求助，说他和我的观点是一致的，我们都批评中医学。我说：

①注：何裕民著.走出巫术丛林的中医.[M].上海:文汇出版社，1994:3.

第五章　真正优秀的西医从不排斥中医

"方先生，你大错特错了，我和你批评中医，起点及动机完全不一样。我是了解中医后，我才批评中医，希望通过批评，促使中医学能凤凰涅槃般地得以更新及发展。你的这些观点，仅是我大学生时代的见解！随着资历的长进，我的观点早已更新了。因为实践经历告诉我，有些观点是偏激的、非历史性的，甚至是错误的。人类总是在不断自我否定中前行，所以，我的批评，与你的批评，完全是两回事！"

历史主义不断更新，这些也是讨论相关问题时我的认识论之基点。

因排斥曾放弃读中医专业研究生

讨论前，笔者先介绍一下自己的学术经历，以便更好地阐述相关观点。作为20世纪60年代末上山下乡的一员，年轻时梦想在数学领域有所作为。下乡7年中，空闲时间只啃了两类书：一类是旧书店淘来的《几何辞典》《代数辞典》等；一类是哲学书，当时对恩格斯的《反杜林论》《自然辩证法》等爱不释手。

不久，浙南社（公社）办企业盛行。1972年我被招入社办企业，从事有色金属加工，又想走工程师之路。1975年，阴差阳错，我被送进上海中医学院。我身体强壮，很少生病，素不好医，从未听说过"中医"还有"学院"，公社党委书记劝我好生把握这次机会，过了这次，也许就再也没有上大学"跳龙门"的机会了。于是我怀着忐忑，来到中医学院。第一学期，基础课"阴阳藏象"等听不进去，与脑海中的原有知识抵触太大（与袁钟教授感受完全一致），下课多次质询老师。特别是讲到"经络"时，我逼问老师，究竟"经络"是什么？请拿出证据来。1977年底恢复高考，我向工宣队（当时学校是由工宣队管理的）提出要退学重考，被工宣队狠狠训斥了一顿，没被批准。1978年初恢复研究生考试，我报了上海第二医学院的肾病专业，居然考中。当时我在郊区毕业实习，班主任专程到郊区找我，告诉我喜讯。但由于名额调剂原因，我被转回到了中医学院，学院考虑让我转读"通里攻下"（中医外科）硕士。当时，从班主任兴冲冲的神情中看出，她认为我一定会很高兴。没有想到我一听说回中医学院，居然不假思索就谢绝了。毕业后，我被动员留校，第2年（1979年）继续考研，报了上海第一医学院临床，但审核没过，说不够两年临床基本要求。直到1980年，那个时候，我对中医学的态度已发生了质的变化，主动报考了中医研究生，从而走上了以中医为主体（不排斥其他有价值内容）的医学研究与应用之路。

是什么促使了我的改变？

简单说，促使我改变的是一系列的临床事实。当时（1978年）社会正在热烈地讨论"实践是检验真理的唯一标准"。一连串事实，让我这个自以为理性又有一定哲学根基者开始对中医改变看法。

最初是龙华医院见习时，我独立诊治了一位心源性水肿的老人，此人原本是49路公交车司机，因心衰日久，出现心源性水肿，使用西药洋地黄类制剂（强心剂）及利尿剂，症状未得到很好的控制，只能由轮椅推来求治。我想起了张仲景的"真武汤"，全方稍作调整，用上了，不料，效果奇佳。一周后复诊，水肿退了，可以自行行走了，这位老者后来十分相信我这小医师，很长一段时间在我处求治。

第二件事是儿科见习，我去了上海市儿童医院，有幸于该院创始人、中国儿科奠基者苏祖斐老教授（时年80多岁）在同一诊室，她看的是小儿过敏性紫癜，用的是中西医结合方法，出于好奇和尊重，有空我就坐在她旁边，我看她用的都是凉血止血药，遂百无禁忌地提出：老师上课讲，这种病症，大多病于脾虚，脾不统血，当用补脾益气摄血法。想不到作为大师级的苏老十分谦虚，说她那套是西学中的，中医就用你说的试试看。每周某个下午，三个多月，我们"祖孙俩"系统观察了近40例患儿，效果非常好，近半数患儿2周后血小板总数上升，80％患儿一月后血小板正常。苏老很高兴，因为比她那套效果明显要好。我也很高兴，我高兴的是，与大专家在一起，抄抄弄弄，居然也能有效？而且，看上去中医理论好像还是很管用的。

彻底改变我看法的是另外两件事情：1978年夏天，我毕业实习在奉贤县人民医院。有一天我在急诊值班，一个19岁的小伙子骑车来看病，他身高1.80米，到急诊时满脸通红。经查血象，考虑他是白血病，我嘱其入院治疗。当时住医院是要自带被褥、暖水瓶的，嘱其回去取。他家离县城30里地，当晚他回到医院。住院第二天即开始化疗，化疗到第三天，他起不来床了，第四天晚上，他死了！当时我的心如同撕裂一样的痛。这个比我小几岁的壮实青年几天前还蹬着自行车骑行90里地，用药第四天后居然就这样死了？！我内心非常愧疚，我觉得是我杀死了他！那天如果我不收治他，他是不是就不会这么快就死？也许我救不了他，但他至少不至于只活4、5天。那以后，我一头钻进医院图书馆，查有关资料，那时，医学书十分有限，有的就是《希氏内科学》的老版本，书上清楚地写着这种治疗方法没错，但现实是经此法治疗后，人却死了？！在"科学"与"事实"之间，我迷茫了，自我怀疑了。

毕业留校后不久，我原来插队地方（浙江义乌）的一位退休领导（曾就职县革命委员会生产指挥部）来上海找我，他希望我这位接受过"贫下中农再教育"的上海医师帮助他治肺癌。我陪他走了好几家医院，一概拒绝，因为他患的是晚期肺癌，又伴有较为严重的冠心病。无奈之下，我和他实说了。想不到他认定就在上海，让我帮他看，且就赖在我狭小的家不走（那时，居住条件都很困难，住旅馆是奢望）。我只能帮他找了我校内科权威张伯臾老中医，先帮他调整冠心病再说；至于肺癌，我说都没有说（说了张老保证会拒绝，不看的），我自作聪明地在张老方上加几味抑制癌症的药。由于找张老很难，故以后就通过书信联系，由我直接改方，想不到这一改，改了10多年：1978年是60多岁的老人，一直活到了1989年。1980年我研究生报名时，他已大大超过了当时西医给他定的寿限：3个月到半年。"实践是检验真理的唯一标准"，这是当时热门的话题，没有想到，竟使我改变了对中医的看法，也促使我下决心改考中医研究生，它也是驱使我几十年来一直致力于临床中医肿瘤治疗的最初动因。

可以这样说，正是信奉"实践是检验真理的唯一标准"，一次次的亲历亲为，让我这个信奉数理与哲学，喜好工程技术等"硬核"科技的工科男，逐渐对阴阳、藏象、气血津液等"玄"而又"软"的非逻辑的经验性内容产生好感，并决意为其做些工作。数十年的孜孜不倦的多层面、多维度探索，加上原本的善于沉思与逻辑推演的特点，使我能对许多神秘"表象"的浮现原因或机制有一个自认为是可信的解读或认识。特别是笔者在1989年曾与同年龄段的十余位有研究生背景的同仁们一起花了两年多时间，做了一件至今都引为自豪之事——即系统比较了中西医学，从源头、文化背景、人文地理差异到方法学、学科概念体系等予以全方位的比较研究，遂有了一本影响较广的《差异·困惑与选择》。90年代中期，笔者又坐了近三年的"冷板凳"，使原先有较浓"呐喊"味的比较研究，多了些哲学沉思与历史追寻，认真追溯寻绎了中医药产生的巫文化源头及其演变过程，而有了《走出巫术丛林的中医》这本书。

转身后的"自白"

在此所作的一番自白，只想先作"正名"，表明笔者是怎样的一位思考者。"名正"才能"言顺"。有过曾经的教训或经历，所说的才能更有说服力；有过相应的背景或思考，才能"言顺"地表达自认为比较符合实际的观点，也才能避免陷入情绪化而误导他人。

需指出的是：本人自认为崇尚科学理性，也有一定的哲学与人文根基，因此，从不主张把中西医学对立起来。给本科生上课，总会开场白就强调：**我们首先是科学工作者，其次是医学科学工作者，再次才是以中医药方法为主的医学科技工作者。没有必要和理由，情绪化地执著中西医之一端而偏执地指摘另一端。**

笔者一贯不愿意龟缩在象牙塔中，更愿意把触角伸向多方面，这得益于一大批志同道合之学界友人（包括许多其他学科及当代医学界人士）的热心相助，经常性的思想交锋和"精神聚餐"，因此，我们更应该，且完全可以从世界性视野，更宽广的发展角度，从未来可能的态势，回过头来看看中国传统医学，看看当今我们能做些什么，该做些什么。热衷于用当代医学标准评判中医药的，其前提就是荒谬的；拘囿于中国看中医药的，注定是狭窄的；局限于当下论中医药的，必然是短视的。更不用说停留在过去的历史中评论中医药是非了！

笔者不仅愿意"天马行空"地作哲学或逻辑思考，更喜欢脚踏实地作实证性的研讨。除临床诊疗肿瘤外，科研触角更伸向了心身关系、体质研究、阿尔茨海默病（AD）等的纠治。崇尚脚踏大地，紧贴临床，也使得笔者的思索和论述与网络上的纯思辨探讨有了质的不同，更注重实际，更注重临床或科研中客观发生着的事例。这些真实事例，由不得个人之好恶所主导。

02

作为当代西医学大咖，他们为何力挺中医？

对一门学科是排斥还是认可，应避免"王婆卖瓜，自卖自夸"之嫌。对此，可借西方学界"他者"（The Other）的观点作出论述。所谓"他者"，是相对于中医业内人士而言，是既相关（同为医界）又置身局外者，他们的认识常更值得借鉴。中医药学的"他者"身份，非当代医学界大咖——诸如院士们莫属。

樊代明：中国工程院副院长力挺中医

樊代明，是位站在当代医学最前沿的院士，他多次在大的公开场合"力挺"中医，并因此招致不少非议，甚至言语攻击。2017年《经济参考报》记者为此采访了他。樊院士的回答明快犀利，直截了当，且富有感染力。

樊院士说："其实，中医不用'挺'，它自己'挺'了几千年，需要我们好好去学。学中医不是否定西医，就像说西医好，一定不要随便说中医不好。"

他强调了"力挺"中医的四点充足理由：①在人类历史上，中医药学从未像今天这样受到强调和尊重；②在世界医学领域中，中医药学已发展成唯一可与现代医学（西医药学）比肩的第二大医学体系；③中医药解决了很多西医解决不了的问题，显示其不可替代性；④中医药学必然成为未来医学发展和整合医学时代的主要贡献者。

你真的了解中医吗？

他分析指出："在人类文明发展史上，各种医学不断产生又不断消亡，唯有中医药学有完整的理论基础与临床体系，历经风雨不倒，不断发展完善，为中华民族繁衍壮大作出巨大贡献。即使在西医占主导地位的当下，中医药依然以其显著疗效和独特魅力，在越来越多国家掀起了经久不息的'中医热'"。

"甚至在有的领域，中医药学远远走在了现代医学的前面。比如，对于顽固性腹泻，西医一直没有什么有效手段，直到近几年在国外兴起的用肠菌移植治疗法，才明显提升了疗效。而在几千年前的中国医学典籍如《肘后方》《黄帝内经》，甚至更早时期，即有记载'口服胎粪'等类似疗法。"

为此，他告诫说："西医不能也不应该看不起中医！至于有些既不太懂科学、又不太懂医学的议论，不要太在意。有人说真理越辩越明，我看还要以实践说话、疗效说话！"

笔者与樊院士有过不少交集，2018年12月的《2018深港粤澳大湾区首届肿瘤康复论坛》主讲嘉宾就是他与笔者两人。他是个直言不讳、有啥说啥的学者。他对力挺中医所说四点理由，不经过深刻思考，是不能应付性回答的。他既是个从事肿瘤基因研究的前沿性学者，也是位临床治疗大师。当别人问他，为什么有些病"别人治不好他能治好，别人治效果一般但他治疗效果显著"？他回答说："我靠的只是科学么？当然有科学，但有的时候，甚至很多时候不只是靠科学。每次去查病房，我第一个进门，会和病人先聊几句。你们村在哪？今年种什么？收成怎么样……离开时我最后走，轻轻带上门，和病人微笑告别。不要小看这些细节，病人从中感受到了什么？关怀、暖意、信心！因为他对你有了信任。再加上合理治疗，效果能不更好么？这里面涉及的不只是科学，至少还有心理学、语言学等。因此，在医疗过程中，科学占多少成分，要根据不同的时间、地点、人来定!"这段话,让同为治疗肿瘤医师的我,感受特别深,只有具备切身临床体验者,才会(也才敢)总结出这样的经验之谈!须知,谁都知道,很多情况下,治病"功夫在药外!"

钟南山院士:新冠肺炎肆虐,"中医一开始就要介入"

这次新冠肺炎,钟南山院士再次挺立潮头,力挽狂澜,为国人所敬仰。

是他,在新冠肺炎肆虐之初,便反复对媒体公开强调"中医一开始就要介入,别到最后不行了才看"。2020年2月18日,钟南山院士等专家明确提出,应重视中医中药在防控新冠肺炎中的作用。而且,指明主要验证三方面作用:一是能否灭病毒;二是能否减少病毒进入细胞;三是能否减少发生"炎症风暴"。一旦找到了证据,将能够给中药的使用,特别是肺炎早中期的应用提供一些依据。

他提及上次冠状病毒肆虐时,曾做过西药奥司他韦、中药麻杏石甘汤、银翘散,及安慰剂的比较研究,发现中药无论是单独用药,还是联合用药,都能明显缩短患者的发热时长。他强调"这是中医的一个进步,大陆的中医研究,一定要坚持这样做……中医中药,首先要突破的应该是中药"[1]。并指出中医运用金木水火土等理论来解释人体,已经是古人的事,中医中所蕴含的哲学,比如人体的整体性是有它的道理的;而中药有很多东西可以探究,如果将来有突破,一定是中药方面,因此一定要走这条路。

他并分析说:中药两千多年的经验积累了不少好东西,但

---

[1]钟南山之言,详见 https://v.qq.com/x/page/d3066buy7mt.html.

你真的了解中医吗?

到底有多大用途，必须迈过循证医学这道"门槛"。中医讲各个脏器之间是互相联系的，并强调应将人当成一个整体来治疗，中医整体治疗和"治未病"的理念是科学的。

早在1971年，他在参加慢性支气管炎防治活动中，就注意到各地都有一些阶段性成果。其中浙江一种草药被德国药厂看中，坚持不懈终于研发出来结果。他认为，其实我们的中药非常厉害，但就是缺乏坚持不懈的精神，只要抓住了传统和特色，对于中药和天然药物有执著的研究，就会有卓著的效果。

2003年SARS期间，他所在西医医院治疗117名患者，有10人死亡；其中有71名患者接受中医介入治疗，仅1例死亡；且接受中医治疗者没有后遗症，死亡率低，治疗费用也低。故他强调：疫情期间，中医疗法发挥了重要作用。

不仅传染病如此，深厚的临床履历使其对中医药的认识还延伸到其他领域。如2010年，钟院士出席广医荔湾医院新病区揭牌时指出："中医讲各个脏器之间是互相联系的，并强调应将人当成一个整体来治疗，这是我看重的一个理念。"

据《钟南山：非典里的"老方子"》一文中记载：钟院士列举中西医对肿瘤的治疗理念时，阐释说："以前西医是简单地把肿瘤给杀灭了，最后发现瘤没了，人也死了；中医不是直接把瘤消灭，而是提出'以正攻邪''人瘤共存'，改善病人的生活质量、延长寿命。"故他称"现在整个世界对肿瘤的治疗理念也向这个方面转变，跟中医是有关的。"

肿瘤领域院士：不约而同地呼吁必须重视中医药的运用

中医学首先是门实用技术，基于疗效的考量是关键。笔者临床以诊治难治性肿瘤为主，最关心肿瘤领域"他者"的见解及经验。作为一种全球公认的难治性疾病，恶性肿瘤也确有代表性。听听这一领域院士们的呼声，不无教益！

◎肿瘤内科治疗鼻祖：我对中西医结合情有独钟◎

中国肿瘤内科治疗的开创者孙燕院士说："我虽然学的是西医，但我对中西医结合情有独钟。……中医中药是一伟大宝藏，经受过历史的洗礼。和西医相比，中医更重视整体认识疾病发生的条件；中医认识到正气虚是疾病的重要内因要比西医早1000年；而调控是21世纪医学的重要组成部分。[1]"他把中医药明确列为癌症第四大疗法，指出中医药可大大延长癌症患者寿命，改善症状。他亲自研制出肿瘤中药制剂，临床效果很好。他总结50年来国内肿瘤临床的重大贡献共12项。其中有6项和中医药有关。台湾媒体这样评介他："毕业于协和医学院，是一名西医，但他能在临床实践中融入中医的思想。"

◎研究白血病的院士：称自己"是个中药迷"◎

陈竺院士是研究白血病的。他用现代方法证明中药砒霜不仅能治疗早幼粒细胞性白血病，而且有剂量依赖的双重效果：较大剂量诱导细胞凋亡，较低剂量诱导细胞分化，遂开创了国际认可的治疗新模式。他说："对白血病的研究，让我深深感到非常有必要将传统的中医学与现代西医学结合起来，……要学习传统中医重视人体综合平衡的可贵思想，并不断加以提高。"并说自己"是个中药迷"！

---

[1]孙燕.孙燕院士谈："中西医结合治疗肿瘤"[J].癌症进展,2003(4):235.

你真的了解中医吗？

◎ 肝胆外科先行者：辨证论治才能够显著提高肿瘤患者的疗效◎

吴孟超院士是中国肝胆外科先行者、国家科技大奖获得者。他指出："既有西医，又有中医，这就是中国医学的特色……我是搞肝胆肿瘤的，搞了几十年了，虽然疗效有所提高，但是提高得还是不快，而且问题越来越多，越来越复杂，发病率也越来越高。""西医治疗肿瘤由于忽略了全身，所以重视局部的治疗；而中医的治疗是重视全身。两者结合起来就是一个完整的治病救人。结合得好，肿瘤治疗效果一定会提高。"并指出："外科医生……'一把刀'可以割掉肿瘤，问题是患者生命能不能保住或怎么长期保住。这就需要靠中西医结合治疗。""我看过很多肝癌患者，从20世纪60年代开始我就主张手术以后增强患者的免疫力……这样，患者就可以健康地生活了。所有这一切主要靠中医来实现。60年代初期，我治疗过一个肝癌患者，他就是手术以后靠吃中药恢复，到现在已经40年了，一直健康地生活着。""肿瘤术后恢复除了其他办法，最好是再加上中医药治疗，效果最好。把中医几千年的经验用于肿瘤的治疗，中西医结合、辨证论治才能够显著提高肿瘤患者的疗效。"他认为中西医两大学科体系有机结合，可大幅度地提高我国肝癌的治愈率，改善患者生活质量，延长生存期。[1]

◎ 外科院士：术后中药调理方开得好 ◎

汤钊猷院士是国际著名的肝癌外科专家，原国际癌症大会肿瘤会主席。2007年3月16号，正逢反中医浊浪甚嚣尘上之

---

[1] 何裕民.癌症只是慢性病.第3版[M].上海:上海科学技术出版社,2014:108–112.

第五章 真正优秀的西医从不排斥中医

际，电视台采访第二次获得国家科技大奖的汤院士，当主持人问到对"告别中医"事件看法时，他说他现在每周出门诊，许多复诊的老患者不是冲着他"刀开得好"，而是肝癌术后中药调理方开得好而来的。而且，他为亲人（岳母、妻子、儿子）分别亲自用中医治愈不同疾病。耄耋之年的他，近年来出版了三本肝癌治疗宝典：《消灭与改造并举》《中国式抗癌——孙子兵法中的智慧》《控癌战，而非抗癌战——〈论持久战〉与癌症防控方略》，不只是用中医药解决技术难题，且上升到了防控方略及诊治智慧等极高的层面了。

◎分子机制研究院士：也许中药会在抗肿瘤方面走在世界前列◎

程书钧院士从事肺癌分子机制研究。他认为："无论中医、西医，现在对肿瘤谁都没有一个最好的办法；……从治疗的角度来讲，尤其是晚期的，我倒觉得，真要发挥中医的作用！……晚期我非常主张用中医药，有些晚期高龄的人，真应该发挥中医的作用，提高他全身的抵抗力，少用点射线烤他了。从这点来讲，中医很有它的发展前途。"他认为："西医犹如单兵作战，强调的是杀灭癌细胞；但中医的组方却像联合作战，有主攻、有保护、有清障、有后援，而这是较为合理的。"他展望："中药有几千年人体毒性实验的基础，在晚期肿瘤的治疗上，适当放宽一点尺度，也许中药会在抗肿瘤方面走在世界的前列。[①]"

再如，从事放射免疫研究的军事医学院原院长吴祖泽院士强调应"将丰富的中药资源与现代化的中药资源库结合起来，进行有效抗肿瘤药物的筛选，同时不排除与西医西药的联合，

① 何裕民.癌症只是慢性病.第3版[M].上海:上海科学技术出版社,2014:108-112.

相信应该有所收获"①。从事老年医学且偏重于肿瘤防治的陈可冀院士认为："（治疗肿瘤）中医药学是更强调宏观和整体的；西医则是强调局部和微观的，两个互相取长补短，可以更全面……"这些，不只是睿智之见，更是透过多少经验所获得的肺腑之言，不刊之论，值得珍视。

当代西医师对中医认识：临床阅历越丰富，认识越客观

人的认识常是一个潜移默化的过程，每每随着经历的增多而改变。对待中医药的态度也一样，当今西医学临床大夫大致存在一些普遍的规律性现象。这是我四十年来接触不少临床西医医师，包括参与组织中华医学会心身医学等的工作、参与很多医学院校（一大半是西医院校）的学术交流、也包括癌症患者中有不下百余人本身就是西医大夫，长期接触之余的感受，对他们在中医问题上的认识及态度有个大致的判断。

其一，对待中医的认知，明显的是和学医及行医年龄有关，越是年轻的医生，临床阅历越浅者，越是对中医药学不感冒，甚至激烈反对。想当初，本人也曾经如此。曾记得一位上海医科大学的应届毕业生，他母亲是晚期乳腺癌，坚决要求中医药给予帮助，她已受够了创伤性治疗之苦（治疗过程痛苦且不能控制病情）了；但儿子就是认为中医药不科学，西医有的是治疗方法。她母亲已在门诊，硬是把她拽走，母亲坚决不走，僵持不下。约二三年后，他却亲自陪着母亲来看病了。因为现有的各种疗法已经用尽，真的到了黔驴技穷之地步了。随着临床阅历之增加，真可谓"学医三年，自谓天下无不治之症；行医

---

① 10大院士告诉你到底如何治癌？原文见 https://m.sohu.com/a/51650373_350552/.

三年，始信世间无良方可用"。因为临床经验经历会教训人们客观地看待很多问题。樊代明院士所谓的"真正优秀的西医从不排斥中医"，也有此类旨趣。

其二，与所从事的临床学科有关，越是钢性的学科（如外科、骨科、感染科等三下两下或许能解决问题的科室），其医生与中医药学的关系越疏远。然行医日久，方知亦不尽然，很多老资历的外科、骨科、感染科大夫也十分推崇中西医结合。例如汤钊猷院士、吴孟超院士等都是外科肿瘤见长，他们都极力鼓励中西医结合。因为医学本身就是门有缺憾的科技，在自己领域里沉浸越久，越知道某些技术的短长，故越能够超脱学科巢穴之见。《健康时报》曾采访外科权威汤钊猷，题目就是"研究癌症一辈子却劝人别轻易开刀的肿瘤院士"。汤老自己说，他也有外科病及手术指证（胆囊结石），他就没有开。这，才叫作"智慧"！

感染性疾病也一样。这次疫情期间走红的华山医院感染科主任、上海医疗救治专家组组长张文宏强调上海中西医团队在一起工作很和谐。2020年2月29号笔者在写这段文字前不久，他对采访记者说："在这里没有学派之争，只是说怎样对病人有利，什么对病人是有利的我们就采取谁的，所以在这里非常和谐。"双方最后形成中西医整体治疗之共识，对重症病人的医治是依靠所有的力量一起。"上海有85%的病人被治愈，这也是依靠各个团队，中医的西医的都在一起。"

与此不同的是，另外一些临床学科，像是精神科、免疫科、内分泌科、妇科等，原本就与中医药学关系十分密切，因为这些学科本身解决问题的招数就有限，且每每还会"压下葫芦翘起瓢"。兼用中医药方法，可以提升这些领域疾病治疗之疗效。因此，实践经验的结论告诉人们，适时合理借助中医药，往往是正确之路。

03

海外医学家坦陈：当代人类不能缺乏中医

对待中医药，日本、韩国医学界的态度是参照

同属东亚文化圈的日本、韩国医学界既是参照系，也可视为是"他者"。

以日本为例，该国是实用主义至上，一切讲究精益求精。我们曾讨论"汉医沉浮"之启示：明治维新前后一批先知先觉的汉医人士（就是中医界）率先起来自我否定汉医（中医），引进兰医（荷兰医学，当时荷兰国力强盛），以至于日本以法律形式，彻底取缔中医（那时，已贬称为"旧医"了）。百年前屡弱的中国，也在这股歪风诱使下，在20世纪20～30年代上演了废除中医之闹剧。而到了50～60年代，又是日本一批西医睿智者们，自觉开始对中医药有效疗法的"再发现"过程，其势至今颇甚，影响民众甚广；甚至政界也成立了"振兴汉方医学议员团"，"其深层次的原因在于日本民族深刻的、一以贯之的实用主义思维传统"[1]。医学最本质的属性特点是解决民众疾苦问题，故实用与否往往是第一位的。上述"他者"的认可及由此而催生的自信，都源自中医药能够帮助解决临床疾苦的实用价值。

而且，在中医药研究领域，日本学者选择了一条更为现实而实用的研究捷径：以汉方医学中"证"的研究为重点和中介，

---

[1]何裕民主编.中医学方法论——兼作中西医学比较[M].北京:中国协和医科大学出版社,2005:241.

以药效理论和方剂构成理论为基础，以此探索"证"的客观性，进而达到系统评价及阐释中医理论的客观性、科学性和具体机制。因为中医学的方药系统具备作为参照系的两个条件：一是系统本身的可自由分解性，随着分离材料、分离技术、分析化学的高度发展，单味药和复方的化学成分的分离和化学结构鉴定日益容易；二是系统和已知系统之间的可参照性，即方药的作用机制与已知合成药可以相互参照。所有这些，使得通过掌握药物的作用机制，探索"证"的客观性，进而达到中医理论的整体研究成为可能。在具体研究工作中，又依托了高科技优势，使研究手段大为提高；逐步解决了一些水溶性物质、微量物质的难以分离问题。这些努力，使得中医药（汉方药）在日本大行其道，销售旺盛，一些产品在中国销售，也获得交口称赞。

中医药在韩国称为"东医"，其代表作《东医宝鉴》是在明朝中晚期依据中医药著作辑录而成，约90%以上的内容从中国传过去的。韩国对东医的研究及挖掘可谓是紧锣密鼓。他们的一大特点就是拼命"申遗"。如《东医宝鉴》这本书2008年申遗，于2009年7月31日被认定为世界上第一部列入联合国教科文组织（UNESCO）世界记忆遗产（Memory of the World）名录的医学著作。当时还激起过媒体及舆论场的一阵风波。我也因此接受过多家媒体的专题采访。中国中医药领域的最高领导、国家卫生部副部长兼中医药管理局局长王国强先生在2012年8月，还专门接受凤凰卫视的采访，特地提及了中医药申遗问题。部长的态度当然是高瞻远瞩的，强调这个（《东医宝鉴》申遗）"就不要与韩国同行争了"，因为不管怎么说，中医药的国际标准是中国制定的，中医药的源头是我们的，这本身就非常有说服力了。但这也从一个侧面说明，中医药是巨大宝库，是人类的共同财富，是值得好好开发利用，为当今人类共同健康服务的。

德国医学教授如是说：当代人类不能缺乏中医！

20世纪90年代初，我与匡调元教授曾一起拜访过到中国访问、对中医学深有研究的德国医学家波克特（Manfred Porkert）教授，聆听其高见。波克特是学西医出身的，在慕尼黑大学医学系做过老师，有德国行医资历。他开门见山第一句话就是：当代人类不能缺乏中医！

他告诉我们，他原本是资深的西医师，故有资历评判西医。他认为，绝不是说西医一无所取，但从科学与技术的对比角度上谈，从长远来看，中医应当比西医有更广阔的前景。因而，中医药学不但是中国人的自豪，也应该是全人类的共同财富。他坦陈，他自己多次患了很麻烦的疾病，先是常规现代医学治疗，效果不理想，只能转而求助于中国中医药，转危为安，遂使他对中医药信任有加，矢志不渝。

他认为，科学必需相符下列三条标准：①以正面经验为基础，"正面经验"是针对确实的事实而获得的实际效果；②陈说的单一性，即在必定的上下辞意中，具体名词术语的含意是单一的；③经验资料的严格、公道的综合。"严格的"，是指不是任意的、含混的以及近似的；"公道的综合"，是指从搜集到的经验资料中树立起合乎逻辑的联络。他强调依照这三条标准，作出评判：在现代医学（西医）中，大多数是原始科学的知识，只有一小部分是精密科学；其中还有较大的伪科学的成分。与此相反，中医学除有一部分是原始科学以及伪科学的残存外，就绝大部分或主体而言，应该称得上是精密科学。

波克特教授潜心钻研中国的中医药40多年，编著出版了许多中医书籍，不少中医药书，风行欧美，被译成多种文字，并屡次出版。

他反复告诫：当代人类不能缺乏中医！然而，让1933年出生的他感到伤感的是，中国人却把自我的宝贝（中医药）当成垃圾丢掉了！

他发现：在中国国内，对中医药的轻视、甚至批判到处可见。许多国人对中医学的科学原理认识不够；也有很多国人对中医的科学性表示怀疑。而且，波克特教授对现在的中医研究趋向也很不满意。他说在崇洋媚外的氛围中，一百多年来，不少中国人执拗地相信西医的策略可帮助挖掘并提高中医，但这样做的结果只会使中医遭到的是教条式的歧视以及文化摧残。他有一句告诫令我20多年过去后，依然记忆犹新——他说，断送中医的，很可能就是中医界人士！

他长期生活在德国，指出，到过欧美的人就会了解，欧美的医疗效果其实不一定好，很多病的医治上其实并不令人满意。他以他自己患的膝关节炎为例：西医先让服用可的松，没有效果；后来建议动手术，换金属关节，他没有依从；结果，一名姓周的中医师给他按摩、针灸，配中药吃，不到6个月，完全好了。

因此，"怎样会有那么多人跑到欧美做中医呢？"他诘问到。作为一个人口大国，中国要保证老百姓享受良好的医疗，就绝对不能缺乏中医。他反复告诫说，中国人应当战胜自己的文化自卑感。

他还告诉说：德国人酷爱中草药，73%的德国人使用草药治病。在德国人的家里，有两本书必不可少：一本是《圣经》，另外一本是《草药药典》。德国人说：前者用来治理国人的灵

你真的了解中医吗？

魂，后者用来维护大家的健康。

据德国阿伦巴赫调查公司的调查结果显示，有73％的德国人使用植物药物。人们使用草药主要用于治疗咳嗽、感冒、胃病、消化不良、晕车、血管疾病、慢性疲劳等。其中，以银杏、人参、绿茶、金丝桃叶等草药使用最为广泛。

说到这里，他对中国人把自家的宝贝（中医药）当作垃圾，要扫地出门，丢弃它，十分痛心。告别时，他反复强调这一点。

第五章　真正优秀的西医从不排斥中医

04

医学外的学者：透过迷雾的清晰认识

评一门科学技术，需要借助深层次理性思考，这些，仰仗于中医学界自身，显然是不够的。听听不同学科大咖的见解，绝对是有益的。

制度经济学家：中医药"输在缺乏验证理论的支持条件"

笔者注意到，2007年反中医浊浪甚嚣尘上之际，局外人士北京大学周其仁教授介入了。他是个制度经济学家，以倡导真实世界经济学研究而著名。在反中医浊浪汹涌时，一眼就看出反中医的要点是"中医不科学"；其固定公式是"西医＝科学与先进，中医＝愚昧和落伍"。

为此，研究真实世界及制度作用的他，诘问反对者说"西医从来就是科学的吗？"对此，他特地引用权威的《剑桥医学史》[1]记载，加以驳斥："1869年伦敦医院的急诊室，以每35秒钟一个病人的速度……被打发，走时带上了剂量可疑的药物，它们基本上由通便剂组成"，"1900年前后，美国的老式医生出诊时，他们的诊疗箱里几乎没有药物。这些老医生……由衷地相信，年轻医生最终会发现他们包里真正需要的就是让病人吐和泻的药物"。这些，远远不及同时代（晚清的中医师），甚至

---

① [英]罗伊·波特主编.剑桥医学史.修订版[M].张大庆主译.长春:吉林出版社,2000:222-224.

远远不及汉唐之际中医师的诊疗水平。

周其仁教授并以英国文豪萧伯纳在1911年写的《医生的困境》中的描写为证。当时"通过了考试、购得一个铜招牌后，医生很快发现自己开的处方无非是：为不喝酒的人开白开水，为酒鬼则开白兰地和香槟；在家中开牛排和黑啤酒，在路途上开不产生尿酸的素食食物；给老家伙的处方是紧闭的窗户、大大的火炉、厚重的外套，给年轻的时尚追求者则是呼吸新鲜空气，尽量裸露而不失庄重。"①别忘了，这已是20世纪初的情形了！故"传统西医毫无'科学'可言。先进而敏感（指五四运动前后）的中国知识分子对传统中医所作的批判，对18世纪以前的西医，差不多全部适用"。

因此，他对比后的结论是："在很多方面，传统西医之不科学，远甚于传统中医。"并分析"真正把中西医之间的科学水平大幅拉开来的……是工业革命在西方扩展，而中国依然保持以农为本的结构。人口和资源积聚的模式，从此有了明显的分叉"。他进一步阐述："分工依赖市场规模，而市场规模首先依赖人口和资源的积聚。当90%的人口散漫地居住在乡间时，社会既不需要、也无从支持分工深化（包括知识分工的深化）。在此基点上，知识累积的模式也分了叉，结果就是科学革命与昔日辉煌的中华帝国渐行渐远！"结论是关键不在于中医理论科不科学；而在于"是不是把理论——假说和猜想——置于不断经受检验的地位，并不断创造条件验证这些理论，不断推陈出新，以逼近更高的对规律的认识水平。从这点看，说传统中医输在无力提出系统而精确的假说和猜想，不如说输在缺乏验证理论的支持条件。""绝不是有数千年历史的中医没有经验基础，也

---

①见经济观察报2007年07月15日，周其仁的《中医与西医的分叉》一文。

绝不是中医缺少天才的理论和假说。……决定性的差别是中国没有提供不断验证、推翻、更新医学假说的社会条件"，"试想，到20世纪80年代还是10亿人口、8亿农民，哪里容得下程度很高的积聚和分工？经济条件的限制，决定了追求'准确的真实性'是非常奢侈的需求。"①

痛定思痛，借助当今社会的快速发展，建立起与时代及学科特点相适应的、以验证中医药理论及方药内在机制的支持性机制，通过不断检验、核实、修正、揭秘，乃至推翻更新相应医学假说或解释的社会性条件，便是刻不容缓之举。

两种应对模式之异："科学合理的"PK"自然合理的"

北京大学著名国学大家楼宇烈教授说："认识到中西文化（含医学）的差别实际上是认知/应对世界之类型的差别。而这种类型的差别，恰恰是使不同文化之间得以交流和互补有了可能。"为此，他提出"自然合理""科学合理"两大认知/应对世界之"类型"问题，中医学讲究"自然合理"，"按照这个事物的本来面貌因势利导，要适合、符合这个事物的本来发展的途径、趋势"；西医学讲究"科学合理"，重在发现科学结论后试图按照这个结论去掌控自然，"改变事物的本来面貌。"他并进一步分析认为：讲究自然合理的，一定是整体联系思维的（因为自然界本身就是整体联系）。故中医形成了整体生命观，偏好天人合一；虽细节模糊，却总体上接近于事物本然状态。"科学合理"的只能一层层剥开看，一个细节一个细节地深究；只能追求局部的清晰、准确、精致，定量化、数字化表达，但总体

①见经济观察报2007年07月15日，周其仁的《中医与西医的分叉》一文。

你真的了解中医吗？

上往往失之于真实——有时"对事物的局部认识越清楚，对全貌反而更不清晰，更不接近它的本来面貌。"①

楼宇烈教授在讨论中国哲学特点时进一步指出：在中国"科学合理"是受西方影响产生的，认定"只有科学才能合理"，故汲汲于"寻找到事物的本来面貌后……要去掌控自然，去改造这个自然，去改变事物本来面貌"，楼氏对此"类型"持一定的保留态度。而"自然合理"主张"凡是合理的必然是自然的，凡是自然的必然是合理的"。此"自然"，不单是指自然界，而是"本然"状态；"就是合乎事物的本来面貌，要尊重事物的本来面貌"；"只有根据事物的本来面貌去做才是合理的，任何违背事物的本来面貌去做，都有问题，是不合理。"

在这里，楼宇烈教授不只是在讨论生态、环保等具体问题时做此论述的，而是就中西方精神思想实质展开的。其实，类似看法近些年已成为研究中西方思想史的共识。如学者石海兵、刘继平以"天人合一""顺应自然"与"征服自然"作为中西方自然观的最大易趣之处。曹孟勤、黄翠新认为西方科学技术之思路是"改造"，西方医学重在"征服"，"征服"及"改造"都是超越自然的；并认定按西方的模式，随着科技/医学的发展，人类将无所不能。但实际上这种模式只适合处理线性的简单问题，远非解决所有难题之良策。故主张要从西方的"征服自然的自由，走向生态自由"。后者其实是对注重本然的一种高层次回归及升华。

类似的见解已逐渐成为世界上的一种新共识。世界经济观察所所长、美国学者布朗（L·Brown），2003年写了名著《B模式4.0——起来，拯救文明》。他认定世上应对模式有两类：

①楼宇烈.中医哲学的时代使命[M].北京:中国中医药出版社,2009:9-12.

第五章　真正优秀的西医从不排斥中医

"人类的"和"自然的";"人类的"就是流行于当今主流社会（典型如美国）、以征服/改造为宗旨的、贪得无厌且违背生态的行为模式，他称其为"A模式"。认为沿袭A模式，文明将遭灭顶之灾，人类将难以维继。他推崇量入为出、有所节制的生活模式，称其为"B模式"；认为唯有B模式，才能拯救地球延续文明。他痛心疾首地说"人类一直在典当未来"，"我们不知道还剩下多少时间，大自然在给地球掐表，但我们看不见这个秒表的表现"。而"自然的"则体现为回归本然、有所克制、对原样的"最大保护"，在给定条件内尽可能达到大而多样化的有机结构，以恢复协同共生。①这才是世界真正的未来。

笔者看来，不同应对之类型之背后，核心差异在于是否承认并敬畏自然/生命，且认定其是有智慧的；此智慧远在人类目前所理解之上，故需学会遵奉！科学探索目的之一是努力发掘这类智慧或机制，为人所用，从而企盼进入"无为无不为"的境界，而不是刻意狂妄地人为改造它，重建它。

科学哲学的视野：中西医只是不同的学科范式（Paradigm）

这个话题似乎有点晦涩，专业性太强，却很重要。评价科学学科，自有一套理论操作，科学哲学（Philosophy of science）就是专门讨论这类问题的。中国社会科学院金吾伦教授是这领域权威，他关注中西医之争，并以库恩的"范式"理论为基础，从历史观、逻辑观等角度分别考察中医/西医学理论发展稳定性、理论基础以及不可通约性等，论证了中医与西医

①[美]布朗.著.B模式4.0——起来，拯救文明［M］.林自新译.上海:上海科技教育出版社，2010:19—23.

你真的了解中医吗？

是不同的医学范式，不能以一方之立场，评价或抵牾另一方。虽所论述比较深奥，却回答了一些基本问题。

金教授指出：在科学哲学界对什么是科学并没定论，现在大众所接受的科学观，其实是以由笛卡儿（R.Descartes）所开创、以牛顿力学为典范的一套学术规范，本质上是以数理逻辑为基础、以实验和观察为工具，可重复验证为证据的近代科学观。随着量子力学挑战经典物理学，以测不准原理等推翻了原有很多定论，而前沿物理学中关于宇宙全息论、暗能量等的研究又把传统意义上的物活论及某些所谓唯心主义思想认识等重新纳入科学的视野。因此，在这种理论背景下，断言科学的边界和成熟范本是不合时宜的，以此来排斥中医学更是荒谬的。

金教授强调作为一个独立门类的医学，其发展不能脱离所属民族的传统科学观而独立存在。中西医学有着完全不同的发展背景及模式；就理论发展的稳定性而言，中医学历经2 000多年的发展而继续生存，其发展稳定性远优于西医，此医学流派的生命力是旺盛的。他借科学哲学大师、美国学者库恩的话指出"那些一度流行过的自然观，从总体上说，一点也不比今天流行的更不科学，或者更加是人类天性怪解的产物。如果把这些过时的信念叫作虚构，那么，今天使我们获得科学知识的方法和根据，也同样可以产生虚构，可以证明虚构"。[①]

西医的理论基础完全不同，西医的哲学思想起源于古希腊的还原论思想，采用的是分析的方法，认为一切事物都可以机械地分解为众多个体，整体等于局部之和。因此，不可回避地具有牛顿式的思想特征，只是倾向于"头痛医头"，讲究"对症下药"。

---

①金吾伦, 张超中.科学的中国化与中国化的科学[M].北京:科学出版社,2007.

他进一步分析说，中西医学具有"不可通约性（incom-mensurability）"。不可通约，也可简单看作是"译不准原则"、没法准确"翻译"。中西医学面对的问题和标准是不同的：中医注重养生，呵护生命，西医注重治病，杀灭病菌；中医以阴阳平衡为尺度，西医以指征正常为标准。而且两者使用的概念与术语体系互不相容；中西医的世界观也不相同，中医学的世界观是天人合一、交相感应的开放系统整体论；西医学的世界观是人定胜天的封闭系统还原论；中医学受整体论影响，从"有物混成，先天地生，惟象无形"出发，建立了诸如经络学说等的惟象认识论；西医学受经验主义影响，建立了神经与血液循环系统为基础的惟形认识论；不同的范式的差异由于不可通约性而并不能直接用于双方优劣的评价。"作为不同范式存在的中西医是有着各自的渊源、方法论、实证基础的理论体系，具有不可通约性"。以西医学考察中医学，并直接形成中医科学性的结论，这种做法并不科学，是对于中医和科学本身进行的辉格式（Whiggish）诠释。所谓辉格式诠释，指只选择对自己有利的事件或证据等来论述和证明自己的见解。显然，这是缺乏实际意义的。

最后，金教授强调："事实上，现代科学观已经大大不同于近代科学观。现代科学观更加注重系统的整体性，而不是还原性。而后现代主义将科学与人文融合后，西方的科学界与哲学界都注意到了中国古代哲学思想的前瞻性，对此的研究已经成为西方学术界的前沿领域。而中医在SARS和癌症治疗方面的独特疗效，也让西方医学界重新审视中医学理论。"①

虽然有点晦涩，但至少不难明白，从科学哲学角度，中医

①金吾伦，张超中.科学的中国化与中国化的科学[M].北京:科学出版社, 2007.

你真的了解中医吗？

学的许多观点见解等，不仅不背离科学底线，而且，具有一定的"前瞻性"，对其研究"已经成为西方学术界的前沿领域"。

中医学，优质的生态医学范本

世纪之交，旅英学者马伯英曾提出中医学是优质的生态医学的观点。对此见解，我们表示赞同，认为"走向生态"是医学（指整个医学）现代发展之必须和必然。它不是"时髦"，而是种"拯救"。但这生态医学，不只是强调"天人合一"等素朴思想片段，而应有实实在在的可操作内容。

对此，笔者曾计划开设大学本科生态医学课程，惜诸事骚扰，暂时未果。但笔者团队却把中医学中相关精神作了提炼，可简述如下。

◎ 遵循生态定律 ◎

与人类健康及治疗行为息息相关的命题主要有：

1.多效应定律　人类的任何行动都不是孤立的，对自然界的任何侵犯都会引发无数的效应。其中，有许多行为的后果是暂时不可预料的，若干年后可能会遭致"报复"。例如，666①的发明、除草剂的运用等！

2.相互联系定律　生态中，每一事物无不与其他事物相互联系和相互交融。影响了其中某些方面，很可能干扰到另一方面。例如，幽门螺杆菌感染的控制，有利于胃，却潜在地可能有损于食管下端！

3.勿干扰定律　人类所生产的任何结果都不应对自然的生

---

① 六氯环己烷的俗称，以六氯环己烷为主要成分的农药也被称为666，这种农药稳定性高，污染残留时间长，对环境污染很严重。

物地球化学循环产生任何干扰。生态系统（包括人的健康）均赖补偿机制而稳定，超过了负荷，就可能导致系统的急剧崩溃。如对抗生素滥用，就有可能滋生恶果。

4.自然智慧定律　自然界（包括生命本身）所具有的，往往是最好的。人们两个世纪以来对自然环境及身体"改造"与"征服"的努力，许多已经被证明是堂吉诃德式①的愚蠢行为。

5.蝴蝶效应定律　局部与整体之间或许都有着某种联系，就像中医学整体观念所说的那样。远端微不足道的波动，有可能引起生态领域某种巨大的连锁反应。健康与疾病的重大灾难，往往可以因人为的小事件而诱发。艾滋病、SARS、新冠肺炎等灾难的初发因素也许都是微不足道的小事件。

6.万物赖生态以生存　天人合一，即使是最为强大的生命体，都赖周遭环境以生存。整个人类皆命系于生态系统。因此，应该经常自我提醒：没有人类，其他生命体照样生存；但如果没有植物或微生物，人类能活多久？

◎ 恪守保健的基本精神 ◎

人类的各种医疗保健行为都应遵循下列基本精神：

1.注重万事适度　包括医学宗旨合理，医疗及保健目的明确，诉求适当（不过度），且切实可行，吃药进食等都需适可而止。

2.生态（包括生命体）具有趋向和谐特征　保健及医疗措施也应尽量不破坏人与自然（包括生命体）的和谐及完整；任何挖肉补疮式、寅吃卯粮式、后患无穷式的措施方法均非良方；即便早期效果不错，亦不足取。

---

①指充满理想，只按理想行事而不顾现实，为梦想而疯狂的做事方式。

你真的了解中医吗？

3.行为后果长效应　常在若干年后方体现出其正面或负面效应，故应强调在保持自然系统稳定基础上获取健康与保健方面的利益，否则无法长久。

4.规律不可违　各种医疗保健措施应更多地强调理解自然，顺应自然，利用自然，并充分发挥自然（机体）之智慧，保持自然（本然）之美。

5.越是自然的，就越生态　从本质上说，健康之本即生活方式。因此，医疗与保健方法措施尽可能与生活方式相匹配，融入日常起居饮食之中，或者锻造出合理的生活方式。

6.生态有着整体效应　人是一个整体，注重整体符合生态的基本思想。注重整体就要求重视人的身心综合治疗，注重人各方面的需求及特点。

7.学会尊重与敬畏自然（生命）　医学应该强调充满对生命的敬畏及人性的尊崇，这不仅应时时体现在日常临床工作中，也应贯彻在研究领域。诸如动不动就换关节、优势基因开发"克隆"等，都有可能导致灾难。

8.调控手段的多样性　应强调医学充分体现对人的帮助、安慰和终极关怀，且手段应多样化，语言疏导、心理安抚，甚至宗教呵护等必要时均可选择！

9.自然智慧定律　长期进化使万物具备了许多智慧及自我调控能力，故睿智的医学大师都重视生命"自愈力"的开发，认为这才是维护及守住健康的正道。

今天，尤其要在自我调控能力及"自愈""抗癌力"等方面大下工夫。

这些，是我们从中医药的基本精神中提炼出来的，其中大多数可能与今天人们的见解不合，但却代表着未来理想医学的行为准则及目标。医学应该走向生态，这是医学的可持续发展的唯一坦途，而尽快行动起来则是我们唯一聪明的选择。在这过程之中，可以向中医药学吸取不少东西。

这，也是我们把它置于此章结尾的初衷所在。

第六章
"黑中医者"的思想根源分析

01

从十多年前的一次媒体采访说起

2006 年，中西医学之争方兴未艾。上海《解放日报》采访了我，就中西医学之争的一些问题，作了较为深入的讨论。

现在，原文所涉及的问题依然，权且置于此，以作为本章深入分析的源头。

中西医之争，需要反思的和值得回味的

———解放日报　2006 年 11 月 4 日

主持人：解放日报记者　杨　波

嘉宾：何裕民（上海中医药大学教授、中华医学会心身学会主任委员）

新闻背景：有人奉若珍宝，有人弃如敝屣。近来，一场围绕中医的存废之争引起轩然大波。尽管卫生部已针对所谓的"万人签名取消中医"的行为公开发言称，"这是对历史的无知"，并坚决表示"反对取消中医"，但还是有人从各方论证中医的"不科学"与"不安全"。譬如科普作家方舟子撰文质疑中医药的疗效，并称，"中医理论与现代科学格格不入"，是"伪科学"；而以揭批伪科学著称的中科院院士何祚庥也公开表示"支持批评中医"，并坦言，"如果打分的话，西医可得90分，中医只有10分"。

主持人：事实上，对于这场沸沸扬扬的"网络签名"事件，

中医药管理局日前已发表声明进行澄清：真正参与签名的只有区区一百多人。但跳出这场争论本身来看，还是有问题值得我们反思。比如，究竟该如何看待中医？

何裕民：说起来，引发这场争论的始作俑者张功耀和我还有一点渊源关系。他曾投了一篇文章给《医学与哲学》杂志，主张取消中医。当时我是杂志的副主编，尽管很多人认为这篇文章不值得一登，但在我们的坚持下最后还是不加删改地刊登了。我认为学术领域内有争鸣是好事，引发大家讨论会有助于对问题的认识。

实际上，关于中西医或"科学"与"玄学"的嘴皮子仗，前两年已经开打了，只是动静没有这次这么大。现在对中医持反对或者告别态度的大致有三类人：第一类人主张唯科学主义逻辑，以西方科学标准衡量一切。在他们看来，但凡从结构上找不出严密的依据又没法用逻辑关系进行说理的，就不是科学，就要被淘汰。这是学术观点之争。第二类人因为对中国传统文化了解不深，有迷恋西方的倾向，因此持反对态度。第三类人则有借此哗众取宠"作秀"的嫌疑。对于这类杂音，不必太在意。

我认为，医学不仅是科学，还是一种人文文化；医学不仅是一门技术，更是一种艺术。在对待中医问题上，有些人主张用唯一的西方近代科学标准来评估。这种标准在解释化学、物理学等现象方面很成功，但在解释生物学现象方面会面临挑战。因为，生物科学与物理科学的规律不完全一样，标准也不能一元化。近代科学并非是唯一的知识源泉，也绝非唯一的知识标准。不能得到近代科学支持的观点，在逻辑上有可能是近代科学的无能为力，或者暂时水平不够。从生物多样性与文化多元性角度看，中医不仅仅是国宝，也是科学发展的非常重要的参照物。

主持人：很多人将这次的争论与一个世纪前关于中医是否是"伪科学"的争论联系起来看。您如何理解？

何裕民：这次的争论，无论是在深度还是时代意义上，都与五四时期不可同日而语。20世纪初，中国刚刚打开国门，那时候的知识分子怀着满腔热情，希望向西方寻求科学，以求救国图强。彼时的中国还没有任何科学精神，所以很多西方舶来的东西都被接受，而许多传统的东西则遭到批判，其中难免有偏激之辞，但可以理解。毕竟那是一场史无前例的思想启蒙运动。回过头来看，今天再谈这个问题，就不是什么思想解放，更多的是一种"作秀"。我们今天最缺乏的是人文精神、宽容精神以及平和地对待传统与现代、东方与西方的精神。对于如今出现的"取消"中医的声音，我个人认为是一种偏见，与时代精神格格不入。

举个例子：明治维新之后，日本的汉医界也是本着科学救国的心愿，首先提出要废除"汉医"，尊崇"兰医"（即西医）。然而到20世纪50年代末，日本医学界开始出现了"复兴汉医"的声音，至七八十年代达到巅峰。一百年前是汉医首先提出要废除汉医，一百年后却由西医提出要振兴汉医，因为他们认识到，"现代医"不能解决所有问题，而"东洋医（即汉医）"有很多实际价值可资借鉴。

主持人：与日本、韩国在复兴传统医学方面的不遗余力及所取得的效果相比，目前中医在我国的处境可以用"内忧外患"来形容。内忧方面，面临后继乏人、质量参差、信仰缺失（学中医的人不信中医）等问题。外患方面，譬如我国的中药处方有一千多种被外国抢先注册；又如日本医学权威大塚敬节在弥留之际对其弟子说，现在我们向中国学习中医，10年后让中国向我们学习。

何裕民：中医的生存危机客观存在，包括"国内现在能用中医思路看病的不过3万人"这样的数据也是真实可信的。中医的发展遭遇"瓶颈"，出现低谷，这是历史发展过程中的暂时性现象，与转型时期社会风气浮躁、急功近利心态有关。随着中国经济的发展、中华文化的崛起、整体话语权的提高，这些问题会逐步得到解决。

目前中医界有几个突出的问题需要正视。首先，中医的培养存在问题。我们的教育模式借鉴的是西医院校的那一套，批量生产，这对于需要传统文化根基、需要临床经验积累的中医而言是一个致命伤。在培养中医传人方面，我们现在多数只强调学校课堂教育，少有传统师徒帮带。其次，现在很多综合性的中医院，采用统一模式管理，讲求经济效益，这本身就是个问题。再次，在对待中西医的态度问题上，有些观念需要扭转。比如有人认为西医能治百病，中医只擅长治疗疑难杂症。其实，在急诊抢救方面西医固然是强项，但在很多小毛病（如感冒）以及一些常见病（如高血压、冠心病等）的治疗方面，中医还是很有优势的。在"治病"方面，或许中医不敌西医；但在调整状态方面，西医不敌中医。中西医各有优势，完全可以协同作战，没有必要剑拔弩张，全面抗衡。最后，学习中医一定要心态平和。我常对学生说，中医是个"煲"，要慢慢熬，才有味道。

主持人：从某种意义上说，这次争论对于发展中医也许是个契机。至少，争论背后凸显的问题已经引起从政府主管部门至普通百姓的广泛关注。那么，当务之急是否如一些专家所言，要制定中医药的国际标准、进行立法规范？

何裕民：给中医立标准、立法，都不是最重要的。关键是

第六章 "黑中医者"的思想根源分析

要为中医的发展提供一个宽松的氛围。从政策角度，不仅要在基础研究方面舍得投入，对于重大科研项目给予全力支持，同时在实用技术方面鼓励中医（院）大胆地深入群众。不能用西医的评判标准来评价中医，不能把所有东西纳入一个考核体系。并不是"大"医院才是好医院。在中医界，好的医生往往不在大医院。这是由中医的文化特点决定的：人性化治疗，更贴近民众。中医要有大发展，决不能局限在游泳池里，而应该深入江河湖海。一个地方应该有几家核心医院，更多的应该发展小型的社区医院。从中医自身的发展看，应该在基础研究中体现实力和价值，应该放开临床实践，鼓励探索创新。同时，应该拓展中医药生存新空间。今后中医可能不仅局限于治病，还应对亚健康等病前状态实施干预，对病后虚弱的身体进行调理，以维护健康，增进健康为目标。这几块结合在一起，才是中医的发展之道。

三类人中，"装睡的人，永远不用去叫醒他"

在上述访谈中，笔者认为现实中中医药学的确存在很多问题，这是我们需要努力解决的。而对中医持反对或告别态度的，笔者归纳出了三类人，这其中的第三类人有意识地走极端，把声势"造"得很大，语不惊人死不休！其实，他们只是想"当网红""蹭流量"。笔者与其中有些人私下有过交流及交锋，一开口，就知道他根本没有真实的想法，甚至没有深究过一些基本问题，只是为了反对而反对；他们认为强烈的"反对"可以让自己的社会"知名度"蹿升。对于这一类人，根本无须在意，你也在意不了，这类杂音网上很多很多。

其中，有一位振振有词地反对中医者，闲谈三五分钟后，把手伸出来，请我号号脉，看看病，很真诚地希望我帮他调理调理身体，述说吃了很多药都不见效；还有一位甚至有备而来，带来夫人的CT片，硬是要笔者拿拿主意，夫人是不是一定要"开刀"，出于礼貌，没有当面嘲讽，但心里非常明白。对于这类人，多少带有点表里不一，真的不值得与之交流、纠缠。

西方有句谚语："装睡的人，永远不用去叫醒他。"你也叫不醒他！

我们只在意第一、第二类人中愿意倾听、愿意反思者。

02

《新华文摘》转载：《对中西医世纪大论争的反思》

在接受《解放日报》采访后不久，接到《科学新闻》的邀请，就中西医学之争接受采访，适当展开谈谈。为此，有了《科学新闻》（2007年第19期）笔者的《对中西医世纪大论争的反思》的一文。没有想到，此文竟然被《新华文摘》收录了。看来，这个话题人们还是很有兴趣的。13年后重新阅读此文，至今觉得大部分内容尚未过时，故删去与上一文有重复的，节录于下。

《对中西医世纪大论争的反思》

作者：何裕民

近来，一场围绕中医的存废之争又引起轩然大波。中南科技大学科学技术与社会发展研究所张功耀教授自从在《医学与哲学》杂志发表《告别中医中药》一文后，不久又在网上贴出《征集促使中医中药退出国家医疗体制签名公告》，说是有上万人参与签名，闹得沸沸扬扬，从而引发了是否要取消中医的新世纪大讨论。此举惊动了国家卫生部，卫生部新闻发言人毛群安表示：坚决反对"取消中医"的言论和做法，并认为这是对历史的无知，也是对现实生活中中医药所发挥的重要作用的无知和抹杀。但是，还是有人从各方面论证中医的"不科学"和

"不安全"。科普作家方舟子认为"中医理论与现代科学格格不入"，是"伪科学"，还质疑中医药的疗效。以揭露伪科学著称的何祚庥院士也公开表示"支持批评中医"，并且坦言"如果打分的话，西医可得90分，中医只有10分"。这场风波并没有因为卫生部出面而结束，仍在继续，但是也日趋明朗化。这场争论不仅涉及中医是否科学，也涉及千家万户亿万百姓的健康，以及求医看病的大问题。日前在北京结束的全国"中医问题深层次思考"座谈会上，我们对这场大讨论所涉及的问题进行了深刻"反思"。"反思"的观点用三点可大致概括：一是坚持维护和恢复中医的传统；二是主张中医必须改革和创新；三是明确指出中医存在的问题与不足。

这次争论与五四时期不可同日而语

《医学与哲学》是医学综合类的核心期刊，在医学界和理论界都有相当影响，因此发什么样的文章应该是相当慎重而又严肃的。当时我看到张功耀投教授来的《告别中医中药》这篇文章，从心底里讲并不以为然，我和杂志的主编赵明杰商量后，决定全文发表，不做增删，也没料到这篇文章会引发专业范围外一场社会层面关于中医生死问题的争辩，当时的初衷是希望在被民族情感、传统文化重重符号所束缚、很难有所争议的中医界内部引起一些讨论，构成对中医现状的反思。慎重起见，我们还配发了另外几篇意见相左的文章明确刊物立场，我自己则写了一篇《跳出中西医之争看医学》作为这组文章的开头。我虽然是中医，但作为杂志副主编，立场是中立的，感情上肯定是不认同的，但理性上我觉得学术上应鼓励百家争鸣、百花齐放，应该有一个宽松的环境。引起争论并不是一件坏事情，至于后来发生的"网络签名"风波，实际上已经突破了学术论争的范畴。

事件的当事人把自己的行动和五四时期思想界对中医的批判相提并论，其实，这次的争论，无论是在深度还是时代意义上，都与五四时期不可同日而语。五四时期是一个思想启蒙、思想解放的时期。中国刚刚打开国门，很贫穷，没有什么科学精神，那时候的知识分子怀着满腔热情，希望向西方寻求科学，以救国图强。所以当时会有一些明确的主张，包括砸烂孔家店，包括废除传统医学，尽管偏激，但是更多意义上是一场思想启蒙运动。今天就不一样了。中国的整体国力提高了，中国整体话语权提高了，我们的文化走向了世界，从某种意义上来说，我们的医学也走向了世界。在这种背景下重新来讨论中医学科学不科学的问题，则是一种偏见，与时代精神格格不入，不是什么思想解放。我们今天最缺乏的是人文精神、宽容精神以及平和地对待传统与现代、东方与西方的精神。

中医是以哲学为基础的，擅长从宏观上捕捉现象

西医治病着重在对靶器官病理改变的纠正、逆转，而中医药的应用是强调辨证施治，多途径、多靶点的整体调节，其作用常呈调整性、甚则双向性的特点。中医是以哲学为基础的，擅长从宏观上捕捉现象，而不仅仅是"头痛医头、脚痛医脚"的机械模式。由于中药作用的奇妙性和复杂性，构成了西药单一针对靶器官的用药方式所没有的治疗效果。这是在许多顽症治疗中，中药疗效显著的原因所在。事实上，对恶性肿瘤、艾滋病及老年性痴呆等现代医学最棘手的问题，中医药正在展现其美好的应用前景。

其实医学是一门人学，也是一种生活方式

这次有人提出要"废除中医"，原因是"中医不科学"。而科学的含义是什么？医学的含义又是什么呢？

近一百年来，谈论科学是非常时髦的事，其实科学的含义是多样的。首先，科学是一种知识形态，其次，我们所谈论的"科学"，往往是相对于迷信而言的。

就知识形态而言，我认为中医是带有历史烙印的传统科学形态。相对于迷信来说，中医肯定是科学的。这就引申出一个更大的问题：怎么来看医学。

就"狭义的科学"来说，历史上或者目前所遵循的主要是指物理科学，物理科学是严格意义上的科学。它是用还原方法，进行定量分析，然后用数字化表达。从这个含义上来说，我说一句可能很多人都会吃惊的话"现代西方医学都不是科学"。

这是一个非常著名的科学哲学家说的，他叫库恩（T.S. Kuhn），美国人，这是他在50年前（1967年在全美医师大会上）发表的一种议论。他认为医学分两部分：一部分是基础（学科），（本质上）是生物科学的，他认为生物科学尚够得上科学标准；另一部分，更为重要的，也是医学的主体——临床医学，却远远够不上科学的标准。

我们讲两个例子：一般人看病都喜欢找老医生，不管找老中医还是老西医，因为经验丰富。经验的东西不能定量表达，充满着技艺之类成分，不是科学的问题。真正意义上的科学，比如说IT行业、原子物理，一般来说，30岁左右是最好的年龄段。因为科学是严格遵循还原方法论的，且不断更新，速度很快，医学却恰恰相反。

第二个证据，近十几年来医学领域兴起了一门新学科：循证医学。就是充分寻求可信的临床证据，因为我们光靠实验室得出来的这些证据，还不足以说明很多问题。循证医学的出现也表明医学主体目前还够不上一门严格意义的科学。

再如，揭示规律是科学理论的重要特征，物理科学认为规律是唯一的，无例外的。但生物科学领域并无严格意义上的规律，用当代最杰出的生物进化学家、生物科学哲学家迈尔（E. Mayr）的话来说："生物学中只有一条定律，那就是所有概括都有例外。"

所有的物理科学，最后的表达都是数字公式，但生命科学（到目前为止）讲的都只能是概率、百分比，大概是多少。从这个意义上来说，即使生物科学也够不上严格意义上的科学范畴。

这些生物科学家强调生物阶层在不同水平上都有不同的特征，需要不同的理论，从大分子到细胞器，到细胞、组织、器官、人的整体，每一阶层都导致了独立的生物学分支产生，而低层次的特征并不足以完全解释高层次生命活动的特点，但这在物理科学却是必然的。因此他们力主生物科学必须与物理科学保持"持续的间隔"。生物科学可以充分借助物理科学的方法、手段，但还必须形成自己的方法体系。

再讲第三个含义，医学是一门人学，还是一种生活方式。有个离休干部，他患高血压、糖尿病，每次都开同样两种药物。医院有三种号5块钱、15块钱、50块钱，他每次就挂50块钱，同样拿两种药。他说："5块钱的，医生不听我说、不让我说；15块钱的，让我说、不听我说；50块钱既让我说也听我说，也和我交流。"你说这是科学问题，还是人学问题？所以我个人认为，关于医学科学问题的讨论，或者中医不是科学问题的讨论本身前提就是有点站不住脚的，缺乏一个常识，你想把医学严格定义为科学，那么这门医学肯定是没有人性的。

　　医学本身带有一定的人文特征，如果我们带有这种观点来看的话，我觉得中医学的存在，对世界是一件幸事。

中医可称是"生态医学"

　　有人说真理是唯一的，医学的真理西方已揭示了，中医学就没有存在的必要了。这句话很不妥，实际上是20世纪占主导地位的科学主义的核心观点。我只举一个例子，心理学研究的也是人的问题，心理活动也有物质基础；心理学也强调自己是科学；但心理学却存在着众多的学派与学说，从精神动力学、行为主义、格式塔、心理生理学，到人本主义等；正是这众多学说、学派，赋予心理学以生机勃勃。就心身医学而言，日本也有自己的森田疗法。生命科学领域远未达到可以肆谈统一、唯一的境界，我们完全应该宽容地珍惜传统精华，加以弘扬。

　　所有科学探索活动都受制于哲学观念的指导。中国占主导的自然观是元气论，西方占主导的则是原子论。元气论驱使人们注重过程与状态，注重相互关联与互动；而原子论则促使人们注重结构，注重还原，重视细节与构造。中西医学理论解释的最深层次的分野也就在于此。因此，我们看到了中医注重整体的"气"，活体的经络，人与外界的互动，中医叫"天人相应"。而西医却汲汲于细胞、大分子、基因。而现代科学的走向是强调两者的有机互补与结合，特别是新兴的复杂性科学。

　　举个简单的例子，量子力学是20世纪物理学的最伟大贡献之一，量子力学的理论解释至今仍存在着"粒子说"与"波动说"，而"粒子说"就是原子论的经典体现，"波动说"似乎与中国（包括中医学）的"气论"更能对话。

这就回到了自主论生物学家的基点了：生物在不同阶层，有着不同的特征，现代医学着重于揭示细胞、细胞器及基因层次的生物学特征；向上也兼及了器官、组织层次，但到此为止。而中医学却着重揭示粗略的脏腑之间，特别是生命整体及该生命体与其生存的环境（生态）之间的互动特征。

用我的话来归纳，可以这么说，中西医是以"不同的术语，揭示着生物不同阶层系统的不同特征"。尽管中医用的术语粗疏得多，甚至有许多荒谬之处，但你无法否定他的理论价值所在，就像整体层次的"经络"现象，就像是"气"所揭示的整体生命现象。

顺便说一句，有位著名的否定中医人士何祚庥，说中医是伪科学，但他却从20世纪70年代就一直撰文充分肯定元气论的现代科学价值，因为这是无法否定的事实。

中医理论揭示的更多是整体与生态层次的生物问题，因此称中医为"生态医学"，亦无不可。

就在我来北京参加讨论的当天晚上（2007年3月16日），电视台采访了又一次获得国家科技大奖的西医肝胆外科权威汤钊猷教授，当主持人问到他对"告别中医"事件看法时，他举了自身两个实例作出回应：一是他曾用针灸亲自治疗了他的儿子、妻子和母亲的阑尾炎，而母亲阑尾炎已并发腹膜炎，他是用针灸加穴位注射抗生素的。第二个例子，他现在每周门诊，复诊许多老患者，不是冲着他"刀开得好"，而是肝癌术后中药调理方开得好而来的。这就是医学大师的胸襟。

西方医学之父希波克拉底说过一句名言："要让食物变成你的药物，不要让药物变成你的食物。"那么中医学很多药物，是药食同源的，通过这样的调整，一方面副作用可以减少很多，另一方面是老百姓通常说的可以治本。

（顺便说一句，近来有人以药食不分，而嘲讽中医之落伍。在"科学者"眼里，药是科学的，属科学范畴；食品则不好说，充其量是生活方式领域的；药食不分，乃是"罪过"也！试着问问任何一个有理智者，若药、食都能解决问题，他更愿意服药，还是更愿意食疗呢？割裂药食，是不明智的，甚至可以说是不食人间烟火的!）

我不得不承认经络和针灸的奇妙

经络是否存在？这是中医与西医两种医学理论最严重的分歧之一。植根于经络的针刺麻醉曾经盛极一时，但非理智的热潮不免带来混乱和滥用的恶果。在1980年后，国内医院逐渐放弃针刺麻醉，虽然国内医学院校的研究人员从未停止过对针刺麻醉的研究，但针刺麻醉术的临床应用从此走向沉默的20年。针刺麻醉20年冷暖境遇，似乎是中医发展中遭遇困境的一个缩影。

刚上大学时，我自己也坚定地认为经络和针刺效果是子虚乌有的。在中医课堂上，我曾经站起来质问上课老师，你怎样证明经络的存在？毕业后，我做了三四年针灸门诊医生，一系列亲身经历的故事改变了我对针灸的态度。例如，一位80多岁的老人到我的诊室就诊，老人患肩周炎，肩膀疼痛而无法抬起手臂脱下衣服，为了让老人脱下衣服以便于在他肩膀上用针，我在患者大腿部"条口"穴位用了针灸，过了一会，老人自己就能抬起手臂了。看到眼前的效果，众人惊讶了！我也不得不承认经络和针灸的奇妙。

对于经络机制的解释，国内有几十种理论，我比较认可的一种是：经络是介于神经系统与内分泌系统之间的一种自我调节系统。在高等动物进化的早期，逐渐形成了这种原始的自我调节机制和系统，可以说它是高等生物在早期获得的自我调节系统。随着人类的不断进化，出现了更为高级的调节系统，"经络"则逐渐退化，隐而不显。但它的作用还是会时不时地显现出来，因此，我认为，适当应用针灸学说和针灸术，可以增进健康。比如针刺麻醉，针刺适当穴位，可启动调节系统，起到镇痛的作用，和西医用麻醉药阻断痛感神经不同的是，针刺是通过刺激穴位，让人的身体自我调节，达到镇痛的效果。

针刺麻醉在安全的前提下应该适度推广，这不是为了荣誉，而是为了减少患者的痛苦和经济负担。

重拾针刺复合麻醉，应该提示我们思考一些中医发展中不能回避的问题。

一个是我们应该研究认识经络的方法论问题。经络的发现从方法学角度而言，与西方主流的"还原方法"是不同的，它是古代人们进行特殊的训练中，体会到的一种感觉，这些特殊的训练包括古代导引吐纳功，相当于现在说的瑜伽、气功等。自我感知不是没有价值，体验到的感受，径直用物理、化学方法去破解它的机制，是会有困难的。

因此，循经感传研究要想取得成功，方法论上的创新是关键。今天反对经络学的声音，都是试图仅用物理、化学方法去解释经络而得不出想象当中的结论，所以加以反对。我认为，这是一种偏见，不仅在文化哲学上需要多元，生命、医学领域的研究方法领域也应该倡导"多元"。

另一个值得思考的是，循经感传现象应该被纳入生命科学的研究范畴，我们的中医界缺少信心和自信。其实，科学的第一功能是描述事实、解释现象的。既然循经感传现象是种客观存在的事实，科学就必须去解释它，揭示它的背后机制。在这

你真的了解中医吗？

一点上中医学应有足够的自信。并且，我们应该更多地与西医及现代科学交流，让他们看到临床的效果，更多地参与研究工作，不能一直停留在描述临床表现的阶段。

西医让人明明白白死，中医让人糊里糊涂活

这场争论对中医学是个新契机。至少大家可好好理一理，中医究竟有什么价值？我个人认为，中医学对中国人来说，或者说对现实世界来说，它至少有三个层面的意义。

◎第一，它是一种实用技术◎

它可以解决很多问题，大到比如说肿瘤、心脏病、高血压、阿尔茨海默病等，小到感冒，很多人都离不开中医药。我在临床上是看肿瘤的，对肿瘤我很有发言权，以最为凶险的胰腺癌为例，国际一般患者中位生存期4～6个月，美国国立卫生研究院报道，这种癌1年生存率为8％，5年为3％，中位生存期仅2～3个月，而我们诊治的上海地区百余位胰腺癌患者中已有近20位度过了3～5年，这些患者中绝大多数是无法手术、未经过化放疗的，现在绝大多数活得有滋有味。有个领导对此说了句俏皮话："西医让人明明白白死，中医让人糊里糊涂活……"

我相信很多人在亚健康的调整方面会寻求中医中药的介入。我目前主持"十一五"国家科技项目——亚健康课题研究，这个领域就凸显出中西医的差异与中医学的实用价值。亚健康是一类状态，至少到目前为止，现代医学界对亚健康还是失声的，因为它的体系只有盯住某一个具体器官或结构异常的研究才有价值，对亚健康的治疗，也许只有维生素之类。中医不然，亚健康状态可以从中医"证"的研究和体质研究中演绎出来，针

对个体、时间进行调整，很能改变亚健康状态，这是很有价值的。

◎第二个层面是科学层面的◎

中医既然是一种传统性科学，就有科学内容。还拿经络来说，"循经感传"现象，现在至少认为是一种客观存在的现象。前一段时间上海中医药大学曙光医院做了两个手术，其中一个是开颅的，就用针刺麻醉，至少使得麻醉剂的用量大大减少。我们已经用现代手段，比如说放射性核素追踪，描记出循经感传现象。但是现代的解剖学解释不了这个问题。解释不了不等于不存在，这时需要改变的是以往的解释体系。

◎第三个层面，中医还是种文化◎

中国人有中国的文化，用西方标准来评价，可能这个不对，那个不对，但是它是实实在在存在的，几亿人、几十亿人用了多少年都很有价值的。中国传统文化的争论，已经基本平息了，国家出台了向西方传播中国文化的重大举措。其实，一个民族真正兴起，除了我们商品走向世界以外，我们的科学思想、文化观念，也要走向世界。在这个过程当中，中医学作为一种和生活观念非常密切的有价值的保健体系，或者是生活哲学，一个可以提高人们生存质量的知识体系，一定会伴随着中国文化走向世界，而且会大大丰富中国文化的内涵。

科学发展的过程就是不断告别谬误的过程

鲁迅曾经在他的文章里头谈到，他小时候父亲得病了，中医给他开的方子要用的药引子是一对原配的蟋蟀，这件事情成

236

了人们指责中医的证据。其实这是当时那位医生给自己预留的退路，假如你这个病治不好的话，他可以说你这个药引子找得不对……这种欠缺实证的东西其实是中医的糟粕。但随着这种批评，中医本身也经历了一个去糟粕、留精华的过程。科学发展的过程就是不断告别谬误的过程，这是恩格斯说的，西医也同样。

比如关于激素的认识，20世纪60年代加拿大医师塞里（G. Selye）提出的"应激学说"促使人们滥用激素，以致成为祸害。对于抗生素的认识也一样，人们认识到抗生素意义的同时也意识到滥用的恶果。西方医学在很多地方，大胆地告别了过去的错误，比如说休克理论，所以进步较快。中医人，的确有一个怎么大胆地和过去保持某种距离的问题。不要认为古人记载的都是好的，今天的疾病谱发生了很大变化，过去的方子可能就不太适合今天的人群了，需要新的总结，进行临床检验。既然它是种科学，就应该持科学精神、科学态度，来对待它，而科学精神中核心的就是质疑与批判、综合与创新。

另外中医人还需要自信，不要对自己的传统也是摇摇摆摆的，好像西方医学说得有道理，然后我就摆到那边去。我觉得随着整体水平的提高，随着我们研究的深入，有很多问题，应该很自信地提出自己的观点。当然，这要建立在把过去一些不值得一提的，或者已经证明是谬误的东西，大胆舍弃的基础之上。

中医理论：寻找第三条途径的突破

中医要在自我批判中走出夹缝。中医理论有着众多缺陷，但它又有着丰富的实用价值，包括相当的科学意义。在此意义

第六章 "黑中医者"的思想根源分析

上，我们可以将中医理论称为"一个苦涩的酸果"。由于中医的整个理论体系的基础是观察经验加哲学思辨，是以大量的经验为依据，凭直观外推、心悟、灵感等非逻辑思维，或者不太严谨的取类比象，一下子跳到理论，其间并无严格的逻辑归纳或演绎，更无严谨的实验检验。因此，中医理论有着涵容性极大，理论偏向模糊、笼统，过度注重整体和功能的概括，忽略了对结构、细节的分析，概念和理论范畴存在着意会性、非确指性等模糊性特点。在天人相应等观念的指导下，在许多方面夸大了自然界的同一性，并有把不同事物和现象背后的规律混淆在一起的诸多缺陷，甚至得出一些似是而非的荒唐结论。

基于以上的思考，对中医理论既不能简单地摒弃，也不能盲目地弘扬。正确的选择应该是在两极之间寻找第三条途径，那就是：解析传统理论范式，以现代科学精神为主导，结合实证研究，重建中医理论的范式。具体就是对原有中医概念的解析批判以及对原有理论体系的解析批判，而目的就是对传统理论进行理性的重新识读和再发现。

我想，谁能在中医理论方面进行创新并取得突破，谁就有可能成为中国第一个摘取诺贝尔大奖的人（此话几年后真的应验了，屠呦呦因中医药研究而获得诺贝尔生理学或医学奖，所不同的仅仅在于她不是因理论研究得奖，而是因应用研究成果得奖）。

03

从医学的本质及真相说起

欲深入了解、评价中医药学，得先知晓医学。因为是医学，总有其共通的属性特征；从共通的属性特征，再来评价了解中医药学，才能话说有据，言之有理！

医学的本质特点，你我知多少？

医学是什么？医学的本质何在？医学的真相究竟如何？资深的业内思想者们在不断地发问、思索过程中，慢慢地厘清了一些。但仍在探索过程中，因为这个问题十分复杂，且影响到医学的发展，绝非一言二语所能下定义。

有些人认为，这些是再简单不过且不言自明之事了。其实，并不尽然。

有些人读了点书，或者认为自己是学生物学等学科出身的，太简单不过了——医学就是科学，就是用科学手段解决生老病死问题……这还用说吗？

俗话说，无知者无畏！英语也有俚语："Empty vessels make the most noise。"意思是满瓶子水不响，半瓶子水晃荡。

肯定地说，资深医学界人士，特别是长期从事临床诊疗的资深医师（无论中西医学）都不会这么简单武断地下结论。

在这一领域，笔者也算是忝列有一定发言权者，因为20世纪80年代中期就关注这类命题，发表了不少见解。且80年代后期便兼任《医学与哲学》杂志副主编、全国相关专业委员会的副理事长等虚衔，颇多精力关注于这类命题。

为了回答这类命题，先选择国内外权威的声音，暂不罗列自己之陋见。

普利策奖得主、资深美国医生的发问，值得深思

悉达多·穆克吉（Siddhartha Mukherjee）是印度裔美国癌症医生及副教授，致力于癌症临床及研发抗癌新药等，近些年还写了不少医学科普类著作，如《众病之王·癌症传》《众生之源·基因传》等，有的书曾获得影响力颇大的普利策奖。其中，《众病之王·癌症传》的出版方，中信出版社某编辑送笔者一本后，读毕有感，便专门在《健康报》上写文章推荐此书。深感穆克吉是医学界思想很有穿透力的癌症医生，看问题深刻、敏锐、独到，获普利策奖也是情理中之事。

不久前，其新出的《医学的真相》①，再次引发了我的思考和联想。

《医学的真相》的副标题是"如何在不确定信息下作出正确决策"。该书以"医学有规律可循吗？"作为开篇及核心宗旨，认为错综复杂的医学临床，并不像人们想象的那样，其没有清晰的"规律可循"。明确指出"拥有学识，不代表拥有临床智慧"；书中以一连串的疑问，作为篇章题目。他一反常规地总结出临床三大"法则"：①"为什么敏锐的直觉比单一的检查更有效？"②"为什么不同的人对相同的药物反应不同？"③"为什么看似有益的医疗方案却是有害的？"并且在书的封面上进一步强调"让医生作出正确诊断的不是检测报告，而是敏锐的直觉"。最后，书内的"结语"告诫人们：对于什么是"医学的本

---

① [美]悉达多·穆克吉.医学的真相[M].潘澜兮译.北京:中信出版社,2016.

你真的了解中医吗？

质"，还有待于重新深入理解。

笔者作为一名资深的临床医师，十分赞同穆克吉的观点。

的确，临床上，敏锐的直觉常常比单一的检查、分析指标等更加有效；因为它来自医生的直觉，而直觉并不是单纯的主观判断：其既依赖医学知识、基本的医疗检查等，且需有对整个生活维度的感知把握能力等。因此，医生需要有敏锐的直觉。其次，临床要特别注重小概率事件发生的可能性。这次新冠肺炎的最早报道者，就是关注了例外的案例。其实，临床上医生很难在理想的状态下，对患者病情作出全面的判断后才下诊断；多数情况下，只能根据有限信息进行分析，故临床经验及阅历对医师来说，非常重要；但又不可陷入经验主义泥潭。此外，不应过度依赖医学指南和医学综述等，应同时关注个案和特例。特别是医师需对生命及自然等抱有敬畏和遵从之心，对每一个临床决策判断等都应有畏惧之心。

穆克吉指出，人们习惯于把好的良医当作"神明"。其实，无论中外，无论内科外科，医学诊疗实践都是一门风险很大，或然性极高的探索实践。书中他指出"文学作品中的医生能够起死回生，真实世界的医生只能尽人事、听天命"，"和普通人一样，（医师）也有困惑，也会迷茫"。

而推荐方则认为"这本从医生视角揭露医学真相的图书，相信既会让医生产生强烈的共鸣，感慨医疗发展的艰辛；也会让非医学专业的读者从文字剖白中更了解医生如何在不确定信息下作出正确决策"。

我们更感兴趣的是，穆克吉以他深邃且细腻之笔，勾画出了医学的非纯科学性、非纯理性的一面——医学，尤其是临床诊疗患者过程中，常常充满或然性、非规律性、小概率事件，折射出医疗之艰辛；故除了需具备科学、理性，专业知识及人文关爱等的基本素养外，直觉、经验、阅历、悟性，以及对"整个生活维度的感知把握"，对患者细微变化的觉察能力等，都是至关重要的。这些，都超出了纯科学、纯理性的范畴。何以说"优秀的西医不排斥中医"？因为在这些点上，资深医师是心有灵犀、感应互通的，可谓是惺惺相惜！临床阅历越是丰富，医师之间相互理解越是深刻，举手投足之间，每每相互配合！

这就是医学鲜为人知却非常重要的一面！

这也是穆克吉的企盼：人们看完此书，"在这医患关系紧张的年代，多些了解，就会多些宽容"。

笔者常常看到一些关于医学（无论中西医学）的评论中，折射出的是对这些重要领域的茫然无知，却自以为是，懂点科学，遂意气方道，指点江山，其结论要么是浅薄，要么是信口开河！

医学，不完全是科学——不应该用科学范式来束缚医学

樊代明院士不仅是临床医疗大师，也是位从事基础研究的科学家，并善于作出理性审视。近几年来，他以"医学与科学"为题，在全国做了几百场讲演，影响很大。试截取其中部分观点，以彰明相关问题，以飨世人。

樊院士开宗明义地指出："医学不是纯粹的科学，也不是单纯的哲学，医学充满了科学和哲学，但还涵盖有社会学、人学、艺术、心理学等。""简单地（把）医学视为科学的一个分支或隶属于科学、服从于科学，甚至把医学视为医学科学的简称，看来是不恰当的，甚至有失偏颇。正是这种普识与概念，导致时下医学实践出现了难堪的现状：我们不仅在用科学的理论解

释医学，用科学的方法研究医学、用科学的标准要求医学，也是在用科学的规律传承医学。"

他认为，医学"自从戴上科学的帽子后……反而导致医学与人的疏离，甚至越来越远"，"医学要比科学起源早"。"科学"一词的出现才1 000多年。在我们看来，从文艺复兴后的探究算起，真正意义上的科学，了不起才500年。"而医学已有数千年甚至更早的历史"，"是医学的积累、进步以及需求催生了科学"。

那医学又是什么呢？樊院士回答说："医学远比科学复杂。"他解释道："科学研究的是具有高度普遍性的物质世界现象/本质及变化规律；而医学研究的不仅是病的本质，还研究病的载体（活生生的人）；不仅重视事物高度普遍性，而且重视人的结构/功能及病的异质性、独特性——故医学远比科学复杂。"

他分析说："现有病种已达40 000种之多，加之不同疾病有不同分期和分型，且又发生在不同人群或不同个体身上，这就构成了医学的更为复杂性。"

此外，医学关乎生命。什么是生命？"生命现象是目前人类最难解释的奥秘"。医学研究的是人这一特有的高级生命形式和组成形式，科学研究的则非如此高级的生命形式，甚至是无生命的普通物质。"科学研究再复杂，最终的定律是'物质不灭'，而医学除物质不灭外，更要回答为何'生死有期'。"

樊院士进一步分析说："科学可以按照已奠定的、精确的理论基础去分析甚至推测某一物质的结构和功能变化；但医学目前由于对生命本质的无知，故多数理论和实践还是盲人摸象，雾里看花。"故在揭示生命起源奥秘之前，"所有关于生命现象本质的解读和认识都是狭义、片面和主观的，充满了随意性"。因此"对生命的思考和解读，中医和西医充满分歧，甚至南辕北辙，其实这并不奇怪，实际上是观察角度不同所致"。

西医学体系是建立在科学基础上的，故有医学科学的提法。"中医的整个体系是建立在实践经验的归纳分析和总结之上的，所以不常有中医科学的提法。二者各自都有优势和局限性，西医和中医辩争的焦点就在这里。双方对科学和经验的重要性都无异议；可对经验之科学或科学之经验，则认识迥异；这恰恰说明了医学和科学的区别。""中医从整体辨证去看，用经验解决了医学的一些问题，但解决不了医学的全部问题。西医从分析还原去看，用科学解决了医学的一些问题，但解决不了医学的全部问题。"

他阐述说：医学（特别是临床诊疗），说到底就是做两件事：一是治疗病，二是为了救人命；二者既是相互关联的，但也有些差别的。"治病是'治'物质，是以物质换物质，或以物质改变物质；而救命不是'救'物质，救命是在调节物质表现的特殊形式，以确保这种形式的正常存在"，"这就是我们中医所说的整体中的平衡，或西医所说的内环境的稳定"。

鉴于上述逻辑起点，樊院士从个体与群体、体外与体内、外环境与内环境、结构与功能、局部与整体、微观与宏观、静态与动态、瞬间与长期、直接与间接、必然性与偶然性、生理与心理、客观与主观、数据与事实、证据与经验、因果与相关、科学与伦理、理论与实践等从17个大的方面，并进一步兼及了表象与实质、治愈与自愈等医学特有的范畴；分别就此作出了一层层的剖析、论证等，较为系统地阐释了"医学与科学的异同"。基于此，他得出结论："如果说科学是无所不能的，但医学是有其局限性的，它不是万能的，医生是人不是神。""所以，人类对医学和科学的要求应该是不一样的。"

最后，他清晰地强调："医学就是科学这一观点，这是我坚决反对的。科学的巨大进步，把科学推上了至高无上的地位，导致了科学主义的出现。但医学自从戴上科学的帽子后，其实好多问题不仅解决不了，反而导致医学与人的疏离，甚至越来越远。"正是这类不恰当的认知，"导致时下医学实践出现了难堪的现状：我们不仅在用科学的理论解释医学，用科学的方法研究医学，用科学的标准要求医学，也是在用科学的规律传承医学。最终的结果，医学的本质将被科学修改，医学的特性将被科学转变，复杂的医学将被单纯的科学取代，医务工作者将成为科研工作者，医学院将成为科学院，患者不再是医生关怀呵护的人群而将成为科学家实验研究的对象。这将是一种难以接受甚至难以承受的事实。这既不是医学发源的初衷，更不是医学发展的目的"。

基于此，他批评了现有的很多倾向及做法，即以科学规范来约束并限定医学。事实上，"医学与科学属于两个不同的'范式'（Paradigm），有不可通约性。科学确定的是一种世界观和自然观，而医学确定的是一种生命观和健康观……医学的有些做法不一定科学，但只要生命尚存、健康尚在就行。二者相当于两股道上奔驰的列车，一列不能涵盖一列，一列更不能取代一列。尽管有时有交集，但通过交点或交接地带后就需要在各自的方向上继续奔驰，最终达到一个共同的目标——为人类利益服务"。

可以说，作为一位临床大师、有成就的科学研究者、具备哲学思维的智者，他直言不讳的上述见解，是国内关乎医学与科学关系的最为全面且有见地之阐述。

作为既古老又年轻的医学，正在向科学"靠拢"途中

无论是美国医师悉达多对"医学有规律可循"之质疑，明确指出"拥有学识，不代表拥有临床智慧"，并以非理性的"三大法则"作为临床诊断注意要点，且书名冠以《医学的真相》；还是樊院士坚决反对的"医学就是科学"这观点；都是学界愿意沉思者已经形成的共识。

医学非常古老，苏联的巴甫洛夫就曾经说过"一有人类，就有医学"，前所引用的樊代明院士的"医学远早于科学"的观点，也说明这一点。

诚然，20世纪初，科学主义世界盛行。不与科学靠拢，是要被"开除球籍"的。因此，人们纷纷向科学套近乎，中国也就有了德先生、赛先生之说。这个趋势在许多其他学科中（比如心理学）依然顽强地存在。

然而，科学毕竟是有门槛的。按照今天科学的观点来看，医学又只能说是"最年轻"的。刘易斯·托马斯（L.Thomas）博士是美国现代杰出的医学家和教育家，曾在许多著名大学医院行医并主持研究及领导工作，亲历了20世纪医学的重要发展。托马斯认为20世纪50年代由于其他科技的发展，推动了医学，才真正改变了医疗旧面貌，使"医学开始成为一门科学的时期"。故他称医学是"最年轻的科学"，并写下了《最年轻的科学——观察医学的札记》而享誉世界。他的医学是"最年轻的科学"（从20世纪50年代算起，当时不过20多年，今天也就不过70年左右）之说，深入人心。当然，这是在严谨意义上运用"科学"（science）这个词语的。

也许有人会说，以前的不能算是科学的，医学科学的历史，只能从归顺于"科学"后算起。那显然是极其荒谬的。著名医学史家、意大利学者卡斯蒂格略尼（A.Castiglioni）就曾明确指出："医学思想始终保持着明显的历史统一，只有具备了对过去历史的知识和了解，才能明白和判断今天的医学。①"割裂历史的看法，是短视而不足取。

基于这一"年轻"的现状，人们不难理解，20世纪60年代中叶，如日中天的著名科学哲学大师、历史学派创始人、学科"范式"（Paradigm）概念的发明人——托马斯·塞缪尔·库恩（Thomas Samual Kuhn）会提出临床医学并没有达到科学的水准，没法用科学标准来衡量医学等的惊人之语！

作为一位资深医师、长期沉浸于医疗临床的悉心观察者，刘易斯·托马斯也曾发出这样的感叹——遗憾的是，医师你自己没有生过病；生过病，感同身受后，你对医学的理解将会大不相同。

此类声音太多太多了。如另一位美国学者、哲学家图姆斯（S.Kay Toombs）写下了《病患的意义：医生和病人不同观点的现象学讨论》之名著。她是因为生了场大病，住院治疗若干天后，通过细心观察和自我体验，敏锐地感悟到患者的世界和医生的世界是交错的、不尽相同的，遂提出了医患之间的"两个世界"之重要理论。她有一句名言："大夫，你只是在观察，我却是在体验……"医生站在身边，作为一位客观的观察者，可以不带偏见地观察发生在患者身上的种种变化；但患者却作为主体，正在经历着痛苦，感受着无奈、失能、绝望等，两者

① [意]卡斯蒂格略尼．世界医学史：第一卷[M]．北京医科大学医史教研室译．北京：商务印书馆，1986：5．

只有部分是交叉的，多数是不重合的。

这一观点影响巨大。这既说明了临床医学的错综复杂性，也是医患冲突频繁发生的深层次缘由。

我们的见解是，当今医学正在向科学"靠拢"途中，但不可能完全成为科学隶属的一部分，更不能以科学的许多框框来约束医学。简单说，医学需要的是其他学科的科学知识及技术（如CT、磁共振、放射检查）等，更需要科学探索精神；但需保持医学本身所具有的许多特有属性。

对此，樊院士的《医学与科学》一文中作了深入阐释，上一小节已有所借鉴。感兴趣者，自可细细阅读其文①，相信会大有收获。

国家规划教材定义：中医学是个庞杂的综合体

因为对这类问题比较感兴趣，也有所研究，因此20世纪80年代初中期，笔者就在当时工作的学校（前身为上海中医学院，现在为上海中医药大学）参与教改的相关顶层设计及教材编写等，1986年主编出版了《中医学导论》，试图努力对中医学的学科性质等作出界定。此教材当时获得了较高评价并获奖。此后，此学科教材一直由我任主编，包括后面几版的国家级规划教材及卫生部部颁教材等。至今，笔者仍兼任这门入门性的"全国高等中医药院校教材"《中医学导论》的主审（2018年）工作。在这本教材中，我们有如下阐述：

"在学科属性和特点上，中医学和西医学既有不同之处，又有相同的地方。"

①樊代明.医学与科学[J].医学争鸣,2015,6(02):1-19.

你真的了解中医吗？

"关于医学的定义、研究对象、学科性质、医学的目的与宗旨、医学的模式、医学的社会功能、医疗可借助的手段，及医学与其他学科或知识的关系等，人们一直在孜孜不倦地探讨与完善之中，也是医学研究中争论较多的问题之一。"

　　"医学是一个庞大、复杂的综合体。"

　　在罗列了古今中外几十家关于医学的定义后，认为这些定义"各有侧重，让我们从不同的视角和层面认识医学；以上认识涵盖了医学的'有用、有效、有理、有则、有类'的特征"。

　　对医学还应有更为宽泛的认识。我们引用法国医学家罗歇（G.H.Roche）的观点："一方面被看作是一门科学，另一方面被看作是一门技艺。这两种观点都是正确的。就其研究方法来说，医学是一门科学；就其应用而论，它是一门技艺。"

　　世界卫生组织一直尝试建立当代国际社会关于"医学"的普遍理解，20世纪90年代末，世界卫生组织达成关于"本科医学教育的全球标准"，认定"医学"的核心内容（知识谱系）由医学的基本理论和实践所组成，包括生物医学、行为和社会科学、一般临床技能、临床决策技能、沟通技能和医学伦理学等模块。其中，只有第一板块（生物医学）勉强符合科学的标准。

　　我们在《中医学导论》教材中又引用了如下观点："1999年，由纽约中华医学基金会资助的国际医学教育学会对医学的核心内容提出七个领域的共识，除科学基础、临床技能、群体保健外，还着重列举了沟通技能、信息管理、批判性思维三种与时俱进的能力训练，将基本医学人文素质和职业价值、态度、行为和伦理作为医学生学习的核心知识和能力。在这里，职业

第六章　"黑中医者"的思想根源分析

价值包括美德、利他主义、责任心、同情心、移情作用、诚实、正直、对科学方法的承诺等内容。"

为了帮助学生更好地理解我们又广泛引用了国内一些学者的相关见解：

北京大学医学部的王一方教授认为，医学还可如此定义：
·知识论：医学是一种系统化的实证知识。
·认识论：医学是一种探索性的认识活动。
·文化论：医学是一种人类特有的文化现象。
·约定论：医学是科学家共同体在共同范式支配下的破解知识难题的活动（建制）。①

广州中医药大学的邱鸿钟教授则强调："医学绝不只是一门单纯地在病房和实验室谈论的学问。而更基本的是贯穿于人类历史的大众民俗生活中实现人的第一需要（健康生存）的生存技术。"②

以上观点也很有见地，可帮助学生们拓展思路，故我们也常常引用。

言归正传，在《中医学导论》中我们还是对中医学特征进行了描述：

"中医学是科学、技艺和仁术的融合体，是这三方面的有机合一，是真（科学）、善（仁术）、美（艺术）的统一。求真就需要有严谨的科学作风和永无止息的探索精神，求善就需要有良好的伦理道德和高尚的情操，求美就需要有娴熟的技能和美

---

①以上均见于：何裕民主编.中医学导论[M].北京:人民卫生出版社,2012.
②邱鸿钟.医学与人类文化[M].广州:广东高等教育出版社,2004.

你真的了解中医吗？

的鉴赏及创造能力。"①

①医乃仁人之术，司人性命；②医乃意也，艺也——祛除疾病，增添快乐的技艺；③医学是人类的一类生活方式；④医学是人类学意义上的文化；⑤医疗也是一种社会建制；⑥中医学，是一个庞杂的融合体。故《黄帝内经》对为医者有着须"上知天文，下知地理、中旁人事"的广博知识及品行等的要求。

为了避免不必要的误解，对中医学的科学特征，我们特地作了界定：指有着传统认知特点的、自然科学与社会/人文科学交融的产物，并专门列有关于"中国独特的生命科学"的阐述。其中写道："中医学草创之初，便宗老庄之宗旨，醉心于天人之道，生命之理，心身之学，生理病理之秘，疾病康夭之决，以及养生祛病之法等的探究。一本《黄帝内经》，被人们尊奉为古代的生命科学奠基之作。一部《本草纲目》更被海外学者视为古代中国百科全书。中医学不能说对所有的生命科学命题都给出了全面、完整、准确、精辟的阐释，但她至少涉及了前述的生命科学的几乎全部或至少是主要内容，并以独特的视角、深邃的思维，给出了许多至今仍值得重视的深刻认识。"当然，我们也意识到这些认识的时代缺憾及文字表达上的时相性、地缘性差异，客观地指出："唯感缺憾的是这类真知灼见，散见于汗牛充栋的医学著作或相关论著之中，比较散乱，略显粗疏，甚或比较片面而已。但不管怎么说，即便是如此，她的开创性意义亦不容低估。"

尽管上述的表述已过去10余年乃至30余年了，我们欣慰地发现关于中医学本质特点的这些表达，依然是基本准确的、有

①何裕民.中医学导论[M].上海:上海中医学院出版社,1987.

意义的；符合历史主义观点及辩证法的；也是客观及公允的。它清晰地表明：医学（含中西医学）都不是一个简单体，也不是"科学"所能"统摄"的。她是一个庞杂的综合体，需要从多个维度、方面加以把握。欲作出评价，尺度也应该是多维度、多方面的。仅以一个维度或方面来评估，那只能是削足适履，贻笑大方的。

04

在"真理唯一"的旗下，医学的大量尴尬

长期以来，有一句话在中国特别流行——"学会数理化，走遍天下都不怕"。意思是只要掌握了一些基本知识，就什么都懂了，都不怕了；因为天下真理是唯一的，都一样。这观点在过去文化扫盲时代，无疑是积极的、正确的。而这观点在"黑中医者"身上表现无遗；且往往更简约化，所有的知识都可触类旁通。

真的吗？真理真的是唯一的吗！走遍天下都一样吗？

今天，就算你掌握了数理化，能走遍天下吗？

显然，有时候，这是大有疑问的！

笔者临床经历了太多事、太多分歧、太多争执了，有"唯一"的真理吗？！

何以都把子宫切除了？

我先举一个令我惊讶的菲律宾见闻。

世纪之交，我应菲律宾晋江商会邀请去菲律宾访问，请我的是当地头面人物，一位肝癌患者，他到中国来找我治肝癌，已经两年多了，情况不错，邀请我去马尼拉等地访问加游玩，也算是对我的感激。当地，很多晋江人知道我病看得不错，故要求能否帮助看看。因为我有10天行程，比较从容，故他们专门组织了两个半天的义诊活动，有50~60人，女性占多数。开始没注意，看着看着，后来我突然发现一个有趣现象——求诊

253

的40岁上下女性，几乎无一例外的子宫都被切除了（不是一位，而是所有，20~30位）！我太好奇了，她们大都是患肌瘤之类的常见病。当时，我带着博士李冬华正好有个上海市的子宫肌瘤保守治疗课题，5厘米以下的良性肌瘤我们都不主张手术，保守效果很好。为什么会这样呢？疑问中，对后面求诊的一些女性我就特别留神了，必问其当时症状如何，为什么要做手术……结果，我纳闷了，并不是一个医生的治疗意见，她们一有肌瘤，不管大小，菲律宾医生都主张这样做，已成为当地的医疗规范。再细一问，这些菲律宾医生都是美国培养的，菲律宾有钱人都到美国去读书，医学院更是相信美国的。因为美国医生都这么做了，哪里还会有错！可有点肌瘤就要把子宫给切了，天下哪有这般做法？作为医生，我是百思不得其解，毕竟，子宫也是个重要脏器啊！事后，问问当地的先生们，他们对此都觉得没有什么不正常的，切了就切了！他们认为这是美国人提出的真理，没错的。

同种病，美国手术率超出数倍，何以解释？

这个疑问一直在我脑海里翻滚。后来，无意中看了一本西方比较医学的书，是一位名叫里恩·贝厄（Lynn Payer）的美国女记者写的，书名是《医学与文化：美国、英国、联邦德国和法国的不同医疗方法》（*Medicine and Culture: Varieties of Treatment in the United States, England, West Germany, and France*[①]）。作者假设：医学是科学，应该是放之四海而皆准，所以，应该各国的标准、诊断及治疗方法等都是一样的。结果，她比较了一

① Lynn Payer. Medicine and Culture: Varieties of Treatment in the United States, England, West Germany, and France. New York: Henry Holt & Company, 1988: 240.

你真的了解中医吗？

下，大惊失色！居然，四个国家的死亡率大致相同，但在医疗诊断及治疗上却大相径庭，差异巨大。比如说，这四个国家的医生对同一种病，处方药会有10～20倍的剂量差异；人均外科手术比例美国是英国的2倍；乳房切除术美国人是英国人的3倍；冠状动脉搭桥术美国人则是英国人的6倍；三个欧洲国家的女性都不愿意做子宫手术，有时宁可有功能性子宫出血，甚至癌瘤可能，也都想保住子宫。法国女性一生也只有2.4%的人最后愿意接受子宫切除术；但美国每年都有2%的35岁～40岁女人做子宫切除术。在手术问题上英国人是最保守的，总是小心翼翼，很少手术；即使手术，也尽可能缩小范围。美国的剖宫产的比例也很高，剖宫产率达到分娩总数的20%。欧洲人抗生素使用量也远远低于美国。此外，诸如血压的标准美国、英国、德国也不尽相同。美国人喜欢低血压，美国人认为的高血压，在英国看来是正常的；他们认为的正常血压，在德国已经算病态了。

看了这份美国记者写的带有调查性质的资料，笔者恍然大悟，何以在美国接受医学教育的菲律宾医师，回去动不动就是子宫切除术！因为他们的祖师爷就习惯于此。按照上述的每年2%的35～40岁美国女性做子宫切除术，她们到更年期至少还有15年，30%的子宫切除率并不算高吧！若再加上其他疾病呢？

这里，有唯一正确的标准吗？

为进一步作出比较，笔者的助手们搜集了近期的权威数据：美国2009年住院手术量为2 870万台，2009年其总人口3.07亿人；同年美国每千人手术次数为93.4次。也就是说，每年每10个美国人之中，就将近有一人做过手术；以此类推，每个人平均活80岁，其一生大概要做8次手术！据《世界卫生组织简报》

资料，2012年全球共70.67亿人口，手术量总共31 290万台，每千人手术次数为22.5次，不到美国的1/5（24.0%）。美国的手术量占了全球的9.17%，但其人口只占全球总人口的4.28%（1/23），换句话说，美国的人均手术次数是全球平均值的5倍多！然而，问题是，拥有全球第一（不是之一，而是唯一）的高科技，高手术比例，再加上高得出奇的美国医疗费用开支（占GDP的18%，是欧洲发达国家人均的3~4倍），并没有带来美国人的高健康水准及期望寿命的上乘水平，反而是各年龄段的美国人，健康都有大问题。美国的健康水准在全球36个经济合作与发展组织（Organization for Economic Co-operation and Development，OECD）国家中垫底，甚至落在了古巴、智利等国之后，可理解吗?！美国睿智者不断作出反思，我们也曾经撰文分析过，奥巴马为什么致力于医改？不改不行啊！对此，容细作分析。

中国每年的手术次数也在递增，是喜是悲?

可悲的是，中国的每千人年手术次数也在呈逐年递增趋势——有数据为证：2011年中国总共住院手术为3 272.87万台，2012年上升到3 690.25万台，2013年升至3 982.76万台，2014年升至4 382.92万台；2015年全国住院患者手术已达4 555.7万台；2015年中国人口为13.75亿人，该年每千人年手术次数为33.1次。4年间，每年约增加320.7万台手术，总量增加了139.2%，年递增率10%。在2011年，中国每千人年手术为24.3次（该年中国总人口13.47亿），只占美国的26%，4年后的2015年，已上升到33.5%，而这个20~30年期间，我们一直在呼吁：要回归人性的医学，要防范医学被高科技所捆绑，

你真的了解中医吗？

要尽可能杜绝过度诊疗带来的伤害，前所列举的藏族女性从踝关节手术中逃出的案例，只是其中之一的写照而已！

开刀，被认为是高科技的体现，但高科技能解决一切吗？对于这些问题，有唯一的真理吗？如果解决的结果是把女性的重要脏器都拿掉了，是高科技的胜利呢？还是人类的悲哀呢？

这个问题上，唯一正确的标准答案又在何处！

学界尊崇的元老级人物、中国胸心外科的开拓者、著名外科学家、医学教育家、中国医学科学院名誉院长黄家驷曾不止一次地在大会上说这样一句影响深远的话：外科医生能够达到的最高境界是尽可能不用手术刀！

其深层次含义是，在可能的情况下尽量减少创伤性治疗。

黄老此话，从外科角度看，不一定是"科学"的（因为若有器质性病变，有时非手术也许无益于解决问题），但从总体上说，却是明白无误的"真理"，如此也有助于患者长期综合利益的最大化，更是广大民众十分愿意接受的。从医学人文/人性之视野，此说绝对是至理名言，只有站在最高点上的审视者，才能领悟其中之"真谛"；从呵护生命及健康角度，这又是充满"智慧"和"真知灼见"的，体现了医疗的最高宗旨及真正价值所在。

在此，我们试以有争议的网红厅长刘维忠先生挽救一位女孩双腿的故事，作为例证，对上述见解作出补充说明。

这些"科学""真理""真谛""智慧"和"真知灼见"，哪一个才是"唯一"的，且可以用作尺度，排除其他的呢？

相信没有，也不会有！

但刘维忠先生力主的，才是人们希望且喜欢的医学，有温度的医学！

这就是医学的真实面貌，医学的真相！

甘肃省前任卫生厅长刘维忠是一位热心推进中医药人士，因此也引来不少争议。对此，不置评说。但他力推以中医药保守治疗为主，保住17岁女孩苏凤蕾双腿的事，经中央电视台《对话》栏目《中医药法》（2017年7月16号）播出后①，反响强烈，迎来一片称赞声。2010年8月，甘肃省舟曲县发生特大泥石流灾害，17岁女孩苏凤蕾伤情十分危重，其双亲在灾难中不幸遇难，她的双腿被埋8个小时，严重受伤；软组织已大面积坏死，且伴有严重感染，面临截肢危险。组织中西医专家多次会诊，西医专家都表示"要截肢"，但名老中医宋贵杰先生认为，苏凤蕾已失去了双亲，如果现在又截去她的腿，一定会让她的生活变得更加残酷与艰难！宋先生引用中医"以脓养疮"理论，力主不截肢也可挽救女孩生命，且保住肢体。最后在刘维忠支持下，以"一保生命、二保双腿、三保功能"为目标，使用牵引加小夹板固定，用烧伤湿润膏外敷，用中药泡脚，内服中药配合西医积极进行保肢治疗。在中医药治疗下，她的右脚脚踝骨折处，与肉体已完全自然结合，可完全站立！在中西医专家的合力诊治下，苏凤蕾的腿竟然奇迹般的康复了！可能情景太感动人了，视频下有位跟帖网友提到"让我想起了五年前父亲因为严重的烫伤在医院久治不愈，最后需要植皮手术。……在我的坚持下尝试了当地一位医生的秘方烫伤药。最终，总共不到一个月，花费不超过1 500元，就免去了植皮的巨大痛苦和不确定性……我想这大概就是传播中医的意义所在"！

---

① 视频链接：http://tv.cctv.com/2017/07/17/VIDE4JjXQ3w6M1WGdi1Ta7HB170717.shtml.

你真的了解中医吗？

这也是民意所在。

治癌的同仁们，为什么争执不下

2010年前后，我收到一家医院肿瘤科的邀请，参与学术交流。他们新进了一台治肿瘤的微创设备，想通过交流，促进合作。受邀的都是相关单位肿瘤各科室的，都是相识的同行。前半场是学术交流，此后有饭局。应该说，大家都是有所相识的朋友，且都是一个行业的；应该和和气气，相安无事的。可就在主持人组织交流时，悲哀发生了，第一位主讲人（其实是主办方）在介绍自己某设备治癌，效果如何如何好时，台下有人站起公开呛道："这设备方法根本不行，比我们的差远了……"接着又有第三个人参与争执，遂争论不休，吵成一团，相互间公说公有理，谁都不买账，谁都只相信自己的，有的当场愤然离席，结果晚餐时仅剩下1/3客人，最后不欢而散，主办方好不尴尬。其实，对于肿瘤的微创等治疗，笔者患者多，很有发言权，任何方法、手段都只适合一小部分患者。大家争执不下的原因，既有利益因素掺杂其间，也有临床本身或然性因素影响，且人类又容易一叶障目不见泰山。

1999年9月，我应邀参加了上海市癌症俱乐部与中华医学会心身医学分会共同主办的一场有关癌症心理治疗的学术活动。嘉宾有五位，两位北京的癌症康复工作者，另外三位分别是俱乐部会长袁正平先生、上海某肿瘤医院院长和笔者。各人身份都不一样，笔者则代表中医的。台下有近百位癌症患者，讨论很热烈。其中，一位女患者，发问台上的院长，说我到你们（肿瘤）医院，放疗科让我放疗，化疗科说我不能放疗，只能化疗，然后外科又让手术，每一个科室的建议都不一样，我们无所适从。这话炸开锅了，下面几乎所有的患者都附和着嚷嚷，质问院长究竟怎么回事？最后该听谁的?！院长一脸尴尬地望着台下的众多患者们，连连说，我们努力改进，努力改进。其实，这里面既涉及利益之争，也关涉到管理欠缺，更与临床医学本身的致命性缺憾有关——因为谁都无制胜之良招，一叶障目，只能说自己的（技术/方法/手段）相对还可以，聊胜于无。这就是无奈的医学临床诊疗。

说到底，临床诊疗离理想中的科学规范，还远着呢！

常规的"三素一汤"，何以剂量差得离谱

也许，故事不能说明问题，我们还是以数据说话，谈谈医学中更具体的。

三素一汤，是人们对当代临床医疗高科技的揶揄——三素：抗生素、维生素、激素，一汤：输液。激素，前已有所涉及，SARS期间的教训，不再赘述。

谁都知道，中国是输液大国，2009年我国医疗输液104亿瓶，平均每个国人一年里挂8瓶，是世界平均量的2.5～3倍。又以具体抗生素的消耗量为例，根据世界卫生组织发布的世界抗生素消耗报道，2015年日本用于人类的抗生素消耗量为525吨，平均千人每天14.19个计量；中国2013年一共消费了9.27万吨的抗生素（包含36个品种），其中48%用于人类（共4.45万吨），剩下用于畜牧业；同期美国使用量为1.79万吨，且只有329吨为人类使用。我国2013年超过50%的住院患者用抗生素；而高收入国家，住院患者抗生素的使用率仅为10%。中国是他们的五倍之多。

另据中商情报网报道，2013年，中国的抗生素千人每天使

用量是157个计量，同期美国为28.8个计量，2013年的英国是27.4个计量；2011年的加拿大是20.4个计量，2003年的欧洲是20.1个计量，日本是14.19个计量。据此可以算出，中国平均抗生素用量是美国的5.5倍、英国的5.7倍、加拿大的7.7倍、欧洲的7.8倍、日本的11.1倍。差5～11倍之多，何以解释?！唯一、真理、标准又何在？

请特别注意，2015年日本抗生素千人每天使用量仅14.19个计量，是中国2013年使用量的9%，而日本的人均期望寿命远高出中国，对此，容后文再作分析。

又以维生素为例：谁都知道美国人特别喜欢维生素，美国大店小店里都有卖维生素的点，而且他们大把大把地、嚼豆子一样地吃。20世纪80年代末，刚刚开始两岸三通，台湾来的学生和朋友多，他们往往有事没事都大把地将大片剂型（美国的剂型普遍比国内大）的维生素塞进嘴里，把嚼维生素当成是一种生活之必需，让我们看得很惊讶。再一打听，始知此风气源自美国（中国台湾60～80年代深受美国影响）。笔者到美国一看，的确如此。也许美国人新鲜蔬菜水果吃得不一定多，但维生素是美国人的挚爱。笔者拿数据说话：2016年全球维生素的销售额481亿美元，美国是最大消费国，其次是欧洲。就拿维生素E来举例，北美占据了39.05%的市场份额，而欧洲占26.59%。两者占了65.64%。美国3亿人口，整个欧洲7.5亿人口，欧洲人口是美国的2.5倍。按人均折算，美国人吃维生素是欧洲人均的4倍，要知道，这可是"老大"与"老二"之间的比较！后面的呢？无疑，差距更为巨大，可能是无穷大！

三素一汤，在这些医学最重要行为上，国与国、不同地区间的差异竟如此之显著，一心想以一个尺度一统医学之天下者，不扪心问一问：这，有可能吗？

循证医学体系正在走向崩溃？

人们常以中医药学只是讲究经验，根本就不讲究数字化，没有统计学意义，没有代表性而责难她、埋汰她，从而否定中医药！的确，历史上的中医药学，充其量只是说十有八九之类的概率性估计值，欠缺精准（哪怕是百分比）的表达。这确实是需要完善的。但在这方面的探索，现代人也只是走在路上，当代医学借数学以自我完善之征程，其路漫漫，何必50步笑100步呢！

况且，临床医学完全以数字来表达，既不可能，又似乎并无此等必要。

这个艰辛的跋涉历程，典型地体现在循证医学崛起及其被质疑的过程中。

在2007年中西医之争时，笔者写了《爱上中医》一书，书中分析了循证医学作为主要原则，最强调的就是要获得最佳临床证据和高质量临床研究。而透过迷雾，可看出其所强调的这些，很大程度上只是对原有医学传统的一种回归。为此，她形成了一套繁琐的操作方法，不仅使得实际操作过程中面临诸多难题，在理论基点上也存在诸多不足。故在短短二十年间，循证医学尚未充分成熟，还在发育壮大过程中时，人们却又不断地主张"真实世界研究"，力主互联网、医学大数据研究，倡导"叙事医学"等来替代或补充她。深层次看，这些都是对临床医学真实性和数据化的补救行为，希望进一步加以完善。如笔者就公开主张：追问叙事医学之要旨——就是试图努力"复原"临床真相[1]。

---

[1]何裕民.叙事医学"要旨"之追问:努力"复原真相"?[J].医学与哲学(A),2018,39(05):10-14.

但在我们看来，强调医学须回归临床，需要依据可信的临床证据；以患者为中心，而非以疾病为中心；以可信的临床证据为基础，而不是盲从实验室指标；追求临床多种信息的综合分析评估；强调整体观念，讲究医患交往过程，强调综合考虑等，这些，才是循证医学中真正有价值的内容。且在这一点上，中西医只有程度之差异，并无本质之不同！

　　此外，我们还明确认为：循证医学有鲜明的反实证主义、科学主义之宗旨。

　　我们更感兴趣的是，睿智者已在惊呼：循证医学体系正在走向崩溃？

　　游苏宁是中华医学会继续教育部主任，一位医学教育界资深人士，阅读相当广泛，语言幽默、犀利，观点明确。近年来他不断授课，颠覆了许多人对循证医学的看法。他所搜集的资料及阐发的观点，可帮助加深对相关问题的认识。

　　他指出："1998年以前，一名全科医生收到的各种指南合计重量达到22千克；如今，一名内科医生如果想跟踪更新知识，每天需要读19篇文献。以前，一位医学大师掌握80%以上的医学知识，就具有绝对权威性"，现代则不然，"目前的医学是非常不精准的，绝大多数筛查试验和治疗都在错误的个体身上过度使用，从而造成巨大的浪费。而且，关于加快对疾病的真正预防，医学界也没有取得任何实质性进展"。近50斤重的《临床指南》，通读一遍需要多少时间？而且，《临床指南》是不断更新的！每天19篇文献，每一篇通读至少要10分钟吧！190分钟，三个多小时，你的门诊工作呢，其他呢？

　　更何况，人们太迷信数据了，他却诙谐地说"统计学有句名言——只要你拷问数据，数据就会招供。给大家介绍两本非常有名的书，一本叫《数字是靠不住的》，另一本叫《统计数字

263

会撒谎》，在全球已经畅销60年，作者在书中描述到'统计数字就像美女身上的比基尼，露的部分引人遐思，没露的部分才是最重要的'"。而且，数据是非常容易被人操纵和冠冕堂皇利用的！

游先生曾长期管理中华医学会的数十份学术刊物。针对世界医学专业刊物，他分析指出"无论何种杂志，已经发表的文章中，90％都可以不发。在现有的3 800万份公开发表的文献中，被他人引用超过200次的只有0.5％，引用超过1 000次，被视为经典之作的论文罕见，而且有一半论文从来没有被引用过"。

更为甚者，指导临床用药的《临床指南》背后大都是大药企支撑研究的，因为相关研究常需要不菲的费用，故其间错综的利益关系，普通人是难以梳理清晰的，而现实是"虽然是随机双盲的对照试验，其结果还是明显地被夸大了，平均超过4倍之多"。

他举案例分析："有一项更骇人听闻的研究，荷兰专家的学术造假使得欧洲心脏病学会的一项指南导致80余万人死亡。该专家牵头的2项临床研究表明，非心脏外科手术患者，围手术期使用β受体阻滞剂有心脏保护作用，其结论被2009年版指南采纳。最近对11项临床研究结果进行荟萃分析，围手术期使用β受体阻滞剂患者的病死率较对照组高27％，估算欧洲已有80万人因此死亡。"

又有关于"女性的激素替代治疗，被认为可以预防心脏病而风靡数十年。最近美国妇女健康学会对16 000名健康的绝经妇女进行对照研究，发现实验组患乳腺癌、心脏病和心脏病发作、中风以及高风险血栓的概率明显高于对照组。其代价远高

264

于降低结肠癌和髋关节骨折的益处"。①

对此项研究，笔者还需补充几句——2007年，方舟子、万峰先生和笔者共同做客《上海电视台·陈蓉博客》，方先生对我指出的女性滥用雌激素会引起乳腺癌的结论大为不满，认为他是搞生物学的，这是科学研究结论，他完全知道，因为美国人都这样做的，似乎他说的就是真理，美国人做的就是正确的？但究竟真相如何？现实就是最好的说明②。

鉴于上述困局，《英国医学杂志》曾做过在线论坛调查，"显示75％的医生认为循证医学正在走向崩溃"③。

最后，游先生总结指出："循证医学体系正在走向崩溃，它常常迫使医生做未必正确的事情。如今的循证医学就像一把已经上膛的枪威胁着临床医生——你最好乖乖按照最佳证据做。"他的结论是"过度诊疗之风愈演愈烈，循证医学在其中起到推波助澜的作用"。④

在这里我们并不是想否定循证医学，也不是要回到循证医学之前去，只是通过这些分析，想说明三点：

第一，医学（特别是临床医学），涉及疾病和生命等问题，其与数学关系非常错综；用数学表达，不管是循证医学也好，

①见《医学界》2016年2月1日发表的游苏宁《循证医学体系正在走向崩溃？》一文。

②进入21世纪，美国女性乳腺癌发病率及死亡率均大幅度下降，归功其缘由，慎用雌激素就是三大原因之一，这已是定论。见：何裕民.抗癌力[M].上海:上海科学技术出版社,2016.

③[美]里克·托普.颠覆医疗:大数据时代的个人健康革命[M].张南，魏薇,译.北京:电子工业出版社,2014.

④见《医学界》2016年2月1日发表的游苏宁《循证医学体系正在走向崩溃？》一文。

大数据也好，真实世界研究也好，都是个漫长的过程，都只是人们正在努力争取的过程；得到的也只是阶段性结果，无非是粗糙及不断精致之别①；以此来甄别排斥中西医学，乃是典型的中学生讥讽小学生没有知识之举！根本没必要把它看作是合理与否的绝对界线。

第二，人们对运用数字来解读生命、医学及临床（甚至一切）等，是有意义的思路，应该充分重视，并不断追求完善；但又不能太迷恋于数字（前述的案例中，已有不少例证）。中国和西方都有将世界最终归结为数字的强烈倾向，在中国典型代表是西汉的扬雄的《太玄经》；西方则早一些，始自毕达哥拉斯学派。但世界真的可用数字来解读吗？至少，学界前沿是存在巨大争议的！我们认为，在可以预见的未来，能否完全做到这一点是存在疑问的。故相关努力值得赞赏，却并非是合理科学与否的、截然的楚河汉界。

第三，应尽可能排除数据背后无孔不入的商业诱惑及商业误导。

---

①笔者在《走出巫术丛林的中医》中曾经分析过中医药对数字的应用，认为诸如《伤寒论》《黄帝内经》及针灸学和子午流注等的学说中，都试图应用数字来解读医学及生命，张仲景讲热性病传变，归纳出的几个阶段性特点、几天一个周期等，都寓有类似含义。运气学说等更是典范，只不过运用的是不同范式，是范式不同、粗疏简略及精致不断更新之异而已。

你真的了解中医吗？

05

以科学大旗来"碾压"中医学，本身就是个闹剧

是到了就此问题作一阶段性总结的时候了。

前面探讨的，无非是有感而发，针对中医药科学性所作出的反驳。

批判者逻辑起点之"批判"

我们随便就可以从"黑中医者"对中医学的批判中，反复看到这些论点的翻版（选自《批判中医》方舟子）：

"科学研究的是普适的自然规律，它没有国界，不具有民族、文化属性，科学是一个完整的知识体系，各个学科都相互联系、统一在一起，不存在一个与其他学科都无联系，甚至相互冲突的独立科学学科。"

"其他学科术语无法翻译成物理科学语言，那就不是'科学'，那就是'伪科学'"，"中医学无法对译成物理学语言，因此，不是'科学'，甚至连'伪科学'也不是。"

"经验本身并不是科学，有效性并不等于科学性，……科学没有国界，也不属于某个民族所特有"。"科学只有一个"，"医学科学也应该只有一种，没有中西方之分"。"中医理论是一套前科学的体系，与现代科学完全无法兼容"，"对于同一研究对象，不可能有两套毫不相干的科学理论体系……"

第六章 "黑中医者"的思想根源分析

"……以后上了生物系，成了生物化学博士，当然更不可能相信中医，否则对不起我所受的科学教育和生物医学专业训练。"

"个案证明不了疗效，患者的证词不能作为疗效的证据。"

"从我看来，中医里的阴阳五行理论是伪科学……中医的整体思维是很笼统的，不作具体分析"，"……它在理论上落后。什么叫作虚火上升，什么叫作寒证，这些语言是不科学的。而且阴阳五行、金木水火土这套理论是完全不科学的"。

"科学真理只有一个，这是唯物论的基本观点"，"不能说真理就是多元的"。

"黑中医者"对中医学批判，有点蛊惑人心的，似是而非的，大致就这些。

批判的前提是逻辑清晰。为此，我们先进行逻辑分析。

此振振有词的三段论式的逻辑关系，非常简单有趣，但却十分幼稚：

科学 = 物理科学 = 唯一"完整的知识体系"

医学 = 等于物理科学 = "科学"的 = 唯一"完整的知识体系"

中医学 ≠ 物理科学 ≠ 科学

因此得出结论，中医甚至连"'伪科学'也不是"。

奇谈怪论还有：

个案 ≠ 疗效

患者自我体验 ≠ 疗效的证据

对这类言论略作回应：

首先，请问是哪家的物理科学？是牛顿经典的物理学，还是爱因斯坦（A.Einstein）相对论的物理学？还是薛定谔（Erwin Schrödinger）等的量子力学？

须知，爱因斯坦的见解超越了牛顿的，薛定谔又超越了爱因斯坦的；尽管他俩在世时没有得出结论，但现已清晰："测不准定律"及薛定谔的猫（Erwin Schrödinger's Cat）推翻了爱因斯坦的名言——"上帝不会掷骰子"，而这是爱因斯坦不赞同世界随机性的著名论断。故另一位量子力学开创者尼尔斯·玻尔（N.Bohr）批评爱因斯坦在量子理论方面"落后于时代潮流"，变成了保守派。

当然，量子力学也没能给出最后的唯一"完整的知识体系"，不知此君所指的是哪一家的物理科学，居然已经具备了"唯一'完整的知识体系'"？

科学＝物理科学＝唯一"完整的知识体系"，稍微有点科学哲学常识的人都知道，这是 20 世纪起自 20～30 年代，盛于50～60 年代的唯科学主义（Scientism）之见解。它早已被从多个方面超越、消解和摒弃了（对此，下文将简单评述）。

在此，先简单问一个问题：都要向物理科学靠拢（且不论哪家的物理科学），那么，心理学呢？生物学呢？生态学呢？太多的这类学科与物理科学有"间隔"，那么，这类学科只能被"开除球籍"，或者被贬为非科学、伪科学吗？

关于生物（科）学，我们下面将着重讨论，因为此君自称要对得起"所受的科学教育和生物医学专业训练"。那就让我们细细分析分析。

樊代明院士已明确说：医学不完全是科学（物理科学），有常识的人根本不会接受医学必须是物理科学这等观点！试问，如果两者可以画等号，那么，既然工程师可以理直气壮地说："这台设备坏了，换一个零件吧！"或者"这套设施运转不灵了，报废吧！"，那么医师是否也可以大声说："这个人不行了，报废吧！"

至于"个案≠疗效""患者自我体验≠疗效的证据"，不知各位看毕作何感想？但至少与前述的图姆斯之见解，差之千里！我们熟知，全球医学领域一百多年来的至理名言是美国医生爱德华·特鲁多（E.Trudeau）所说："有时是治愈，常常是帮助，总是去安慰！"(To Cure Sometimes, To Relieve Often, To Comfort Always) 接受帮助、获得安慰后，所能够评价的都只是患者的自我体验及感受。这些都不算治疗意义及评估尺度，那么，真的只有"换一个零件"，或报废算了吧？

因此，这等对医学及中医学的诘难，只能说是滑天下之大稽，常识难以理喻！

韩启德：科学只是"一部分地球人所认定的一种体系"

目前，国内医学界韩启德院士是不得不提的有深刻洞见者，他是病理生理学家、中国科学院院士，也是临床医生，中西医学都学过，可以说左右开弓（中医、西医医师都当过），他自己说"后来找我看中医的人不比找我看西医的人少"。曾担任过全国人大常委会副委员长、全国政协副主席、中国科学技术协会主席等职务的他，极力主张医学人文进临床，医学要强化人文教育，坚定反对过度医疗等。这些见解，影响了国内医学界。

他指出："科学只是我们人类文明发展到公元1500年以后，在这几百年里面，一部分地球人所认定的一种体系。"从这角度出发，他"不太同意中医是科学。"他认为"中医是人的艺术，是我们要大力推崇的；中医能看好病，无可非议；中医要大力推广，要继承发扬，毫无问题。""科学的要素，有很多我们中医是达不到的。中医凭感觉、凭经验，但是说有没有经过实证？有。经过两三千年绵延不绝，中华民族繁荣昌盛，大量的病都看好了，这是事实。但是它并没有符合科学里面的很多要素。"

由于他学过中医，也做过中医临床医师，"就我的了解中医是好的，但不一定是科学的。科学并不在于正确，不科学不说明它不正确，不好。"其中，"一个核心的意见是我们对科学要有正确的理解，不要把科学跟绝对正确联系起来。""中医是我们中华民族几千年来所认定的体系，为什么一定要把两个体系去完全等同起来呢？"

他批评西医说："我们西医已经到了这个地步！完全靠设备，完全靠人为确定的指标来解决问题。""尽管有它很好的能解决问题的地方，但是确实离病人越来越远，这就容易造成矛盾。"

他举临床案例说："西医来问你怎么不舒服？我也不知道怎么不舒服，就是难受。西医看所有检查都没有问题，然后说你没病，病人不生气吗？我要你干嘛？我就是难受，你说我没病？"

"中医不会这样"，中医和西医一样吗？当然不一样，中西医"这两者都很不完善，理解人类健康还差得很远，西医因为是现代科学，确实解决了很多问题，跟一百多年前比，解决了很多很多的问题。"

"但是，一方面离解决人类所有的疾病，预防、治疗还差得

271

很远。另一方面，我们整个现代医学有点忘记了医学的最根本是人，我们开始把人当作机器，当作局部，忘了人是会思想的，什么东西都看片子，看化验，所以现代技术的发展使我们开始远离人文，这是非常危险的倾向。"

"中医是在长期中国众人的实践当中总结出来的，很多情况下是行之有效的。""我们应该有这个自信，也应该吸收互相之间的长处。中西医结合是一个非常好的道路，可惜两个体系、两个哲学体系要把它合在一起谈何容易。""所以我们要看到两者的优点，也要看到两者的局限性，我们不要互相排斥，我虽然是学西医的，但是自己努力学了中医，我在农村看病，更多的找我看中医，而不是看西医。所以我现在说这个话的时候底气足一点。""我确实有对中医的实践，我对中医充满感情。但是我对中医的缺点也是如实的有所认识，我觉得中医不要排斥西医，西医也不要排斥中医。就像中国文化和世界文化一样，都不要互相排斥。"

"现代医学有很多的缺陷，我们的中医有很多的缺陷；我们互相取长补短。但是这是一个非常困难的事情，很难结合。""这是两个根本不同的体系，首先在概念上，从理念上如果站不到一起，谈得到结合吗？最多只是说我在农村那样，西医办法好的用西医，中医办法好的用中医，这种结合是第一步最原始的结合。"

他具体分析说："现代科学比如说黑箱理论的东西，与复杂系统的研究怎样能够更好地结合起来呢？……西医跟西方的哲学之间的融合结合都是很大问题的时候，跟非现代科学范畴里面的东西去结合，不是很容易的。但是有一个最起码的前提，抱着一颗谦虚的心，首先去学习对方，然后才有发言权，不要自己还不懂对方的时候就去否定对方，这是最危险的、最狭隘的。"

他认为"得天独厚的是我们有中医这个宝库，尽管它很不完善，需要有现代科学不断使它更好地发展，但是就现代医学方面，我们跟现代西方国家有什么差别呢？我们有自己独特的东西为什么不能应用呢？"

他最后强调"我们中国人应该有志气，把中医和西医里面最优秀的成分给它结合起来，创造出真正的现代医学。什么东西都要往前发展，如果不发展，不管是现代医学还是中医都是没有出路的，都要往前发展。"

他的论点非常清晰：科学只是一部分地球人认定的知识体系，它很有价值；但不是唯一的，更不能当成是绝对正确的；中医够不上这个知识体系标准，纳入不了科学体系；但是不是科学并不那么重要，关键是中医在很多情况下是行之有效的。现在中西医学都有很多缺陷，亟需互相取长补短；虽这是一个非常困难事情，但很有意义；这种结合应该是从概念，到理念的全体系结合；尽管很难，前提是抱着谦虚的心，学习对方，不要自己还不懂就去否定对方，否则"不管是现代医学还是中医都是没有出路的"。结论是：中国人应该有志气，把中西医里最优秀的成分结合起来，创造出真正的现代医学。①

韩院士与汤钊猷院士的见解完全一致。尽管两者学科背景不一，一个搞基础的病理生理，一个搞临床肿瘤外科，但英雄所见略同，且两位都是中西医临床皆有涉及者——汤老手术之余，好给患者开中药方调理，而且患者喜欢他的调理方。这些资深中西医学双栖型专家建立在亲自践行基础上的睿见，彻底

① 以上韩启德先生的观点均出自他的《中医不科学不代表不正确》一文。韩启德.中医不科学不代表不正确[J].科技传播,2014,6(11):18-19.

第六章 "黑中医者"的思想根源分析

碾压了那些既无临床资历，又无生病痛苦体验，只知信口开河，拉起所谓的"科学"大旗，不托住下巴，下车伊始，就哇啦哇啦地乱发高见者。

前沿物理科学家，所有模型都只是"近似的有效理论"

人们常说，现时代正是大变革的前夜，一切都面临着重大变革。

在前述"批判者逻辑起点之'批判'"中，我们分析指出"黑中医者"振振有词的逻辑起点是：科学＝物理科学＝唯一"完整的知识体系"。

我们反驳可能人们会说是苍白乏力的，还是请专业权威人士来解答：

文小刚，美国国家科学院院士、麻省理工学院终身教授，可谓世界级的物理学家。他不久前发表了一个重要见解：物理科学正面临着"第二次量子革命"。

给出物质世界的基本模型，一直是物理学的最大梦想（也许这也是唯一"完整的知识体系"中的"核心"），然而，虽已有基本粒子的"标准模型"、牛顿的万有引力理论、爱因斯坦的广义相对论，似乎已把世界解释得清清楚楚，"但实际上不是这样的。在'标准模型'提出40年后的今天，没有一个物理学家认为'标准模型'是基本理论，大家都认为它只是一个近似的有效理论"。"基本粒子的起源到底是什么，不知道，这就是问题。"爱因斯坦的广义相对论，"它只是一个漂亮的经典近似"有效理论。目前并没有合理的理论把相关的东西都搞出来、整合在一起，"我觉得这还是基本物理学最大的未决问题"，文小刚教授如此强调说。

还原论思路已受到量子纠缠的挑战，接踵而来的就是解决问题的思路要变。"新思路下，组织结构是更重要的。考虑组织结构会使我们对自然界的基本性质有更深刻的理解，这跟老思路考虑物质的组分很不同。""老思路看重基本构件是还原论，而新思路看重组织结构（序）是演生论。"

连看问题的基本思路都要变，老的思路需更新了！这也是本书作者从第一章就开始一直强调的基本点。

文教授断言："第二次'量子革命'已经来临。""物理学处在大变革的前夜，可能会迎来一个黄金时代"，"我指的是对多体系统的量子纠缠的研究，历史上物理学经历了四次革命"。第一次是牛顿力学，核心是"万有引力"；第二次是麦克斯韦对电、磁和光的统一；第三次是爱因斯坦的广义相对论；第四次是量子力学。"量子力学是非常非常深刻的革命，应该是最大的物理革命"，"现在对多体系统的量子纠缠的研究，有点'革命'的意味了"，"我们现在遇到了物理学新的大发展的机遇，这就是量子纠缠。"文教授反复着重指出。

暗物质、暗能量的挑战：我们都在"盲人摸象"

众所周知，近年来"暗物质""暗能量"等是最困惑人心的科学之谜。美国权威的 *Science*（《自然》）杂志评2003年十大科学成就中，将"证实了宇宙主要由神秘的暗物质和暗能量组成"列为首项："宇宙是平直的；宇宙中存在4.4％重子物质，22.6％暗物质和73％暗能量。"但对此似乎谁都说不清楚。文小刚教授在接受采访时也困惑地表示：在上述"最简单的标准模型里没有暗物质、暗能量这样的东西。所以，为什么有暗物质和暗能量就是个最大的疑问"。

笔者案头上放着两位海外学者——豪尔赫·陈（Jorge Cham）和丹尼尔·怀特森（Daniel Whiteson）合著的科普读物《一想到还有95%的问题留给人类，我就放心了》[1]一书。怀特森是加州大学尔湾分校教授、粒子物理学家，是参与欧洲核子研究中心（CERN）大型对撞机研究的顶尖科学家；而豪尔赫·陈则是位华裔学者，斯坦福大学机械工程博士，曾任加州理工大学研究员。我为什么会对此类与本专业毫不相干的书感兴趣呢？是因为面对现实世界的快速发展，重大突破一个接着一个，我们比以前的确进步很多，了解了不少；然而，面对大千世界和整个宇宙，包括人生/生命等，我们还是有太多的谜团，令人困惑的未知世界需要去了解。就像是这本书所言：对95%的问题，人类是无知的！有没有"解"，人类都没有底！基于此，我们应该谦虚、恭敬和谦卑一点。

用在生命科学领域已作出令世人瞩目成就的施一公院士的话来说："科学发展到今天，我们看世界完全像盲人摸象一样。我们看到的世界是有形的，我们自己认为它是客观的世界。其实，我们已知的物质的质量在宇宙中只占4%，其余96%的物质的存在形式是我们根本不知道的，我们叫它暗物质和暗能量。"他如数家珍地列举近期人们在心血管、癌症等领域获得进展的同时，还是认为人类仍"盲人摸象般地认识世界"，而这"一定是科学。每个人摸的都是真实存在，而且都是客观存在的，都是看得见摸得着的。我们现在也是如此！只是我们不知道摸的

① [巴拿马]豪尔赫·陈，[美] 丹尼尔·怀特森. 一想到还有95%的问题留给人类，我就放心了[M]. 荀利军，张晓佳，郝小楠，等译. 北京:北京联合出版公司. 2018.

你真的了解中医吗?

是象的后背，还是尾巴，还是耳朵？"①

他通篇演讲的主题是"生命科学认知的极限"，影响颇大。其实，人只要稍微谦卑一点，谁都不难认可这一点，也就会因此不断取得进步。

霍金的诘问：金鱼物理学"肯定它比我们的更不真实吗"？

2010 年，中国科协学会的"新观点新学说香山会议（45 届）"主题是关于"象思维与经络实质"，由笔者及中国中医科学院的黄龙祥研究员共同主持。会议结束后主办方要出版《新观点新学说学术沙龙文集（45）》，邀请笔者写"序"。笔者就以霍金的"金鱼物理学"为题展开。

与爱因斯坦齐名的现代物理科学巨匠，刚刚去世不久的霍金（S.W.Hawking），于 2010 年推出了他的新作《大设计》（The Grand Design）。在该书的第三章"何为真实"（What is Reality?）中，霍金提出了下述的推论：假定有一个鱼缸，里面的金鱼透过弧形的鱼缸玻璃观察外面世界，它们中有头脑的学者开始发展"金鱼物理学"，归纳出观察到的现象，并建立起一些定律。这些物理定律能够解释和描述金鱼们所看到的外部世界，且较正确地预言外部新现象，甚至还可能事先部分预知地震、海啸等人类目前困惑的难题（因为动物的感知能力更强）——总之，完全符合人类现今对物理学定律的要求。而金鱼的认识和人类现今的物理学定律肯定有很大不同。比如，人类看到的直线运动可能在"金鱼物理学"中都表现为曲线运动。

---

① 见 2016 年 1 月 18 日施一公教授在"未来论坛"年会上发表的题为"生命科学认知的极限"的演讲。https://www.sohu.com/a/55195422_183834.

霍金提出的问题是：这样的"金鱼物理学"是正确的吗？

当然，按照现有的主流性理解，这些是完全错误的。因为它们与今天被认定的"符合客观规律的"物理学定律相冲突，或者是无法"通约"的。因为人类已将今天对外部世界的某一类认识定义为"真实"或"客观"的，而且是唯一的；并将所有与此有所不同的认识——包括来自非主流文化的——都判定为谬误。霍金却诘问道："我们何以得知我们拥有真正的没被歪曲的实在图像？……金鱼的实在图像与我们的不同，然而我们能肯定它比我们的更不真实吗？"

霍金如此推理的真实动机何在？其实，他是想借助隐喻方式，推出一个人类认知世界过程中的基本规律问题——强调的是：人们认知客观世界时都是借助于某种"模型"或"图像"的。这也就是笔者开卷以来一直强调的认知世界之模式/模型问题。同样也是上一节文小刚教授讨论的物理学之模型问题。

在《大设计》中，霍金得出一个重要结论："不存在与图像或理论无关的实在性概念。"也就是说，不存在一种唯一的、超然的、绝对客观的实在性概念。

其实，一个不争的事实是：任何科学探索都是人脑的思维活动，既是人脑的思维活动，就必然遵循人脑思维的一些规律与特点。比如，受到了思维方式制约，受到了某种模型、图像的影响。对于中医药学的看法，又何尝不是这样！

从世界顶级物理学大师的认知中，至少可以获得几点结论：①别轻易断定什么唯一、正确、完整之类，不能轻易作出"科学＝物理科学＝唯一'完整的知识体系'"之类的结论；②具备多种看世界之模式/模型/图像，可以让人的相关认识更加深化及厚重；③对本人所不太熟识的，保持一份尊重；如果想作出评论，不妨深入了解一下，再发表议论，以免贻笑大方；

你真的了解中医吗？

④中国学者需要的不仅仅是科学知识、科学探索精神，也包括人文学养，包括谦卑及包容态度、美人之美等。

奥斯勒的告诫：一大弊端是"历史洞察的贫乏"

在此，笔者以大量篇幅讨论这类问题，人们可能会问道：至于吗？值得吗？就是"黑中医者"的一类观点而已，值得兴师动众、长篇累牍地批驳吗？

笔者认为大不然也！

2007年以后，"告别中医药"之风虽有所平息，但受长期"唯一文化"熏陶之故，片面地看问题之风在思想界学术界依然盛行，举个典型例子：

前几年，有关方面把阴阳五行、天人合一、格物致知等列入国民的基本科学素养之列，这其实是件好事情①，只不过是要求人们尊重传统，尊重历史，找回自己文化的根，对有些传统上存在过的有价值的思想认识，加以科学化提升，让更多国民认识而已。但结果似乎是掀起了舆论场上的轩然大波，很多颇有身份的学者/知识分子大声反对，认为这些是糟粕，这样做就是倒退，就是错误，就是愚昧……其实，笔者第一职业是中医基础教授，长期从事对元气论、天人合一、阴阳五行等的教学及研究。40余年来，笔者并不认为天人合一、阴阳五行、格物致知等是完美无缺、没有瑕疵的；相反，它有很多问题，既陈旧，又有很多错误。即使早在秦汉之际，就对阴阳五行等有很多批评意见。但这就是历史，就是传统，就是客观存在过的，且是中国独有的；不仅曾存在过，而且对国人的认识及发展起到过积极作用的。在这些观念指导下，让中国古贤取得了巨大

①见2016年4月23日公布的《中国公民科学素质基准》第9点。

进步。我们为什么不能用历史的眼光看待呢？为什么不能心平气和地接受自己的文化、接受自己的思想根基呢？需要如此强烈地反对吗？这个态度本身不值得我们反省与深思吗？从历史角度看，鲁迅等新文化运动的旗手们对传统文化恨之入骨是可以理解的，因为清朝末年的腐败堕落，民不聊生，很快使中国陷入万劫不复之亡国境地。"是贫穷落后加愚昧，导致了国民情绪之偏激！"而后面这些文人的态度转变又是戏剧性的。但今天，再这样对待传统，就太不好理喻了。如果说以色列人这样对待他的犹太传统，你能在以色列生存吗？那将是大逆不道的民族败类。我们前面讨论过，以色列民族之所以能够挺立于世界民族之林，文化之根的呵护及保存，才是最最关键的，这些，难道不值得我们深思吗？

百多年前，不少思想大家都很激进，如梁启超先生（1873～1929）初起极力主张全盘学习西方政治、经济、文化、医学和教育制度，变革中国之羸弱落后。有人说当时的梁启超可用"一切"概括——旧的一切要推翻，一切要创造新的。但梁某在45岁时（1918年，民国七年）赴欧考察，待了数月，深入体验西方社会现实后，回国写下了《欧旅心影录》，态度大变，甚至认为西方文明有破产可能，还需光大传统文化，以东方文明来"拯救世界"。

又如严复先生（1854～1921），年轻时曾赴英国学习海军，归国后实在看不惯国内之落后保守，故翻译《天演论》，传播西方新知，直斥旧传统有三大害："锢智慧""坏心术""滋游手"，并疾呼须行变法，否则必将亡国。胡适称他"是介绍近世思想的第一人"。他中年后，观点有所改变，对传统文化能正确评价。故梁启超称其为"于中学西学皆为我国第一流人物"。而李克强总理评价说他"学贯中西，是第一批'放眼看世界'的中国人……启蒙了几代中国人，同时又葆有一颗纯正的'中国心'"①。

再如梁漱溟先生（1893~1988），年轻时醉心于西方政治文化，赞成"君主立宪"，并投身辛亥革命，30多岁后转从中国传统文化中寻求改造中国之路，被赞誉为"中国最后一位大儒家"。以至于美国五星上将马歇尔都赞扬说"在梁漱溟身上看见了甘地的影子"。在其诞辰120周年之际，主流媒体以《中国知识分子的操守与担当》加以纪念，引述梁先生观点：尽管目前东方文化受到了前所未有的压迫，几有断绝之虞，但这却是暂时的，中国文化不仅仅不应该断绝、也不会断绝；不仅仅会在中国复兴，实现中国的富强，更是会走向世界。②

人们常说，晚清的中国人处于沉睡之中，缺乏激情与抱负；而一旦觉醒后，中国人又往往只有激情而欠缺理性，好剑走偏锋，极端行事！百年前文化启蒙者们的态度及立场改变，则足以成为人们的一面镜子。

我们能够欣然接受毕达哥拉斯、希波克拉底、亚里士多德、盖伦等的思想，并加以赞赏；我们高度评价了哥白尼、达·芬奇、弗朗西斯·培根、牛顿等的杰出贡献，大加颂扬；但为什么却对本土的杰出思想如此排斥、抹黑呢？关键是这些人（比如培根等）都曾经有过荒谬之极的行为啊！

就医学而言，笔者想提一提现代临床医学创始人威廉·奥斯勒（William Osler）的观点。他是加拿大人，被尊称为现代临床医学之父、医学教育家，尽管他已离世百年有余，但他的

①引自：人民网2015年4月27日《那么多名人故居，李克强为何走进严复家？》一文。

②见新华网、人民网2013年10月18日《梁漱溟先生诞辰120周年中国知识分子的操守与担当》一文。

思想还是不时地被人提及、铭记，被当成了警世之言。他就临床医学指出了三大弊端：历史洞察的贫乏、科学与人文的断裂、技术进步与人道主义的疏离。这些，至今依然困扰着现代临床医学。

其中，"历史洞察的贫乏"是第一大弊端！

这也是笔者愿意在此长篇累牍地讨论这类问题的初衷及本意所在！

在这里，笔者还想引用韩启德院士的一段广为流传的话："我们现在的医疗出了问题，不是因为它的衰落，而是因为它的昌盛；不是因为它没有作为，而是因为它不知何时为止……在宗教强盛、科学幼弱的时代，人们把魔法信为医学；在科学强盛、宗教衰弱的今天，人们把医学误当做魔法。"

有科学知识，没有历史常识、缺乏人文精神及鉴赏能力等，包括无法区别唯科学主义危害等，同样是一种无知；而且常是一种更为可怕的无知。因为他们头上顶着科学技术的光环，自己执迷不悟，且会误导大众①。

今天，中国仍然需要"扫盲"，但不仅仅是扫除科学文化知识等的盲区，更需要扫除对科学技术的盲从和对历史知识的无知。

---

① 何裕民.生命伦理"有利"原则之重新检讨[J].中国医学人文,2018,4(07):9-13.

你真的了解中医吗？

06

生物学与物理科学关系的理性审视

前面，我们对方某在《批判中医》中"科学 = 物理科学 = 唯一'完整的知识体系'"这样的断言，进行了批判，相信各位看官自可作出判断。

由于医学与生物学具有"切不断、理更乱"的关系，而方舟子先生说"以后上了生物系，成了生物化学博士，当然更不可能相信中医，否则对不起我所受的科学教育和生物医学专业训练"。为了帮助他对得起所接受的"科学教育和生物医学专业训练"，笔者也帮助捋一捋生物学与物理科学关系。因为在这些问题上，本身争议不少。厘清这些关系，不是仅仅针对方某的，也是为了共同提升对生物学及医学之认知。如此，方能够更好地定位医学，定位中医药学。

在《爱上中医》一书中，笔者花了近4万字阐述这一关系。在此，限于篇幅，只能从简，好在还可以参阅李建会先生的《与真理为友：现代科学的哲学追思》①等相关书籍。

生命科学哲学的不同声音

著名生命科学哲学家罗森伯格（A. Rosenberg）指出：生物学与物理科学的关系问题是生命科学哲学的核心问题。有学者分析认为，这基于几个原因：①它涉及了生物科学与其他自

①李建会.与真理为友：现代科学的哲学追思[M].上海:上海科技教育出版社，2002.

然（物理）科学是否不同和怎样不同这一本质问题；②对上述问题的回答又涉及了对生命科学发展的方向与方法问题，包括生命科学的未来重点及应采取怎样的研究方法等；③有关生物学逻辑的认识论、本体论和方法论等几乎都是围绕这一问题展开的，如还原论与突现论之争、心身关系之争等。

对生物学与物理科学关系的认识，现有两大对立派别："分支论"与"自主论"。分支论认为：生命现象本质上就是物理化学现象，因此生物学与物理科学并无质的不同。生物学当然是物理科学的一个分支。整个生物学最终将还原为物理科学。这观点目前占据主流地位。与之相应，它驱动着西方生物医学的发展与深化，以至于西方生物医学模式成为主导性模式。用美国著名医师，提出新的医学模式的恩格尔（G.L.Engle）教授的话来说，已成为医学领域一种文化上的"至上命令"，"它已获得教条的地位"。它在方法论上的反映就是还原方法。用著名美国未来学者托夫勒（A.Toffler）的话来说就是"折零"，把生物机体像机器一样，一层层、一个个"拆下"来作出研究。

自主论者却与之相对，认为生物学的规律不是一般的物质运动规律。因此，生物学理所当然的是一门自主的科学。它所研究的对象、它的概念结构与方法论体系与物理科学都有着根本的不同。

20世纪50年代以来，生物学蓬勃发展所揭示研究结果，并不能满足物理科学的要求，它不能像物理科学那样有简单明了、精准确切、相互联结且具有解释和预测能力的定理或规律，它的许多发现和描述语言与物理和化学等语言很少联系，它的研究模型之普遍性也是有限的。"所有这些特征使它成为验证后实证主义科学哲学的很好的场所。这些不同是表面的、暂时的，还是本质的、永恒的呢？"

生物学是依附于物理科学的，还是有本质区别的？

对上述问题的不同回答——即生物学是否/当怎样与物理科学所要求的哲学图景相符——形成了两大派：一派认为这些不同只是表面的、暂时的，可以努力从生物学中寻找证明后实证主义哲学图景的证据，或者竭力论证这种不同只是暂时的，以后可融合，这便形成了生物学的后实证主义；另一派则以生物学研究的成果来反对后实证主义，认为这种不同或差异是本质性的，生物学与物理学的差别永远不会消失，遂形成了生命科学哲学中的反实证主义。

持分支论认为："生物学最好能形成为物理科学的一个分支，一个能够通过运用物理科学方法，特别是物理学和有机化学的方法发展的独立分支。"他们往往把分子生物学作为其发展典范。他们看来，因为生命最终是由物理材料——运动中的分子和原子组成的，这些分子和原子在生物体内被集合在不同的组织水平，尽管目前尚不能用物理学和化学的规律来解释生命过程中一些层次的物理运动，但"最终人们希望生物学的整体可根据比它低的水平，进而正好从原子水平得到解释"（DNA的发现者——克里克语）。因此，持分支论者认为："不管怎样，我们将会看到生物学作为一个独立的学科终有一天会消失的。"

但客观地说，20世纪生物学领域，除分子生物学外，群体遗传学、综合进化论、生态学、行为学、分类学等学科也得到空前发展。这些学科各自有着自身的词汇、方法论和概念结构，他们与物理科学联系常常不多。从事这些学科的学者及从这些学科中搜集材料的生命科学哲学家们就常对上述观点持相反的立场。他们认为，尽管物理与化学方法在生物学研究中曾取得过重大成就，但是物理学和化学方法并不完全适用于生物学的主要研究。"生物学真正重要的目标以及获得这些目标的适当方法，与其他科学的目标和方法是如此不同，以至于生物学的理论和实践必须与物理科学的理论和实践保持持续的隔离"①。

①参见亚历克斯·罗森伯格（Alex Rosenberg）的《生命科学的结构》一书。

著名的科学哲学大师波普尔（K.R.Popper）也明确指出："生物体的问题不是物理学的；它们既不是物理学的事情，又不是物理学定义所能描述的；也不是物理学的事实。它们是独特的生物学存在，它们的存在可以是生物学结果的原因。"

生物学自主论者的不同见解

自主论者们往往强调：生命不同于一般的物理运动，有其鲜明的特殊性和特殊规律。生物学追寻的是生命过程中用物理学无法回答的问题，需要而且必须运用物理学所提供不了的方法与手段。至于目前的物理科学的种种研究手段与方法，生物学（生命科学）可以最大限度地借用；但生物学必须形成自己的研究方法。他们认为：后实证主义从物理学中得出的科学图景对生物学来说是不适用的，甚或可以说完全错误的，它有可能导致生物学研究走向迷途，阻碍生命科学的快速发展。生命科学（生物学）理应成为一门自主的科学。

自主论者对分支论的挑战，可以说是在生命科学哲学的所有领域进行的。其中，主要的涉及以下一些重大的生物学问题：

◎ 基本框架不同 ◎

自主论者认为，物理科学的解释框架是因果论的或机械论的，而生物学的解释框架则是功能论的或目的论的；后者无法还原为前者。就自主论看来，生物学探讨的很多现象是功能学意义上的，它有着某种明确的合目的性。进化论揭示的生物长期的演化过程是这样的，解剖学发现的生物体中的许多解剖构造是这样的（最简单的例子就是奥狄括约肌），生物研究中明确了的各种生理调节环节和过程也是这样的，而这些，在一般物理世界是不存在的，故从物理科学中抽取的图景无法揭示生物学的真正本质特点。

所谓目的论，从哲学上说，是按照某种目的或结果，来解释事物（而不是通常的按照原因来解释——这被称作动力论或因果论）。从目的或结果来解释也称为终极的因果关系。这正好与因果论恰恰相反。其实，这一观点由来已久，早在古希腊时期，亚里士多德就对目的论作出了著名的阐述。他认为，对事物的完满解释不仅应考虑到物质因、动力因（即因果论、动力论），同时也应该考虑到其终极因（即目的论），即事物存在和产生的目的。但文艺复兴以后，基于力学的物理科学的发展，以及对宗教的抗争（因为合目的论很有可能滑向上帝创造说的宗教一边），促使人们趋向于用自然现象来机械地解释事物及现象，排斥目的论，追求因果论。19世纪末，相关的争论再起，论争的焦点集中于：有生命的机体的生长、换代和再生，是否能用纯物理科学的方法与名词来解释。论争激烈却并无结局，但目的论的影响依然较大。

◎体系之异同◎

物理科学已达到这样一种水平，不同定义的理论可以逻辑地、数学地整合在一起，形成公理化体系，并建立公理化方法。而生命科学（生物学）领域远未达到这一水平，或者说永远不可能达到这一水平。它的许多理论只能作出定性的描述，根本无法建立起严密的公理化体系。基于此，自主论认为：这恰恰反映了生命科学自身的独特性，说明生物学是一门自主的科学。

◎ 规律问题 ◎

科学主义把规律和定律看作是科学理论的象征，进而认为物理科学中的每个学科都应有自身的规律与定律。然而，生命科学（生物学）领域，这一点并不明显。据此，有自主论者认为，生命科学中并不存在规律，规律只是科学主义科学哲学的偏见。也有自主论者承认生命科学中存在着规律，但强调：这些规律是独特的，与物理科学的其他学科相比，在内容与形式上都是完全不同的。比如说，很难用数字来精确表达，只能求助于 P 值（概率），等等。

新生命科学哲学①与迈尔思想

美国著名生物学家、生命科学哲学家迈尔（E.Mayr）倡导的新生命科学哲学是自主论的杰出代表。他有许多基本观念值得一议，主要包括：

◎ 物理科学不是科学的标准范式 ◎

他倡导应改变科学统一的传统信念，适当强调科学的多元性，特别是应该看到物理科学与生命科学不是一模一样的科学。他认为，由于近代物理学的进步，科学哲学便一直由逻辑学、数学与物理学所统治。"仿佛世界上并没有活生生的有机世界。

①本节关于生命科学哲学的讨论，可参鉴：李建会.与真理为友——现代科学的哲学追思[M].上海:上海科技教育出版社,2002:3-40.

因此，必须建立一种新的哲学，这种哲学主要的任务就是摆脱物理主义的影响"。

◎还原是徒劳的◎

根据经典生物医学（西医学）观点，也就是分支论观点，所有的生物学理论都可以还原为物理学现象/理论。但迈尔认为：还原论是有明显局限的，生物学领域"还原"是徒劳的、没有意义的，因为，生物阶层系统的不同层次都有新的突生属性出现。"尽管阶层系统的较高层次与较低层次都是由原子、分子组成，但高层次的过程常常不依赖于低层次的过程。""在生物阶层的不同水平上有不同的问题，所以，在不同的水平上就要提出不同的理论。这样，在从大分子系列一直到细胞器、细胞、组织、器官及其他，每一层次都导致独立的生物学分支产生：分子水平是分子生物学，细胞水平是细胞学，组织水平是组织学等。所以，要充分解释生命现象，就必须研究每一层次。"

◎历史叙述比定律更重要◎

从认识论上说，所谓定律，是一些包含普遍限定词，具有经验内容，并得到确证，且可从属于一个更大的理论性陈述。唯科学主义的科学哲学家认为：所有学科要想成为真正的科学，就必须拥有一系列这样的定律。然而，人们注意到生物学中并不存在这样的"普遍定律"。波普尔就认为"由于地球上的生命进化或者人类社会的进化只是一个单独的历史过程，因此对进化的描述就不是定律，而只是一个单纯的历史陈述"。故波普尔指出，探索进化的"不变秩序"和"定律"是不可能的。迈尔也认为："人们平常所说的生物学定律，都不是普遍的，因为它们大多都有例外。"他说："生物学中只有一条定律，那就是所有的概括都有例外。"迈尔进一步分析说，生物学概括之所以具有或然性，原因是生物学努力描述的事件是历史的、特异性事件。任何生命都是与历史有关的，都具有独特性。这就要求对生命现象的解释就不能像物理科学那样是由定律提供的。故他主张"历史叙述有解释价值，是因为在历史序列中，早先的事件通常对于后来的事件起到一定的作用"。因此，历史叙述的目标之一就是发现后继事件的原因。

这里，需要补充一个重要见解：研究生命起源及演化的学者们通常都确定一个基点：即使重复给出相同条件，生命演化仍然会像今天这样吗？显然，结论是否定的，很多生物事件充满了或然性，完全不像一般物理现象。

◎重要的不是本质而是个体◎

长期以来，物理科学一直在寻求"本质"，认为千变万化的现象世界只不过是固定不变的本质的外在反映。普遍的本质才是世界上最重要、最真实的。各种变化或差异只是内在本质不完美的表现。然而迈尔却反对在生物学中滥用此观点，认为生物学领域重要的不是本质而是个体。许多生命现象，特别是种群现象等是以高度的变化为特征的，进化的速度或物种形成的速度彼此之间的差别，常可巨大到3~5个数量级。物理世界则罕见这种情况，故物理世界的实体具有本质不变的特性；生物领域的实体却以可变性、个体性为最重要特征。

◎解释和预言的不对称◎

物理科学中，解释和预言是对称的。就是说，"如果一个事件E是已知的，并且E能够从一些规律性的陈述和一些前提条件中推导出来，那么它就得到了解释。反过来，如果已知一些规律和前提条件，从他们中可推导出事件E，那么事件E就是预言的结果"。但生物学中不存在这种现象。因此，迈尔认为，这种说法并不适合生物学。他说"自然选择学说能够相当准确地描述和解释自然现象，却不能作出可靠的预测"。又说"进化学说对哲学作出的最重要的贡献之一是论证了解释和预测彼此独立，并没有任何联系"。生物学中的所有预测几乎都是统计性的，这是因为：

1. 生物事态具有随机性，突变、重组、配子选择、配偶选择、合子的早期存活率等都是不确定的。

2. 生物实体具有独特性，对独特现象的描述就不可能有什么普遍定律。

3. 生物实体具有极端复杂性，这种极端的复杂性导致完全的描述是不可能的。

4. 在生物阶层系统不同层次突现了与其他层次不同的新性质，这些性质不可能从低层系统中推导出来；因此，对这种新性质的预言也就是不可能。

◎ 观察、比较与实验具有同等重要的价值 ◎

分支论强调还原论及实验方法是研究生物学的主导方法。迈尔却认为：在生命科学（生物学）研究中，传统的观察、比较等与实验方法一样同属于科学方法，具有同等的重要性和富有启迪性。

自主论的观点不见得全对，难免有偏激之嫌。但至少有一点是可以明确的，在生命科学（生物学）领域，纯物理科学的理想方法和评判标准是有其局限性的。生命与非生命自有本质的不同。因此，应允许多种研讨途径，允许不同的方式方法解读生命之奥秘。

涉及生命的学科需与物理科学保持适度的"间隔"

其实，关于生物医学的批判，最为尖锐的不一定来自"自主论"者。整个20世纪，许多杰出学者，特别是医学以外的学者，都作出了针砭。从科技史专家李约瑟，到未来学大师托夫勒、奈斯比特，从控制论创始人维纳，到信息论大师申农，到一般系统论鼻祖贝塔朗菲，从研究混沌现象的尼克里斯到诺贝尔奖获得者、耗散结构倡导者普列高津都有这方面发聋振聩的精辟鞭笞。这些学者们的学术背景或审视角度以及观点态度或许不尽相同，但有一点是共通的。生命是一个非常复杂的综合体，生物规律不同于非生物规律。"拆零"（即还原方法）有其价值，但只能提示一般的物理化学规律，不足以提示生物学本身特有的规律，因此需要新的方法，需要更高层次的"整合"，而不只是低层次规律的简单组装。何况，人们还往往忘记把这些细部重新装到一起（阿·托夫勒语）。许多对中国传统文化有较多、较深了解的著名学者，如李约瑟、普列高津等更明确提出：中国传统思想中的有关认识，有可能对弥合生物医学的局限性有所裨益。

回归主题，讨论完生物学与物理科学的关系，尽管各位可有不同的见解，但至少可得出一个结论：生物学与物理科学难以划等号，甚至画不上等号；以物理科学的唯一性、科学性来评判生物学及医学（包括中医学）的合理性、有效性，并解释许多生命及疾病现象的机制，是绝对要闹笑话的，不匹配的。

生物学、医学等涉及生命的学科都需与物理科学保持适度的"间隔"。借助物理科学的方法、手段、技术及研究进展等，是必须的，毋庸置疑的。但如果仅以物理科学为指归、标准及尺度，那只能离人性化的医疗越来越远，与医学的最高宗旨——呵护人类健康，南辕北辙。

07
唯科学主义批判

我们分析认为："黑中医者"中有三类人，其一是唯科学主义（Scientism）的忠实信徒，以科学主义为尺度，指点江山，贴标签，纳入"科学主义"则昌；游离于外者则非剪除不可；二是盲从西方科学文化者，包括许多刚出校门的西医学工作者；三是做秀者，前两者需要做些理论解释工作，核心是分析唯科学主义产生的历史背景、特点、意义、价值及其被消解之命运。

唯科学主义产生的历史根源

科学哲学上的"唯科学主义"，又称科学主义、科学教，其源自逻辑实证主义。孟建伟先生曾以"逻辑实证主义：科学主义的兴起"，作过阐述。其源自20世纪20年代后期的维也纳学派。它以《科学的世界观：维也纳学派》为宣言书，掀起了一场举世瞩目的"科学哲学"运动。它的科学观有以下两个基本点。

第一，强调真正的科学知识只有一种：即自然科学；除此之外，皆非"科学"；而此处的自然科学，就是物理科学。

第二，强调科学是一种独特的文化，与其他文化有着截然的界线。这表现为：①就性质而言，是知识与体验的区别："知识是事实的证实的认识……是以形式构造为对象，……是科学的基础"；"而体验是基于感觉的，……以主观世界的一致为对象，……是生活的方法。"②从其依据的基础而言，是事实与价值的区别：科学依据的是事实（或观察陈述），如理论与已知事实完全一致，那它就得到证实——或因无法"否证（证伪）"而被确认。因此，"科学是客观的，唯一的，与价值保持中立。而非科学文化则依据价值陈述或价值判断。"③从语言上，科学用的是表述，表述的是经验事实，可得到经验的证实或证伪，因此在认识上是有意义的。而非科学采取的则是表达性语言；"虽可表达情感或理想，并可感染他人，但并未表述任何经验事实，故在认识上是无意义的。"

我们在本章第五节的"批判者逻辑起点之'批判'"中，可以清晰地看出方舟子先生等的思想认识与以上观点类同翻版。

逻辑实证主义在近代中国，根深蒂固

客观而言，逻辑实证主义（Logical positivism）科学观在20世纪的中国，是根深蒂固的。

之所以会这样，原因有二：一方面，20世纪中叶正是这种观点大行于世界，并取得了辉煌的成就。孟建伟先生曾指出："在这个领域里，聚集着许多颇有才华的科学家和精通科学的哲学家。不少人毕生从事这一学科的研究。原因很简单：因为科学不仅是文化的中心，而且是唯一'有意义'文化，而哲学的任务就是为了说明科学，因此，科学哲学也就成了唯一'有意义'的哲学"。另一方面，受教育者缺乏接受多元文化、多元哲学观、多元科学解读的条件与氛围。实证主义对包括笔者在内的50～70年代，乃至对80年代中期以前的受教育者影响颇深，他们大多把上述的"科学观"视作天经地义的唯一正确之观点。"

以逻辑实证主义为核心的唯科学主义的缺陷是明显的，甚

295

或是危险的。这缺陷体现在多方面：

1.唯一只有物理科学（或与物理学能"通约"的学科）才是真正的科学，从而排斥了其他所有学科；这其实是科学领域的霸权主义之体现。

2.方法局限：物理科学信奉的只有还原、逻辑与实证方法；排斥其他方法。

3."用非历史的观点看待科学与其他学科的界限，只把它看成是凝固的、一成不变的。"孟建伟指出，"正是由于这些诸多的缺陷，逻辑实证主义的这种系统的科学哲学现遭到外部人文主义者有力抨击，又受到内部非正统的科学哲学，即历史主义的严重挑战"。

历史主义对唯科学主义的超越

唯科学主义哲学根基之"松动"，源自20世纪60～70年代兴起的科学哲学中的历史主义（Historicism of philosophy of Science），在历史主义大旗下，集聚了一大批杰出的科学哲学大师，他们对唯科学主义集中火力，进行了一波又一波的有力批判。其焦点在于强调：

1.科学与其他学科，包括物理科学与人文科学、社会科学，甚至非科学之间并不存在明确的界限。即从历史主义眼里，科学分界问题是一个伪命题。

2."注重对科学理论作整体的评价，而不是单个理论的评价。"孟建伟先生指出：历史主义学者"把'范式'（库恩）、'研究纲领'（拉卡托斯）、'研究传统'（劳丹）或'背景理论'（费耶尔阿本德）这样的'大理论'当作分析科学的基本单元，强调'特定理论'是在更大的传统或'大理论'的部分，而后者以往的成功或失败关系到特定理论在经验上能否妥善建立。因此，在历史主义者看来，科学的依据并不是经验事实，或者说除了经验事实以外，还有更重要的东西，那就是处于某个'大理论'核心，代表该'大理论'的根本的价值观念或价值标准。劳丹明确指出：科学的目的并不是为了解释事实，探究真理，科学在本质上是一种解决问题的活动。"因此，他们认为科学的依据不仅仅是事实，同时更倾向于价值评论。也就是说，否定了逻辑实证主义的"科学价值中立说"。

3.历史主义者更关注科学的实际发展，也就是历史过程，提出了包括"常规科学""科学革命"等的不同形态，并试图建立科学发展的历史模型。

4.历史主义者认为："理论如同人类社会和生物种群一样，是历史的实体，他们特殊的个体性都要求一种深入的历史考察，这种考察的更广泛的意义在于它揭露了对理论进行的传统解释的缺陷。"用孟建伟先生的话说：历史主义"把科学看作是人类历史的活动，强调科学与其他文化的联系，强调科学的时代性或历史性，强调科学活动中人们的价值取向及其作用"，故"这些见解无疑是深刻的，是发人深思的……本质上是辩证的，要比逻辑实证主义所主张的科学的精髓'宽阔得多'"。

历史主义对中医学之评价：总体是客观而积极的

20世纪80年代中后期国内学者已借助科学哲学的历史主义，对中医学作出了评价，总体是客观而积极的。如强调应善对科学理论作整体评价，特别是倾向于同时或更注重价值评价等。认为中医学理论尽管是一个"苦涩的酸果"，但它的"捆绑事实""解释事实""助发现"以及"解难题"等的科学价值，是无法置疑的。又如，从历史主义视角，对中医学发展作深入的历史考察，以及综合它的传统范式及相应的时代特征，包括在现时代医学发展中的意义，指出更不能低估中医学的科学价值。

总之，在对逻辑实证主义的批判与超越中，历史主义取得了巨大的成功，不仅有力地遏制了唯科学主义之蔓延，且提出了许多新的命题以挑战科学哲学。

后现代主义：消解了唯科学主义

对唯科学主义致命一击的更是后现代主义（Postmodern-ism）。他们倡导的是非科学主义的科学观。强调：

1.科学并不比其他信息体系更客观、更合理。"科学是人发展的许多思想形式之一，而且未必是最好的。"（费耶尔阿本德）罗蒂也反对仅将"合理""客观""真理"等与科学捆在一起，而把其他统统排斥在外的科学主义的态度。

2.反对科学沙文主义，反对万事仅以科学作为唯一的标准，认为这样将限制人们的思考与探索。

3.倡导多元主义方法论，主张用各种思想与方法，包括正统科学嗤之以鼻的传统方法，去揭露科学中所预设的宇宙观和意识形态成分。

4.后现代主义尤其强调人类科学文化的多元性、多样性和丰富性，强调科学与其他文化的关联，反对纯粹用（物理）科学或还原论的尺度来审视、批判别的学科类型及文化！他们消解了（物理）科学在当今社会作为真理化身的唯一核心地位，因此，从根基上抽空了"科学主义"存在的意义。

客观地说，后现代主义并非铁板一块，人们常从不同角度作出大致区分，包括建设型的，解构型的；积极的，消极的；后实证主义的，反实证主义的……

邢润川先生等曾专论过后现代主义与科学主义的关系。他们引用哈贝马斯的研究，指出在当今主流西方世界，"科技已经进入并变成政策的制定、价值判断、经济发展的原动力、生活方式的安排等人类的所有生活领域"；已经渐成"一种意识形态"。"科学能为人类的所有学科提供合法性的证明。"但后现代主义却针锋相对地批评说："科学主义恰恰忽略了，即使是在当今的自然科学内部，要想达到统一也已经十分困难了，更何况为其他学科提供合法化证明。"

后现代主义的代表人物，法国当代哲学家利奥塔尔在他的代表作《后现代状态：关于知识的报告》一书中，通过多个环节的论证，深刻地指出了"现代"科学本身所存在的合法性危机。另一位后现代主义代表人物德里达则从理论上进行了分析论证，消解了"理性"与"非理性"等命题的二元对立之错误。"证明了理性对非理性的优先性是不可靠的，因而科学主义对反科学主义的优先性也就成了有问题的论断，从而在基础建设上瓦解了科学主义的合法性基础。"

综合而言，后现代主义反对的是：物理科学是唯一有意义的真正科学，并以此排斥其他科学的观点和做法；包括应用物理科学的观点、方法及尺度，去审视、评价其他科学与文化的科学主义，或曰科学沙文主义。因为在逻辑实证或科学主义者的信念里，一切要经过自然（物理）科学与逻辑的"照妖镜"检视。在其之下，所有无法纳入或"通约"的学科、文化都是毫无意义的。"黑中医者"的论调中，便一直出现这样的警句：在科学和逻辑的筛选下，中医药学没有意义，因而没有存在价值，因而应该被剔除。可见，如果我们有起码的与时俱进的精

第六章 "黑中医者"的思想根源分析

神，对科学哲学的嬗变作出理解，而不是固守科学主义一途的话，这种"黑中医者"，在20世纪50～70年代尚可被谅解，而在今天，只能说是种反历史潮流而动之"逆流"，或曰"闹剧"了，因为它缺乏起码的哲学根基和逻辑前提。

　　需要多一份敬畏、尊重与宽容。我们并不完全赞同后现代主义对科学主义的批判及对其根基的消解，也并不完全赞同他们对科学的理解与否定，应该说实证主义、历史主义、证伪（否证）论，以及拉卡托斯的"科学研究纲领"和夏皮尔的科学实在论等对于当代人们理解科学，都是有所帮助的。我们反对的只是在"唯科学主义"思想的潜移默化的驱使下，以唯一的标准与尺度，行使科学的威权主义、沙文主义；动辄以贴标签、打棍子方式，把其他学科或文化划为"另类"，定为必须立即除之而后快的"伪科学"，一如"黑中医者"对中医药的所作所为。而特别欣赏后现代主义的多元观、多元方法，欣赏后者的宽容与睿智。主张在后哲学文化的语境下，多一份对自然的敬畏，对人性的敬畏，对传统的敬畏；多一份对其他科学与文化的尊重与宽容；承认不同学科与文化之间的差异；并以宽容的态度应对这些差异，处理不同的意见或信念；充分利用对话以实现不同认识或知识之间的交流与沟通，从而促使人类的科学文化更加丰富多彩。

08

"五十步笑一百步"，谁有嘲讽历史之资格?

恩格斯有一个经典论述："科学的历史，就是把这种愚昧逐渐消除的历史；或者说是用新的、但越来越不荒唐的愚昧加以代替的历史。[①]"故需先明确讨论前提：谈历史事件，只能借历史眼光。人类的进步是个缓慢而持久的过程。借今评古，尤其需要如此。带着这观点看问题，那就是历史主义，就相对理性些。因为人类的认识本身是不断进步更替、不断弃旧扬新之过程。如果简单地用今人认识来评论前人对错与是非，在逻辑上首先犯了大错，其结论是没有任何意义的。

百多年前的西方医药，究竟比中医药强多少?

"黑中医者"往往抓住中药中有些不好理解之物入药——像鲁迅所说蟋蟀、且要成双的等，故认定科学及可行性可言，以此为据，振振有词地否定中医药。

持此见者并非少数，需做些分析与辩驳。

笔者认为，历史记载的 5 000 ~ 6 000 种本草方药中（包括地方药材等），确有稀奇古怪、很难理喻之品入药了，其之可能入药的动机，笔者在《走出巫术丛林的中医》反思性著作做过分析，容后面简单回顾，先横向比较一下：

①见 1890 年 10 月 27 日《恩格斯致康拉德·施米特》的书信，出自中共中央马克思恩格斯列宁斯大林著作编译局,编译.马克思恩格斯选集·第四卷[M].北京：人民出版社,2012:703.

前述的周其仁先生引权威的《剑桥医学史》记载史实，表明百年前的（西方）医学用药同样毫无科学性可言，甚至远远不如中医药。如英国大文豪萧伯纳1911年在《医生的困境》描写的"在勉勉强强通过了考试、购得一个铜招牌后，医生很快发现自己开的处方无非是：为不喝酒的人开白开水，为酒鬼则开白兰地和香槟；在家中开牛排和黑啤酒，在路途上开不产生尿酸的素食食物；给老家伙的处方是紧闭的窗户、大大的火炉、厚重的外套，给年轻的时尚追求者则是呼吸新鲜空气，尽量裸露而不失庄重"……这可是辛亥革命前后，距今不过百年历史啊！相信即使早在汉唐，稍微有水准的中医师用药，也不会这么无奈啊！

以至于局外人周先生对"黑中医者"借鲁迅而拼命诋毁中医药之举都看不下去，指出这比"不科学的"中医，究竟高明在什么地方？例如，据《剑桥医学史》记载，当时一位美国医生这样回忆他的职业，"我几乎想不起在早年有哪怕是一种能被医生真正治愈的疾病"[①]。

有人不无揶揄地说：欧洲人之所以不嘲讽百年前的医学，是因为缺乏像中国鲁迅那样笔尖犀利、入木三分的嫉世愤俗之文人；萧伯纳毕竟太温和了！

更有甚者，欧洲西医药学一直有将木乃伊入药之长期传统。据埃及史专家、原复旦大学历史系（现首都师范大学历史学）金寿福教授研究，"直至19世纪末，在一些药典和药方中，仍旧使用木乃伊粉。直到20世纪初，德国的医学目录上仍然有木乃伊，说明用它作为原料的药品依然可以买到（等在绞刑架旁，

---

① [美] 罗伊·波特,编著.剑桥医学史[M].张大庆,等译.长春:吉林人民出版社,2000:216.

你真的了解中医吗？

试图喝到被处死的犯人的血，最后一个这类例子发生在1908年，地点也是在德国）。在1924年的《默克药品目录》中，名叫'纯埃及木乃伊药膏'的药品赫然在目，根据德国默克医药公司1924年的价格表，1千克木乃伊粉可以卖到12金马克……①"鲁迅先生说蟋蟀要成对入药，比这大概早30年（应该是鲁迅13岁时，1893年前后），蟋蟀，总比木乃伊粉强一些吧！

木乃伊粉是好药，可治百病？

而且，据金教授深入研究，木乃伊入药一直以来都是西方医药学界的传统。"在德国、英国、意大利和法国，食人习俗和服用木乃伊药的风气于文艺复兴晚期达到了顶峰。"这传统始于古希腊的希波克拉底时期。欧洲人一直深信"生机论"，认为如果健康年轻人暴死了，其活力并没消耗殆尽，故可以其尸体某部分作为药物，服用者等于获取了其残存活力。

16世纪备受推崇的医学改革者帕拉塞尔苏斯（Paracelsus）认为，每个人体内都隐含有潜能，服用者可获取原属于他人的潜能。尤其是青壮年被绞死后，其精气会聚集在骨头表层，生者可以"服用"后以获取其精气和活力。他还认为，想医治一种病，须用类似的东西对付它；一个人想防蛀牙，可把取自尸体的牙挂在自己脖子上。文艺复兴的旗手、著名学者、画家达·芬奇也相信，生者可借助死者延续生命；因为，死者躯体中尚残留的一丝生气与活着的人结合，它便能够重获知觉和精神。此外，人的头骨则被认为具有治疗癫痫功能。17世纪的德国医生克罗尔（Oswald Croll）认为，用未曾入土的、暴死者的头骨能够制作治疗癫痫的良药，且最好是24岁的年轻男子。

① 金寿福. 古埃及木乃伊何以成为欧洲人的药材[N]. 文汇报, 2018-03-23(W13).

英国医生贝鲁（John Jacob Berlu）在1690年出版的《药物宝藏》中也说到人头骨的药用价值，最好属于一个暴死的人，而且其尸体未曾被埋葬，如果头骨上长出苔藓更好。

人的尸骨入药，英法国王及培根等都奉为至宝

不只是木乃伊入药。"英王查理二世（17世纪）随身携带的酊剂是用人头骨碾成的粉末和酒精配制而成的。当查理二世病入膏肓之时，御医们急忙用国王用了大半辈子的灵药，惜无济于事。查理二世逝世后，这种酊剂在18世纪的伦敦到处可以购得，还被赋予了一个很高大上的名称：'国王滴剂'。"

就因为欧洲风行木乃伊入药，"从13世纪至16世纪，把古埃及木乃伊运到欧洲制成药品，逐渐成为非常兴隆的生意。从事这些生意的人来自英国、西班牙、法国、德国等国家"。"欧洲商人有时把木乃伊作为整体，有时把它分解成碎块卖给药店。起初，木乃伊的价格非常低廉，不少药店出售木乃伊块、木乃伊粉，以及用木乃伊作为原料制成的药。木乃伊粉可以直接外用，治疗擦伤、挫伤和皮肤病，或者吸入鼻孔，治疗咳嗽和溃疡。用木乃伊粉作为原料制成的药名目繁多，针对的病症也非常多，如头痛、胃溃疡、白内障、牙痛、癫痫、难产、月经不调、子宫感染、歇斯底里症、麻疹留下的斑点等。用木乃伊粉制成的膏药还可以治疗肿块"。这些，在中医药著作中，难以找到，更别说成为风尚而风行。

此外，"相信木乃伊药神奇作用的人群不只限于社会中下层，其中不乏要人和名人，比如法王弗朗索瓦一世和英国哲学家培根。弗朗索瓦一世随身携带小袋子，内装用木乃伊粉和大黄粉配制的灵药，据说它能治疗从头痛、擦伤、胃病到骨折等

你真的了解中医吗？

几乎所有的病症。培根相信木乃伊粉具有良好的止血作用"。

"受到巨额利润的诱惑，许多埃及人成为专业盗墓贼。"不过，随着欧洲人对木乃伊药的需求量激增，又出现了大量造假的，以较为近期的尸体加工后假冒成为木乃伊，供制成药物原料而牟利。但木乃伊仍是以埃及的最好，因为欧洲人坚信法老往往具备某种神奇的法力。

上述是出自严谨的史学家之研究，结论应该是可信的。其实，类似的记载并非少数。2019年10月18日，"新浪科技"转载了国外媒体的一份研究报道，题目是《人类医学史上的最怪诞九大疗法》，其中，包括"古罗马人认为喝下角斗士的血液'包治百病'，喝人类尿液能够治疗痤疮、哮喘、偏头痛，甚至还能美白牙齿……""古埃及人认为木乃伊尸体碾制的粉末对人体健康有益，几百年以来，人们曾使用磨碎头骨粉末治疗头痛，如果出现肌肉酸痛，可以试着在患处涂抹一些人体脂肪"。这些，都可佐证这类传统的长期存在。而且，前所列举的是20世纪初的现状，如《默克药品目录》是1924年的，距今不到百年。

我们大可不必就这些荒谬无稽之认识和行为去苛求古人，包括近代欧洲人所谓的"文明人"，如培根、法王弗朗索瓦一世、英王查理二世等的愚蠢及无知，因为这就是历史，就是客观存在过的、人类曾经的经历。

我们做过专门研究，在人类探索及认知长河中，这类记载非常丰富：从《原始思维》《野性的思维》等20世纪文化人类学代表作中，可见近代土著人中还大量存在着这类本草/植物/动物学知识，其中，科学有用与否，常常是对错相杂交错的；因为有些对后世医药产业的确有着很多补益——一如抗疟疾的"金鸡纳霜""青蒿素"等都来自民间，永不过时的"神药"阿司匹林也不例外。在《走出巫术的中医》一书中，我们整理出中药中类似的情况很多很多。今天我们有可能可以随心所欲地筛选，甚至修饰基因后"创造"新药，但实际效果尚待评价。

平心而论，在这些问题上，欧罗巴人并不见得比其他民族（包括中国）有更多优势。相比较，他们只是较早走出中世纪而已。中国台湾著名历史学家许倬云曾专门做过研究，发现粮食果蔬畜牧业等，属人类原创或驯化而成的，没有一项是欧洲人做出来的；欧洲只是采摘文化。而中东与中国、南美洲等都做出了三大贡献。然而，欧洲人却因为先走一步而"五十步笑一百步"，常常歧视他人之落伍，包括"强烈指责印第安人的食人习俗"，他有这个资格吗？

诚如金寿福教授所抨击的——"这种现在绝对无法接受的做法（指'木乃伊入药'）伴随着人类理性的觉醒和人性的启蒙，与欧洲人（当时）强烈指责印第安人所谓食人习俗同时存在，着实令人诧异！"而"美国人类学家康克林（Beth Conklin）认为，印第安人的'食人'毕竟是一种社会活动，它被融入到仪式当中，每一个步骤都有严格的要求，多数场合下，生者'食'死者，其根本目的是想让死者的亡魂回归部落"。"相反，欧洲人食人完全是出于自身利益，是把死者作为他者，经常是犯人、俘虏和病死的人，一句话，都是陌生人。"他认为，如此一来，文明和野蛮的概念就很难定义了。①

为什么要专门谈这一点呢？是因为"黑中医者"往往视欧美为文明的灯塔，视他们的路为唯一正确之路，视他们的医药学为人类的方向……

---

①金寿福.古埃及木乃伊何以成为欧洲人的药材[N].文汇报,2018-03-23(W13).

你真的了解中医吗？

鲁迅：古人留下的经验，"有些实在是极可宝贵的"

谈到近代中医药学，鲁迅等一大批新文化运动名人的态度是绕不过的。关于鲁迅，山东中医药大学张效霞教授是专门从事医学史研究的，曾有过深入探究，他曾在知乎上发表过一篇题为《假如鲁迅相信中医，也许不会壮年早逝》的文章①。

关于鲁迅对中医药的态度，目前有争议，其实这个不重要。鲁迅儿子周海婴就不赞同此说，在回忆录《非凡书房：鲁迅与我七十年》中他说："曾有人著文，说鲁迅反对中药，更不信中医。实际似乎并不如此"，证据是："母亲当时因过度劳累，白带颇多，西医让用冲洗方法，没有见效。她遂买'乌鸡白凤丸'服了，见效很快，连西医也感到吃惊。这种中药丸，后来父母亲还介绍给萧红服用，因她也是体弱劳累，生活不安定，以致患了妇女的月经不调症，结果也治愈了。"

在此，笔者只是想提提晚年鲁迅的态度，1933年6月（离其去世3年）时他诚恳地写道："古人所传授下来的经验，有些实在是极可宝贵的，因为它曾经费去许多牺牲，而留给后人很大的益处。偶然翻翻《本草纲目》，不禁想起了这一点。这一部书是很普通的书，但里面却含有丰富的宝藏。自然，捕风捉影的记载，也是在所难免的，然而大部分药品的功用，却由历久的经验，这才能够知道到这程度，而尤其惊人的是关于毒药的叙述。"（《南腔北调集·经验》）他举出许多实例，肯定中医药是由"历来的无名氏所逐渐地造成"。"先前一定经过许多苦楚的经验，见过许多可怜的牺牲。"（《伪自由书·推背图》）这才

①张效霞先生笔名药匣子，文章链接：https://www.zhihu.com/tardis/sogou/art/37252653.

是其客观的态度。

历久的经验，不断锤炼，对后人有很大的益处

在《走出巫术丛林的中医》中，我们指出：不应该把中医学关于自然药物/本草的认识看作是一种例外，是只有中华先民才能作出的特殊伟绩和杰出贡献。由于早期人类进化过程中的某种同一性，世界许多地方先民都受着原始思维的影响，认知过程主要是既依据实际经验，如吃过、尝过一些自然药物，碰巧有感觉，遂有初步认知；另一是依据原始的朴素思维，故在对待药用植物/动物认识上，包括那些人们用过的医疗保健措施方面，早先人类有着众多的一致性。

同时，由于中国是唯一没有断裂过的、五千年的文化范例，中国先民在使用其他方法治病救人方面也要比其他民族走得更远些，所积累的知识技巧也要更丰富些。

例如，放血疗法也是先民常运用的方法。质疑中医药者也提到放血疗法，在这个问题上，他们客观地认为：中医药的放血疗法要比御医们给美国首任大总统华盛顿放血治疗感冒高明得多①。

放血疗法可以是历史上不少民族常用的技能。笔者80年代在门诊上经常用放血疗法，还是有所体会的。我们仅将放血疗法用于三种病症（当然，其他医生经验可能更多）：①咽喉部急性炎症，红肿疼痛，张口都困难，此时，虽可以用药，但起效较慢，小孩常疼痛甚；不妨乘其不备，点刺手指端少商、商阳两穴位，快速进针，指端出一二滴浓黑血，咽痛瞬间可以缓解，

---

①华盛顿于1799年12月因感冒被大夫三次放血，结果感冒没有好，总统很快因失血过多而过世.

你真的了解中医吗？

起效很快；②急性腰扭伤，腘窝正中的委中穴轻轻点刺，少量放血，也每每会有即刻且很好的效果；③对下肢静脉曲张、肿胀厉害，回流不畅，腿抬不起来，委中穴少量放血，效果也不错。当时，这些疗法还是很受患者欢迎的，只是因为放血过程中会污染诊所，房内有点血迹，清洁阿姨不太乐意，所以作罢。其实，此方法简价廉，患者接受度很高，且损伤小，是个值得推广的技术。

而华盛顿作为大总统，被大量放血致死，完全不可与中医的放血疗法同日而语。

因此，同样是一种操作性技术，因有长期大量人群的积累、反复运用、精益求精，故常常能够提升到相当高的水准。这也是中医学一大优势所在。

即使在今天，对于某些病症的处理（或一时没有好办法的危急状态）时，这类方法还是可以选择运用的。约20年前，笔者就曾在火车上急救过一位赴省城求治，却途中疼痛剧烈发作的患者，借此法帮助其镇痛，安全到达省城求医。

临床还存在着"遴选"机制

与此同时，历代医学家在实际运用本草药物过程中，在带有原始思维性质的认知方法引领下及一系列临床诊疗的过程中，启迪人们不断尝试"开发"运用新的药物资源，拓宽原用药物的效用范围；因此获得了鲁迅所说的"大部分药品的功用，却由历久的经验，这才能够知道到这程度"；而更为重要的是，以类同的学术"范式"，以相同的标准，借宽广的使用人群，加上反复的使用经验，又起着筛选（肯定或否定）及强化其认识等的作用。我们在《走出巫术丛林的中医》一书中，曾分析过这

第六章 "黑中医者"的思想根源分析

类长达数以千年计的临床反复的"遴选"机制，它起着淘汰、筛选、精炼（包括帮助改进药物炮制工艺）等的作用。简单举例而言：史上记载的药物有六七千种之多，而经过反复遴选、淘汰后，人们常用的也就是300~500种，一个医生擅长用的，了不起也就是100~200种。在这过程中，有价值的，被保留了；有经验的，得以改进；疗效不甚可控的，暂置一边；有毒的，慎用；可以说，人类历史上，从未有过如此规模之药物"遴选"实验，当然，其中失败的、致死的绝非少数，这也是鲁迅所惊叹不已之处，可谓是真正的大浪淘沙。

单味药物是如此，组成的药方（汤剂等）也是如此。例如，唐朝之初就有《四海类聚方》，系隋炀帝敕编，成书于隋大业年间，搜集民间有效验方号称4万首，全书共2 600卷，该是多大规模啊！此书首见于《隋书·经籍志》，在《旧唐书·经籍志》和《新房书·艺文志》中都有著录。唐代《新修本草》及宋代《证类本草》等中都曾有引述，至唐开元九年（公元721年）时，此书尚存完帙。天宝十一年（公元752年）王焘在弘文馆也曾见阅此书。但因当时印刷技术落后，加之卷帙庞大，保管传播都不易，该书唐代以后亡佚。但现代尚存的《外台秘要》《千金要方》《千金翼方》等规模也不小啊！这些组方，需花费多少人的探索，经历多少磨难，留下的名方又经历了多少淘汰、遴选、甄别，完全是个天文数字般庞大的筛选机制。因此，反复实践经验，加原始认知及思维，再加上无数次的遴选、淘汰，才留下了中国古贤对于本草药物及方剂等的可贵认识，的确值得重视。

世界各地传统医药也都有着类似情况，只是明显逊色而已。毕竟，"遴选"规模及持续时间，要较中医学小得多和短得多了。但这也促使他们作出了成绩。例如，人们已从传统药物及有关记载中不断开发出现代意义上的新药。而且，医药史专家斯顿（Stone）作过一具体分析，早期印第安人用来治病的144种药物，其中有59种仍见于现代药典之中①。屠呦呦的故事，更是很好的注脚。

相信，随着中医药的再次受到青睐，这类故事还会越来越多，这将是全人类的福分。

你我都行走在告别泥潭的长途跋涉中

无论是孔子说的"四十不惑""七十而随心所欲，不逾矩"，还是前面讨论的"慢思考"、诺贝尔奖研究结论提示"人在多数情况下是非理性的"，或前所提及的"真正优秀的西医从不排斥中医"等，都只是说明一点，人类的认知是一个漫长的自我跋涉过程；在告别认知泥潭过程中，要走的路，很长很长。而变成孔子之类圣贤，以及成为优秀医师是一个道理，随着资历日增、学识见长，看待很多问题会客观准确得多，此时，既可随心所欲不逾矩，也可不再排斥自己原本不太了解，或者不太熟识的对象。

人们早就注意到，中国医学界相互抵牾情况非常严重：西医看不起中医，中医诋毁西医；内科小觑外科，外科唯我独尊；放疗的，不主张化疗，诸如此类，不一而足。十多年前，笔者作为中华医学会理事，常参加学会高层的讨论，常见的话题之一就是各学科医师之间学会"美人之美""美美与共"。当然，这不是好好先生，没有原则性的和事佬，而是应该以患者利益最大化为指归，学会尊重其他学科的长与短。这，的的确确是

---

① [意]卡斯蒂格略尼.世界医学史[M].北京医科大学医史教研室译.北京:商务印书馆,1986:37.

非常重要的。

至少，笔者临床是这样努力践行的。

中医学是诞生在中国传统文化土壤上的一大知识技术体系。因此，与近现代西方医学相比较，它有两大方面特点，或曰差异：

第一，从上述讨论中不难看出，它带有深刻的传统文化烙印，故从时间角度考察，它与西医学有着时间跨度上的某些差异，属于传统科学技术范畴。时相上的差距使它在许多方面表现出语境上某种落差及不足，这常是人们诟病中医学之处，也是中医学须通过某种方式，脱胎换骨（我们认为主要可通过理论体系的解析重建，并建立理论与实践的循环加速机制）之处，如此才能迎合时代要求，生存下去，并得以发展。

第二，不能简单地因为中西医学时相上的差距，而以其落后便加摒弃否定。因为与西医学所赖以生存、生长的文化背景比较而言，中国传统文化是一种完全异质的文化，它从观念到方法，都存在着一定的合理之处和某些优势。正是这些，赋予了中医学各个层面的一系列特点和优势，与西医学有着某些互补性，某些方面甚至昭示着未来医学发展趋向。这就是中医学在现代有可能生存下去，并得以发展的因缘所在，也是应努力致力于中医研究，从事解析与重建的意义所在。

09

"黑中医者" 无稽之谈的回应

需要不需要添这一节，笔者是颇为纠结的。回应吧，鸡皮狗碎的，有些真的难以启齿（尽是些不登大雅之堂的见解）；不回应吧，说者常常有头有脸的，颇能蛊惑一些不愿意认真思考者。想来想去，为了本书完整性，也为了给出一个答复，权且加上这些内容，以正视听。

一些谬误之批判

◎理论荒谬说◎

一些中医药批评者列举了从《黄帝内经》到后世中医学书籍中的许多理论错误，作为批驳中医不科学，甚至是伪科学的证据。除部分偏激之言或纯属臆测附会外，这类指责中，多数观点笔者都能宽容地接受，认为不无一定道理。作为一门自然哲学韵味甚浓的传统学科，它无可避免地烙有历史的痕迹，没法一次性褪尽沼泽地之泥巴。其实，这正是人类所有学科（科学）发展之历史必然。故在 1980 年末的《差异·困惑与选择》中我们形容中医理论是"一个苦涩的酸果"，既维生素含量不低（营养价值高），但又杂有不少杂质，涩口而苦。

笔者业医 40 余年，对当代医学的更新较为关注，短短几十年，相关理论学说更新知多少？应激学说、休克学说、细胞膜理论、感染学说，包括今天时髦的"炎症风暴"学说等，基本上都是昨非今似是，明天回过头来看今又非。特别是癌症的发生学理论，几十种假说，有些相互冲突，都有待甄别。可以说医学领域的理论充满着荒谬性，只是多少而已；真正完全成熟的医学理论，恐怕尚未诞生。因为太多的认识都在发展过程中，有发展，就有淘汰更新。

我们认为，重要的并不在于找出历史上/现实中理论的荒谬性，而在于：

首先，从科学哲学的历史主义观点看，科学理论本身有"解释功能"。某理论有一定的解释功能，能够解释一些客观事实；而其他理论做不到（或没有关注这些），该理论就是有价值的。哪怕其表达形式有点不精确，那只是完善修正的问题。比如说经络学说，能一定程度解释循经感传现象。在没有更好的理论假说产生之前，它就是有价值的。

其次，关键不在于理论解释是否有欠缺，而在于怎么去检验它，修正它！这就是周其仁教授强调的需有检验机制。中医学缺的不是没有理论，或理论荒谬问题，而是社会需建立起不断验证、修正、更新医学假说的一套检验机制。

一位伟大的美国科学家曾说过，"人类很可悲的一件事，是今天我们从杂志上学到的知识，十年以后将会被证明一半是错误的。更为可悲的是，十年以后我们依然不知道哪一半是错误的"。放在此处回应荒谬说，颇有哲理！

◎ **中药有毒说** ◎

部分中药有毒性是许多人黑中医的有力武器。其实，这没有任何说服力。"是药三分毒""大毒治病，十去其六；常毒治病，十去其七；小毒治病，十去其八；无毒治病，十去其九。谷肉果菜，食养尽之；无使过之，伤其正也"（《素问·五常政大论》），既是从古至今一以贯之的中医学常识，更是临床用药原则。即使是"无毒治病，十去其九"也需适度；最理想的是"谷肉果菜，食养尽之；无使过之，伤其正也"，因此，既强调食疗养治病，关于药物也就有了炮制、剂量、配伍等一系列相关操作，以减少某些中药毒副作用。而且，从古到今，中医药书里都写得清清楚楚：哪些药有毒，哪些药无毒，哪些药是大毒！就像鲁迅在《伪自由书·推背图》中所说的"先前一定经过许多苦楚的经验，见过许多可怜的牺牲。本草家提起笔来，写道：砒霜，大毒。字不过四个，但他却确切知道了这东西曾经毒死过若干性命的了"。

其实，稍微有点常识的都知道，百姓通常说的中医药无毒副作用，只是相对于化学合成药物而言，中医药的毒性是小巫见大巫。随便举个例子，20世纪70～80年代以前，我国每年竟有50万人因耳毒性抗生素而致终身神经性耳聋，全国这类患者超过一千万；造成再生障碍性贫血的，也有几十万，笔者就亲诊过十余例。据美国国家科学院医学研究所统计：1999年该国有9.8万人属于药源性死亡，其中70％以上与药物毒性有关。而美国学者认为这只是实际死亡人数的一半。

再说句极端的话，一些维生素过量也会致毒、致死，因此而鼓吹废除现代医学，或废除合成药物或维生素，一定会被人视为缺乏理智的"疯子"。

笔者不想掩盖中药存在的问题，反而要提醒须加强对中药系统研究，特别是毒理等研究；加强对中药从种植，一直到提取全过程的操作规范制定及监督，加强相关的药证管理及法规建设，包括强化使用过程中的监管和追踪。笔者曾主管过中药研究机构工作，深知这些方面的工作政府和有关机构早在20世纪90年代就已开始，只不过收效还有待时日。换一个角度，合成药物也好，中药（天然药物）也好，它们的发展都摆脱不了

"成长中的烦恼"，完全没有必要厚此薄彼。"是药三分毒"，一旦发现，评估一下利弊得失，弊大于利则应禁用，但大可不必吹毛求疵。

◎旧医障碍说◎

20世纪20年代就有人鼓吹"旧医一日不除，民众思想一日不变，新医事业一日不向上……为民族进化计、为民生改善计，不可不取断然手段以废止旧医，此乃国家大计，非区区主奴之见也！"此说后来广遭唾弃。但在近百年后的今天又见抬头。不少人认定中医学阻碍了中国现代化的进程，以种种理由，试图除之而后快。有人还大肆颂扬余岩："早在80余年前，中华民族就有这等人物，这等气派。"在某市的政协会议上，有政协委员当面把该市另一位政协委员提出的发展中医学之提案，直斥为"伪科学"，认定此属于科学的悲哀。有人更以中医药破坏了生物多样性为由，直指"告别中医中药"。一时间，似乎中医药成了今天中国科学不发达，社会文化较落后，生态环境遭破坏的罪魁祸首……人们不禁要问，此说证据何在？中医学在哪些方面阻碍了中国的发展？

笔者曾遇到过一个真实故事：常州市某大医院的肺科主任极力反对他的肿瘤患者吃中药、看中医，但恰恰是他自己后来也生了肺癌，手术后只做了一次化疗，且用的是一半剂量，因为反应大，就拒绝再次化疗，跑来找我看中医了。巧的是他看中医那一天，正好被他训斥不准吃中医药的那位患者碰到了，大家觉得非常不解，拿他嘲讽……某某主任，你怎么也来看中医了，当时你为什么强烈反对我们看？他当时尴尬万分。"己所不欲勿施于人"，这是中国的老话，也是国人的行为准则。故此类意识形态之争论，可休也！

◎中医是大杂烩，且药食混用，所以不可信◎

"黑中医者"说中医是大杂烩，心理饮食行为等，什么学科都混杂在一起，根本不是科学，不可信。此真是奇谈怪论！其实，医学本身就是门综合性学科。临床医学大师没有一个纯粹只是依赖医药的，往往总是综合的。中医学也从没人认为它应该是纯粹的，只用中药的；它本身就是一种生活方式，包括衣食住行、吃喝拉撒睡各个方面。而且，要保持健康无疾，关键不在于药物等，更在于建立良好的生活方式。再者，从我们角度看：只要医学方法能达到增进健康，祛除疾苦，解决困厄，延年益寿，就是好的措施。有时，仅仅调整生活方式，改善饮食，就能解决疾苦，为什么不可以！应该推荐才对！能不用药物的，最好别用药物，这不仅是古人的告诫，也是希波克拉底的宗旨，更是芸芸众生的企盼。这些，只能说中医药学有价值。

在这里，"黑中医者"常常会犯基本的逻辑混乱。方舟子先生在接受《申江服务导报》对话中医问题时说："中医完全把食物和药物混为一谈"，同时又说"只要是被用来治病的东西，就都可以称之为药"；那么，请问，生姜可疗愈部分胃疾，并加快部分类型感冒之痊愈；肉桂可缓解部分女性痛经，并改善某些血管病变的症状；姜黄有广泛的药用价值，包括抗癌等，笔者遇到长期食用姜黄而令消化道肿瘤稳定之案例……它们究竟算是药呢？还是食物呢？或者都不是？

而且，中医学一直有个好传统：能用食疗解决的，尽可能不用药物；尽管很多中药本身就是药食同源的。隋唐大医孙思邈更强调"夫为医者，当须先洞晓病源，知其所犯，以食治之；食疗不愈，然后命药"。逻辑思路多么清晰，食疗效果不好，才考虑用药物治疗。而他本人活了一百余岁，是活生生的长寿案例。这也是西方名医们的传统。如希波克拉底就有句名言：要把食物当成药物，而不要把药物当成食物。

"黑中医者"说中医是大杂烩，药食混用，因此不科学，这究竟是没有生活经验的无知呢？还是为了反对而反对的"博眼球"之举呢？

也许，他们有一个前提：科学是至高无上的，其他那些统统不是科学，会玷污科学的神圣性。这些，恰恰是唯科学主义被历史主义及后现代主义批驳得体无完肤、全无招架之力的论点。或许，可说是东施效颦，反而说西施丑陋了！

驳一些奇谈怪论以正视听

◎ 临床医疗，经验主义没有意义？◎

"黑中医者"的奇谈怪论数不胜数。他们没法否定中医药的临床疗效，但又想极力否认中医药的治疗意义，故制造了中医药只有经验，没有理论；中医只是经验主义，单靠经验，经验是不可信的，所以中医学是没有意义的这一套逻辑推理。其实，前面列举的悉达多在《医学的真相》里已就此作出了驳斥。作为一个资深临床医生，谁都心里清楚：医学需要理论，更需要经验；从某种意义上说，临床经验比理论更重要。

只要稍有点生活经历都知道：不管找中医看病，还是找西医诊疗，一般都不太愿意找30岁左右刚拿到博士学位的；一定想找资深的，50～60岁以上最好。就纯粹科学而言，越年轻越好，因为知识更新快；其他学科大都如此。但唯独医疗临床例外。所以老中医吃香，西医也是老资历的吃香，包括开刀做手术。太多的肝癌患者一心想找吴孟超老教授开刀，他98岁高龄了！哪怕他只是站在旁边也好。何也？经验！经验！对医疗来说，经验非常重要！可爱的"黑中医者"，你们如此信口开河，违背常识，如同不食人间烟火，滑天下之大稽也！

◎需找到病因，针对病因进行治疗才是对的◎

口口声声讲科学的方舟子先生为天下患者担忧，指出："现代医学最注重找出病因加以彻底的治疗，而不会简单地消除症状就认为万事大吉。只治症状不治病因，并没有把病真正治好，有时候是很危险的。"

他所讲的"只治症状不治病因"当然批判的是中医。好一副悲天悯人之态！但奇怪的是，写这段文字时，方舟子先生是否查过，今天有多少病我们能够找到病因？即使找到病因，又有多少妙招来针对病因治疗？我可以负责任地说，绝大多数慢性病是找不到准确病因（或只知道大概是多个病因综合作用所致，并无单一病因可寻）的！即使是感染性疾病，有时一时要找到病因，也很困难。2003年SARS初期，治疗措施之所以犹豫，是由于当时对于引起SARS的致病源究竟是细菌性的，还是病毒性的，存在着争议。钟南山院士一开始就倾向于致病源属于病毒，最后请来海外专家共同会诊，确诊就是病毒性的。SARS这只是大类型确定了，但即使是病毒，你又奈何它怎样？落实到某个体之冠心病、高血压、糖尿病的具体病因都能明确吗？发病率很高的癌症，病因都能明确吗？如此断然下定义，只能说印证了一句古话：无知者，无畏！或者说：无知者可以藐视天下！

◎拔火罐仅是安慰剂效果◎

2016年奥运会期间的一个热点是菲尔普斯拔火罐，后来人们知道，游泳运动员大多数都借拔罐来缓解疲劳。"黑中医者"

第六章 "黑中医者"的思想根源分析

对此颇为不悦，怎么可以替中医做广告呢？最终落脚点是即使拔罐有效，也归于心理作用和安慰剂效应。最后还有人举例说：某人因为拔罐而造成皮肤损伤，差点导致败血症就医。以此进一步证明：没有经过他们认证的拔罐疗法，是万万使不得的。

其实，作为中医常用之法，我自己几十年间是经常用的，唯一缺憾是费时偏久。众所周知，拔罐是有着一系列严格操作程序要求的：如约束拔罐时间、频率、涂抹药膏等，以防止造成皮肤损伤；这是中医界拔罐的常识。文中所举案例，为一按摩理疗店反复给一位老人在同一部位拔罐所造成的。此逻辑好比是西药静脉滴注有严格要求，使用者不遵医嘱或操作疏忽，推注了原本静滴的药，导致患者当场毙命！此时，能说这种药物害人吗？能说用这种药物静脉滴注的疗法是伪科学吗？

至于"黑中医者"强调说拔罐疗效证据很弱，心理作用居多。其实，他们自己枚举的研究表明：拔罐疗法，可能不只是简单的安慰剂效应。如有人回顾了在 1992 年至 2010 年间发表的 135 项关于拔罐疗法的研究，结论是结合其他方法，比如针灸或药物治疗，拔罐或可治疗对应的一些疾病。而且，不管证据强还是弱，当事人认定拔罐缓解了躯体不适，才是最重要的。

◎以对某些药商的商业行为之指责来埋汰中医药◎

医药是个特殊的商品，既有疗愈作用，又有商业价值。古今中外，某些药物早已成为商品，明码标价，恶性销售，司空见惯。我们一直在各种场合呼吁别再"消费"中医药了！并批评指出：很多药商借中医药牟利，是在恶意"消费"老祖宗留下的中医药历史品牌。但这和这些中医药本身所具有的药用价值无涉，应该指责的是被药商拔高了的商业行为和药商们的动机。就像在发达国家（特别是美国）对维生素的恶意"消费"

你真的了解中医吗？

的商业行为，但无损于维生素的保健及医疗价值一样。

◎以古巴的例证，认为其医学如不借助传统医学照样领先世界◎

古巴的医学在世界上同等经济条件的国家中是名列前茅，享有盛誉的，它甚至超出美国而居领先地位。有人曾认为中医药的简便廉可帮助中国居于领先地位。"黑中医者"以古巴为例，反驳认为：古巴没有传统医学，照样居于前列，故前说不成立。其实不然，古巴是比较重视传统医药学的。笔者手头有资料可以佐证。如美国学者Diane Appelbaum著有《美国医学教育从古巴的自然与传统医学可吸取的经验》①一文，作者通过对古巴的考察，了解到古巴是如何把补充和替代医学（CAM）的内容结合到各级临床医疗护理和医学教育中去的，他认为这些经验对落实美国国家科学院医学研究所（IOM）建议在美国的医学院校之医学必修课程中增加上述内容具有帮助作用，可以使美国的医学本科生将来也有能力为患者提供CAM治疗。

中国还有学者专门研究了"古巴的传统医学热"②。分析认为早在卡斯特罗时期，为克服经济危机，他们采取一系列措施推广传统医学疗法。经济形势好转后，古巴人中却掀起了传统医学热潮，特别对东方医学感兴趣。政府开办了数百个东方式的诊所，强调综合诊疗，并施行针灸、激光治疗、推拿等疗法。因此，借助传统医学，至少有助力古巴医疗进步之功。

---

①Diane Appelbaum,温世浩.美国医学教育从古巴的自然与传统医学可吸取的经验[J].复旦教育论坛,2007(06):92~94.

②古巴的传统医学热[J].气功杂志,1998(01):44.

你可以不喜欢那盏灯，但不要毁坏那盏灯

就在全国人民冷静面对疫病，医务界人士前赴后继，战斗在疫病第一线时，一篇格格不入的文章，在网络上疯传，作者不负责任地放言，题目就是：

《各位中医，抢功劳无妨，但请不要无辜送死》

作者像是个历史的终结判官，握有大量第一手证据一样，对17年前的SARS事件中的中医药作用如此评价：

"……对SARS仅有一个初步的认识，然而搭顺风车的旧医最后却成功地赢得了不少民众的信任。时至今日，这种由官方默许甚至可能是主导的谎言、谣言仍时时不绝于耳……"

在这位有点狂傲不羁的作者眼里，民众是愚蠢的，旧医（对中医药学的蔑称）是无能而搭顺风车的，官方则是默许，甚至主导着谎言、谣言的；唯独他，是清醒的、睿智的、看穿阴谋的……而17年前的他，估计只是个刚出校门的学生。

中国需要鲁迅这样的睿智而尖刻之笔，但所言应该基于事实依据，且对于他人，至少应该有起码的尊重！

最后，他以救世主的口吻，蔑视所有的中医学界人士（"各位当年的差生"），意思是中医药学生当年成绩不好？没有能够考上像他那类的大学？并奉劝"为了自己的小家庭，也为了人民的健康，请你们不要去添乱或……送死"。

"各位当年的差生，为了自己的小家庭，也为了人民的健康，请你们不要去添乱或……送死。"

你真的了解中医吗？

用"添乱"或"送死"这样的词，且把这些白衣将士们救死扶伤的大无畏之举，称为"抢功劳无妨"……

这已不是观点不同，认识差异，自由讨论空间之事，而完全是谩骂、诋毁、蔑视、嘲讽，构成对他人的人格侮辱及恶意攻击了！

我的同事（不少是我的同仁或学生）——上海的二百多位中医界白衣战士们正在浴血奋战，从死神手中拼命夺回诸多鲜活生命；他们也许救人要紧，没有时间搭理此类狂吠，但是事实不容抹黑，英雄不容玷污，此等侮辱及恶意攻击性语言，我等保留追诉法律责任的权利！

至少，我们有权要求此君公开道歉，向全国中医药学界人士道歉，向浴血奋战在抗击疫病第一线的中医师们公开道歉！

最近，有句格言说得好——你可以不喜欢那盏灯，但不要毁坏那盏灯！

对千千万万个受惠于中医药者来说，对深陷于疾厄困苦中的百姓来说，对千百万希望有更好的健康呵护模式来呵护各自的健康者来说，中医药就是那盏灯，那盏给他们光亮及希望、一线生机及生命力量的灯！

这盏灯与其他医学方法措施等，一起组合成了令世界有光且有亮的灯。

你成不了那盏灯，没有关系；

你不喜欢那盏灯，也没有关系；

但请不要毁了那盏灯！

你没有权利毁坏那盏灯！

"凡历史，皆为序章！"

我们需要的是中医药"接着讲"，让正剧继续、且隆重地上演。

前已述及，传承数千年而不衰，中医药确有特定的核心价值和解决许多问题的奇招妙法，合理运用，常常能够破解一些健康难题。

第七章

中医药学：蓄势待发正当时

"凡历史，皆为序章！"

我们需要的是中医药"接着讲"，让正剧继续、且隆重地上演。

前已述及，传承数千年而不衰，中医药确有特定的核心价值和解决许多问题的奇招妙法，合理运用，常常能够破解一些健康难题。问题是，只有真正接触过、了解过中医药者，才会发现其魅力，恍悟原来其确有神奇之处；而那些不接触者，或对中医了解仅限于"听说"层面者，有需要的可慢慢试图了解；随着增龄，大批质疑者可转向中医学"铁粉"，特别是经历了大病磨难后，笔者朋友中就有不少属于此类。但中医药不仅要"接着讲"，而且也需要"主动讲""讲好她"，让中医这盏"灯"，在黑夜中点亮更多错愕、困惑或迷途者，找寻到健康之路。

几年前，笔者应邀接受哲学杂志《探索与争鸣》记者的采访，而有《中医药学如何"接着讲"》一文。文中指出现在既是中医学发展的最好、也是最后时机；这需要中医药学与时俱进，在保留精髓同时，蓄势而发，力求扬弃与更新！

中医药"正剧"能否继续上演，中医有没有必要接着讲下去，取决于以下几点：

首先，医学是注定有欠缺的，纯靠西医模式无法解决这些欠缺；以不同视角/模式看问题的中医是否可有所补充，并解决部分难题，决定其有否继续存在之必要。

其次，作为一门以解决临床问题为主的应用学科，民众接受程度，决定其存在之价值，而不仅仅取决于政策措施等外部支撑条件。换句话说，疗效是关键！

再次，作为异质的文化，中医药能否被其他文化背景中的民众乐于接受，并欣然享用，这决定了中医这盏"灯"能传播

326

多广泛、多深远，其世界意义有多大。

最后，这一切又取决于中医药学术共同体自身的底气、学养、眼界、胸襟，以及与时俱进的能力等。

对于上述几点，笔者已有系统论述之计划，且正在逐步实施中。本书只是一本普及中医药知识的科普书籍，故只能简略涉及。

01

民意对疗效的认同，才是基石

对中医药的民意基础，笔者原本并无太多的切身感触，只是从中医肿瘤门诊患者的殷切期盼中，感觉到他们的强烈需求。他们毕竟是有求于笔者，其强烈需求虽然有代表性，但不体现全面的真实的社会氛围及民意民情。

一句俏皮话激起千层民意

十多年前，"明明白白死和糊里糊涂活"这句俏皮话走红，这里有一段曲折有趣的故事。笔者无意于网络走红，也无心成为大咖，但因这句俏皮话，也曾阴差阳错中一度成为网红，故事是这样的：2006～2007年，中西医之争很激烈。国医节（2007.3.17）在北京协和医院对面的小礼堂召开中西医学论战，双方争辩火药味甚浓，只差"干架"了。我是坚持中医应得到发展之主辩手，当时对方老盯着说中医机制说不清，"说不清楚就是没有科学道理"，"没有科学理论支撑，就只能废医存药"……看上去颇在理的。

当时我急了，就说："某领导被问及中西医之争时说'中医确实在很多情况下说不清楚，但是糊里糊涂把人救活了；而西医把机制/病理等说得明明白白，但却把人治死了！'"这句话当即引起后排坐着的几十位媒体记者哄堂大笑和热烈鼓掌！没想到后台坐着的记者都是带有明显倾向性，都支持发展中医之说。第二天，我接到好几位记者电话采访要求，我把这观点结合具体事例申诉、阐发了一遍。其实这观点的"原创"不是我，是江西一位省领导转述给我的。他2000年患晚期肺癌，没法手术，做了部分放疗及化疗，不堪承受，就在我处靠中医维持着，康复良好。我们俩成了忘年交（他大我14岁）。当时他已经康复快7年了，因为很关心我，知道我陷入了中西医之争，正好有位大领导去看望他，两人闲聊，他就问领导对此事的看法，因为该领导虽不是医生出身却管过医疗卫生。想不到那领导说了句高度总结性的话，大意是"中医说不清楚机制却能让人活了，西医常能说得清清楚楚，有时却救不活人"，所以，舆论场上才会有争议。忘年交在电话里第一时间就把这观点复述给我，以示支持。而几位记者采访我的几天后，《北京晨报》和《北京晚报》就以醒目的《西医让人明明白白死，中医让人糊里糊涂活》的标题，分别先后以整版篇幅，介绍了中西医之争及我们的观点，并明确显示出支持中医药的立场。当然，相对今天，那时舆论场上还是平静沉默得多，但当时此文一石激起千层浪，京城两张大报的倾向性意见，网络上一时间沸沸扬扬，一片叫好声。肯定的态势完全碾压争辩现场否定中医之气势。其实，那是民间意志的宣泄及张扬，代表着真正的民意。

这里，还有个小插曲，那段时间在我的博客中，该词条下有大量留言。记得有一段留言颇有意思："我素来看不起上海人（可能他查过，以为我是上海人，其实我是浙江人），但是这次总算有个上海人把说不清楚的问题说清楚了！"他的意思是我把中西医之争的技术有效性等问题说清楚了。

此后，笔者还收到太多来信表示支持，既有我的中学老师，也有素昧平生的人士，更多则是曾接触过的患者们，大意都是肯定这句话的哲理及科学性，批驳"黑中医者"的荒谬性，强调要努力弘扬及践行中医药等，上千封信大部分现在都保留着，这就是民意所在！其实，近些年来，中医药的生存环境并不好，但中医药机构仍比较红火，靠什么？就是靠民意支撑着，这才是最最重要的。

活过五年的癌症患者，87%认定是长期坚持中医药之善果

笔者这几十年一直与癌友俱乐部打交道，认为癌友俱乐部是中国独创的自救组织。2012年笔者曾组织4 130位活过五年的癌症患者做过流行病学研究。其中有个问题：你认为是什么帮助你从癌魔阴影中走了出来，走向了临床康复？这是项多选题。出乎意料地是，结果有87%（3 593人）的患者认定是坚持中医药；69%（2 850人）认为是合理行为及膳食；66.9%（2 763人）认为是家属及环境支持；54.4%（2 243人）认为是癌友俱乐部等。可见，对于生死边缘者，中医药对他们生存下去的意义之重要！

笔者有一位患肺癌老者，是哈尔滨资深律师，在北京做的手术，到上海求术后中医药康复，因为北方冷，故很长时间待在上海，我俩关系挺不错的。有一次他感慨地说，生癌也是上海人运气好。笔者不解，问何以如此说，他说同时做手术的患者，走得差不多了。往往一个感冒，冬天过不了，就走了。我是幸运的，北方人不太相信中医药，又没法规避寒冷感冒，故挺不过，我是坚信中医药的，这些年（快十年了）我没有一点事；南方人更信中医药，中医药氛围浓烈，又有名医，再加上气候合适……这些，不正说明上海人即使生了癌，也较幸运吗？

加拿大老外，喜爱喝中药

巴巴拉是一位从事教育的加拿大女性，2010年初，因左脚趾上黑痣溃烂，确诊为恶性黑色素瘤，做了腹股沟淋巴结扫除，术后没有放疗、化疗，当时通过上海的学生找我进行了治疗。一晃多年了，2014年又专程从加拿大来到上海复诊。3年多下来所有症状消失了，肝脏也没有问题（原高度怀疑有转移），唯一症状是左下肢时常有水肿，躺着下肢抬高就能解决问题。根据她的情况，我就建议她，用点我研发的中药片剂就可以了，汤药可以停了。没想到当翻译把话告诉她后，她连连说："NO！NO！NO！我很喜欢吃这个汤药，像咖啡一样，很好喝……"并且坚持要服用。而且，她的学生告诉我，她吃得很认真。我觉得纳闷，为什么？在我处诊疗的老外患者不少，说到喝中药，往往是吐吐舌，一副无奈的样子。她看到我不解之态，笑着说出了她真实愿意喝的理由：一是她原来身上有很多不舒服症状，包括失眠及更年期不适等，现除了脚肿和偶尔坐车有点晕外，没有任何症状；人感到从来没有这样舒服过。更重要的是，她原本右眼视网膜多次剥落，总是隔三岔五要做个小的修复术，这3年多过去了，近几次检查都很好。眼科医生在给她定期复诊中惊讶地说："你最近眼球恢复得很好，没有必要再动手术了！"她就认为这一切都归功于中药，所以，坚决要求我继续给她中药调整。我也笑了，说她是个中药迷，现在完全折服于中药，变成我的粉丝。

鉴于此，我给她开了小剂量汤方，让她着重调整全身状态同时，改善血液运行，并开玩笑地说："你就当可乐喝吧！"但是叮嘱她，一个星期吃三四天就够了。她笑了，笑得很开心。

当时，她还告诉我当地医生觉得奇怪："这个病我们认为除了手术修复以外没有其他办法……"我告诉她："中医眼里只有全身观点，是综合调整，帮你改善了。"她听了非常认同。

这个真实案例既说明合理辨证给药，中医药患者接受程度很高；同时也提示中西医思路是不一样的：从复杂病症角度，最重要的是全身调整，而中医恰恰擅长于作出全身综合调整。这些，既是中医药优势之体现，也是其能广泛传播的动力所在。

02

墙外开花，中医药走向海外乃不期之果

说到世界有中医药热，似乎有点言过其实了。但放眼全球，受益于中医药者越来越多，却是事实。且在某些国家，中医药在由利益及生存需求趋势下，民间散在的自发形式，正在逐渐转向有规模、有组织的发展方式。

日韩的中医药，与中国形成掎角之势

中医药在日本被称为"汉方医/药"，简称"汉方"。有个真实的故事：某中国女性，访日期间感冒咽痛，去医院药店都买不到抗生素。日本某教授对其行为表示惊讶，从包里拿出一袋袋泡茶类东西（汉方药），说："我们日本人感冒咽痛发热都是吃这个！"

有资料表明：80%的日本医师会给患者用汉方药，从事汉方的医师超过10万。市场销售的汉方药占了医药健康产品的74%（妇科药更占96.7%）。而且，汉方药可在健康保险中报销，约150个汉方药被列入日本公共医疗保险的用药范围，去过日本的人都知道，超市药店中卖得最火的莫过于汉方药，日本已申请了《伤寒论》《金匮要略》中的210个古方专利！

前已提及，就人均年抗生素消费量而言，日本只是中国的1/11.1；而人均期望寿命日本人却比中国人长多了（平均长十年左右），何也？因素众多，其中，不能不说少用抗生素，多用汉方药也是重要因素之一！

笔者有八位从韩国专程来学中医的学生，从他们口中了解到中医学在韩国的地位显赫。2010年，韩国 *Career*（《就业月刊》）杂志发起评选韩国最热门职业，中医师是最热门的职业之一。韩国目前有1.4万多名中医师，很多年轻人都想努力学中医。许多韩国学生来中国留学，据说每年有1万多名韩国学生在中国学习中医。

方兴未艾的美国中医药

据估计，笔者供职的上海中医药大学，毕业后在美国发展的，可以办两所与国内母校规模相当的中医药大学。近30～40年来，越来越多的美国人愿意接受中医药治疗。笔者就有亲属在纽约行医，主骨伤科，已26年了，生意红火。据NCCAOM^①的调查：美国每10个成年人中，就有1人接受过针灸治疗；这些人中，又有21％的还同时使用过中药、推拿、按摩等疗法治病。此外，据《中医药快步走向世界》披露，有60％的美国人表示需要时十分乐于考虑把针灸作为治病的一种选择。全美一年每人平均接受中医服务的次数近2次；在美国从事中医药相关工作者差不多4.5万人；看过中医、愿意接受中医治疗的美国人已超过50％。

根基深厚的欧洲中医药

欧洲是近代西医学的起源地，却占到全球中草（本草）药消费市场份额的44.5％，60％以上的欧洲人都曾使用过中医药。

---

① NCCAOM，系 National Certification Commission for Acupuncture and Oriental Medicine(美国国家针灸及东方医学认证委员会)简称，成立于1982年，是美国国家认证机构委员会(ANAB)认证的机构.

你真的了解中医吗？

其中，尤其以严谨著称的德国人最为喜欢。有不少欧洲中草药返销中国，卖得相当不错。据统计，整个欧洲有中医教学机构300多所，每年将向各国输送5 000多名中医药人员。欧洲目前受过专业培训的中医药专业人才10万余名，中医药诊疗机构有几万所，大部分以针灸为主；30%～40%的诊所兼用中药及其制品。仅伦敦附近曾有中医诊所达3 000家；平均每年有150万英国人接受中医疗法，超过11所正规大学开设中医课程；中药产品进口批发商达500多家；仅1 500万人口的荷兰，中医药人员就达4 000多人，拥有1 500多家诊所。据上述资料披露，德国每年接受中医治疗人数超过200万，拥有官方针灸证书医师超过5万人，占全德国医生总数的16.7%。

笔者亲友同学在欧洲及英国推行中医药的，就有七八位。而且，由于气候关系，英国人中患皮肤病特别多，当代医学并没有很好的招数，后有一位广州去的中医师借中医药方法，一炮打响，取得不俗疗效，以至于一时间中医药治疗名声大噪，传为佳话。

英国国家卫生研究所的报告

前面论述的只是中医药市场的生存状态，2013年10月英国国家卫生研究所出了一份官方报告，总结了中医药的医疗价值。

该报告首先肯定了针刺的治疗意义。虽然针灸刺激之中不能说没有"安慰剂作用"，但"研究表明，针灸刺激人体天然止痛药的释放，并影响大脑中涉及疼痛处理的区域"。"许多研究的结果表明，真正的针灸可能会缓解通常为慢性的疼痛类型，如腰背疼痛、颈部疼痛、骨关节炎/膝关节疼痛和腕管综合征。它还可以帮助减少紧张性头痛的发生率并预防偏头痛。"

其又以太极拳等中国疗法为分析对象，这些锻炼"结合了某些姿势，柔和的动作，精神集中，呼吸和放松。研究表明，太极拳练习可以改善老年人和帕金森病患者的平衡和稳定性，减轻膝骨关节炎的疼痛，帮助人们应对纤维肌痛和背痛，并改善心力衰竭患者的生活质量并改善情绪"，也都有愈病之价值。

再以"对中草药产品的许多医学问题进行了研究，包括中风、心脏病、精神疾病和呼吸系统疾病（如支气管炎和普通感冒）；一项全国调查显示，约有五分之一的美国人使用中草药"。虽由于许多研究未对其有效性作出确切结论，但提示意义还是有的。

总之，大范围的中医热及针灸热，一定是以给当地民众带来确切的愈病之效果才会在域外逐渐推广开来的。现在的中医热、针灸热等更不是前些年的纯民间自发性行为所可比拟。随着"一带一路"的拓展和中国影响力日增，中医药等正在渐渐地福泽多国，带给各国民众以全然不同的呵护健康以及愈病之效果。

然而，世界范围的中医热既是喜事，又是问题所在，自发而散漫的中医药流行推广，显然需要加以规范及提升层次和水平。对此，超越了本书范畴，故只是作为一个问题提出，有待引起重视。

03

诸多潜在的科技优势，需要挖掘、提升及转化

改写诺贝尔奖"零的突破"的中医药成果

近几十年来，每年深秋的诺贝尔科学奖成了中国人挥之不去之心病，一次次翘楚期盼，却一次次失望，泱泱崛起之大国，经济指标飙升，科技成就突出，高铁驰骋九州，体坛捷报频传，各方面都令人振奋，但唯独重大科技成果奖项等方面似乎缺一口气，需要一次世界性的承认、嘉奖与激励。

终于，时至2015年，"青蒿素"成就了中国科学界的百年梦想，屠呦呦为本土中国人书写了诺贝尔奖零的突破的历史性传奇。而且，是在最不被"黑中医者"看好的传统中医药领域。因此，得奖消息传来，还是有那么一些无聊者在争执着：青蒿素与中医药有没有关系，青蒿素得奖不能说明中医药的现代价值！

其实，回顾一下事实就能说明一切：屠呦呦借中医药历史经验，且直接受启于晋朝葛洪的《肘后备急方》之记载——"青蒿一握，以水二升渍，绞取汁，尽服之"——这被某些媒体称为"诺奖级别"的灵感，另辟蹊径，以低沸点溶剂进行实验，经历190次失败后，终于在传统用药经验及思路基础上，萃取出抗疟效果100%的青蒿提取物。很快，此药在世界各地抗疟临床中彰显奇效。国际权威的医学刊物《柳叶刀》统计显示：它对恶性疟疾治愈率高达97%！2004年，世界卫生组织（WHO）将它明确列为治疟首选药，且主张放弃疗效不明确的其他一些

抗疟疾药物。据统计，此药已在全球30多个国家挽救了700多万重症疟疾患者的生命，功德无量！因此，评委会把诺贝尔生理学或医学奖这一世界最高级别的荣誉授予从事中国传统医药学研究而成就显著的学者，确实是实至名归！

接连的成果一串串

在此基础上，屠呦呦团队又作出了新成果：他们研究发现，青蒿素治疗盘状红斑狼疮的有效率超过90%、对系统性红斑狼疮有效率超过80%，且在红斑狼疮的整个病程均有显著疗效。此外，青蒿素在多种获得性免疫疾病各阶段都可发挥抗炎及免疫调节作用，并已证明青蒿素在治疗肿瘤、白血病、类风湿关节炎、多发性硬化、变态反应性疾病等方面也有一定的效果。

熟悉临床的人都知道，这些都是疑难之"绝症"啊！多少人受其折磨？尽管有一些西药，但服用时人们大都战战兢兢于其毒副作用，因为与饮鸩止渴差不多！

善待传统，有可能获得丰厚"回报"

2019年1月，英国BBC新闻网发起"20世纪最伟大人物"评选活动，选出对人类生活影响最大的20位杰出人物。中国的屠呦呦凭借其抗疟药青蒿素和双氢青蒿素等成果，"压过"霍金、普朗克等声名显赫的大科学家，与居里夫人（M.Curie）、爱因斯坦（A.Einstein）及数学家艾伦·图灵（A.Turing）一起，共同进入科学家名单。而屠呦呦是入选者中唯一在世的科学家，也是所有入选者中唯一一位亚洲人。该评选如是介绍屠呦呦："一位药物化学家，她的研究帮助挽回了数以百万人的生命"，"受古籍启发，中国化学家屠呦呦发现一种全新的抗疟药，为拯救全世界人的生命作出了贡献"，"屠呦呦的灵感来自中国古代的一篇文章。古书籍记载，公元400年，青蒿曾被用于治疗间歇性发热（疟疾的一个标志）。在这种草药中，屠呦呦发现了一种能够有效治疗疟疾感染的化合物，也就是现在所说的青蒿素。她自愿成为第一试药人。全世界约一半人口处于罹患疟疾的风险之中，屠呦呦和青蒿素的巨大影响绝不能被低估。正如诺贝尔奖中所总结的，她的工作'让数百万人的生存和健康状况得以改善'"①。

其实，此举的意义大大超出了诺贝尔奖本身。就像2015年屠呦呦在诺贝尔获奖演讲时所强调的那样。第一，她呼吁全世界来关注中医药学，因为"青蒿素的发现是中国传统医学对世界的礼物"；第二，她继续说："中医药从神农尝百草开始，在几千年的发展中积累了大量临床经验，对于自然资源的药用价值已经有所整理归纳。通过继承发扬，发掘提高，一定会有所发现，有所创新，从而造福人类"；第三，得奖事实也提示：传统经验及他者（主流之外的另类）精华中，潜藏不少破解当今科学及社会难题或迷思之钥匙，善待传统精华，并加以提升，人类将获得丰厚回报！

陈竺团队用砒霜治白血病，创立了有效的国际新疗法

陈竺团队应用三氧化二砷（ATO）（砒霜主要成分）和全反式维甲酸（ATRA）联合治疗急性早幼粒细胞白血病，使原本属于"绝症"的此病可达到基本"治愈"水平，开创了国际最高水平及新的治疗体系。而此世界性巨大成就也是来源于中医

①引自《中国日报》2019年1月27日的《屠呦呦入围BBC"20世纪最伟大科学家"与爱因斯坦并列》一文。

药及民间的验方。黑龙江医学界的张亭栋教授是全国第一个注意到，民间偏方砒霜治白血病及癌症，并作出科学研究的人。20 世纪 70 年代他发现一大批癌症患者（涉及食管癌、子宫癌、胃癌等）在当地一位老中医治疗下，奇迹发生了，疗效不错，而秘方中有中药砒霜、轻粉、蟾蜍等，便潜心研究。随后又有上海的王振义教授及其弟子们（包括陈竺）等的协同，进行更深入的临床及机制研究，确认其疗效的确不错；遂在确立了以砷剂（俗称砒霜）联合全反式维甲酸的全新治疗方法，改变该恶性肿瘤是不治之症的观念，也为国际医学研究及癌症治疗提供了成功典范。

其实，此案例之成功，与屠呦呦的青蒿素之开发有异曲同工之妙，都是在传统验方基础上，深入观察，悉心研究，并作出一层层的机制探究，"精耕最后一里地"，遂提升为最新前沿的科学技术知识。

陈竺团队不仅受益于砒霜等，他们还在深入探究诸如冬凌草等中草药的抗癌机制。我们在临床中也早就注意到此类药物的抗癌作用，且长期以来重用此类中药，相信随着临床研究及机制的深入探索，类似的成果将会源源不断。

能改变世界的烧伤湿性医疗技术

何新是位睿智、高产、涉及面广，并且提出过一些重大见解的当代有影响的学者。因此，他的记载及分析是可信的。据其自述，1991 年 10 月，他因右手烫伤，皮肉溃烂，可见骨头，剧痛难忍，在北京 304 医院国家烧伤治疗中心诊治，确定已达三度烧伤，须动两到三次手术，术后会有疤痕，并影响右手功能。犹豫之间，他找到徐荣祥医师诊疗，仅敷上一种湿乎乎药膏，也未消毒，不用住院，全部诊费不过十余元。奇怪的是，药膏涂上后伤口痛感消失；数小时后发现伤口溃烂处渗出许多白色黏液，一天后，伤口开始长出新肉芽。两周后，伤处竟然基本愈合，且未留下任何疤痕。此次经历令其深感不可思议之惊异，遂与徐荣祥医师结下了友谊。

何新曾撰文描述了徐荣祥医师的坎坷经历及令人唏嘘不已的结局①。徐氏是青岛医学院毕业的，上大学前，曾从家里老人处得到过手抄医书，里面有民间医方，包括古代烧伤药方，他好奇地按古方配制出来，经过多次摸索调制，最后研发出一套特别有效的油膏，就是何新用过的油膏。

徐氏湿敷烧伤疗法的确有效，而且影响波及海外。包括1990年10月，泰国曼谷发生煤气爆炸，有众多烧伤患者，抢救中该"神奇"药物和疗效，通过泰国电视台的采访和报道轰动了曼谷；也使得其创造的美宝烧伤药膏及湿性疗法从此名扬海外。而他用此疗法救治严重开水烫伤面部的阿联酋王储的幼年小公主，脸上没有留下疤痕，更是让他声名远扬。

此后，美国全美烧伤受难者基金会主席哈里·盖纳曾率美国烧伤医学代表团几次来华，实地考察他的烧伤湿性治疗技术，结论是"中国的烧伤湿性医疗技术将对世界烧伤治疗可能产生一次革命"。美国《新闻周刊》记者等考察后，刊文称"中国的烧伤湿性医疗技术能改变世界"。1990年2月，美国总统布什委托美国驻华大使馆提出，要求在该项学术领域进行合作。此后，美方安排徐氏作为特殊高科技移民，在仍持有中国公民身份的同时，取得美国绿卡，全家都迅速入籍美国，成为美国正式公

①文章题为《徐荣祥，一个草根天才辉煌华丽的悲剧人生》，链接：https://mp.weixin.qq.com/s/hx7BUcw5jxQDqJR3q_t23g.

民。不久后的一天，在仅仅与奥巴马和希拉里通完电话后几小时，徐氏在他豪华办公室里，因吃工作餐而被噎死。那天，他的美宝烧伤药刚刚被美国食品药品管理局（FDA）批准进入Ⅲ期。

如果不是出自何新之口，笔者会当成小说故事来听。但何新把这写成了文史经历，而且，烧伤湿性医疗技术活跃时的相关记录网上依然大量存在。在此，笔者对阴谋论等不感兴趣，只是想强调指出，这类的宝藏在中医药中有很多，人为的抵制、压抑、排斥，是会犯下不可饶恕之罪过的。

此话不虚：中医药是个伟大的宝库

从事医疗四十余年，耳闻目染了太多徐荣祥、张亭栋之类的经历与故事。临床上，许多难治性疾病有些小医院及诊所（包括民间医师等）确有良好疗效，涉及诸如强直性脊柱炎、红斑狼疮、类风湿关节炎、硬皮病、牛皮癣、慢性肾衰等世界性难治之病。当然，这些经验都是初步的，就像张亭栋发现民间中医以砒霜、轻粉、蟾蜍等治疗癌症一样，需要甄别与提升，而不是一棍子打死。谁都知道，创新，特别是医疗领域之创新，首先是思路及线索；其次是甄别及确认，排斥干扰；再次，是提升及精耕最后一里地。而我们往往在第一环节就掐死了它，且仅仅是因为它不合已有对策之常规。这，不正是我们的悲哀吗?!

笔者从事癌症治疗四十余年，诊疗过5万余例患者，接诊了30万人次，也发现不少方法的确有效。如我们以某组合方治疗胰腺癌、胆管癌、肝癌及壶腹部癌症等，效果不错。普通药理实验有效，但并不能完全反映真实效果。现在借助网络药理等研究方法，证实有多靶点的综合效应，现已发表了5、6篇SCI论文，但一则离进一步要求还有距离；二则多靶点的解释，更符合中医药思路，与今天常规思路不很吻合……但谁都知道，多靶点的解释更契合本然的世界！啰嗦这些，无非是想强调：宝库有价值，开发极不易；既需要敏锐的思路科学的手段，更需要锲而不舍、精耕最后一里地之精神。

在此，只想再次吁请人们：对宝库多一点包容，多一点理解，多一点支持，让前面的悲剧别再发生！

还是这句老话：**你可以不喜欢那盏灯，但请不要毁了那盏灯**！

04

在科学及新思想层面：新苗头层出不穷

前面讨论的，大都属于技术方药层面的操作性内容，国务院明确指出中医药是五大资源——除独特的卫生资源、潜力巨大的经济资源外，还有原创优势的科技资源、优秀的文化资源和重要的生态资源等。此并非虚语，在此略作涉及。

樊代明：借中医学之力，整合医学可以更好引领世界

韩启德院士针对当代医学之短长，明确指出："我们中国人应该有志气，把中医和西医里面最优秀的成分给它结合起来，创造出真正的现代医学。什么东西都要往前发展，如果不发展，不管是现代医学还是中医都是没有出路的，都要往前发展。"

而樊代明院士说的更具体。随着医学的现代发展，出现两个极端：一是基础研究及相关知识越来越微观化，知识碎片化；二是医学的分科越来越细，甚至美国医学有专门看脚踝以下的科室；但患者是一个整体。故碎片的细节与患者需整体健康呵护之间脱节了。因此，樊院士提出整合医学（又叫整体整合医学，Holistic Integrative Medicine，HIM）概念。含义是：①把人看成一个整体；②把现有的医学和经验加以整合，形成新的医学体系，以便医学的效益最大化。其"整合"既包括中医，也包括西医，还包括其他医学体系，也包括心理学、社会学、人类学等相关知识，形成新的医学体系的目的是要全方位地诊断和治疗患者。

樊院士指出整合医学是一种认识论、方法学，是医学发展的第三时代。

　　他客观地指出：如果没有中医呵护，我们就不可能延续到今天。"所以中医不可诋毁。中医比较强调整体观，把人作为一个整体甚至把人和天、和自然、和社会环境都作为一个整体来研究"，与整合医学的基本精神吻合。"但是也有它的弱点，由于它的宏观没有研究人的细微的构造和组成……它比较宏观，但是宏观对微观有指导作用。"

　　他对中医发展到现在的四条评价：①人类历史上需要它，好多事我们（西医学）解决不了；②在世界医学领域它是唯一能和西医媲美的第二大医学体系；③它解决了人类目前西医解决不了的很多问题，显示出来不可替代性；④它必将成为未来医学及整合医学的重要贡献者。中国人能把整合医学做好，而国外的医学体系很难做好这一点！"最大的差别就是我们有中医，有中医的思想、药品和中医几千年的经验；这是外国没有的，它（们的做法）有点像打补丁的说法，而我们是缝成一件新衣服。"

　　因此，他乐观地预测，有中医药之优势，中国的当代医学发展的第三时代——整合医学，可以走得比西方各国的医学更加顺畅而具有领先优势。

汤钊猷：力主"西学中"，创中国新医学，兑现中国梦

　　汤钊猷院士曾任国际癌症大会主席，耄耋之年的他先后出版了有着丰富中国传统智慧精华的《消灭与改造并举——院士抗癌新视点》（2011年）、《中国式抗癌——孙子兵法中的智慧》（2014年）和《控癌战，而非抗癌战——"论持久战"与癌症

防控方略》（2018年）等著作。88岁高龄时他感言："笔者从事临床与研究六十余年，深感发展中国新医学，已成为实现'中国梦'的重要内涵。它关系到我国十几亿人口的健康，也涉及中华民族能否在医学上对世界作出贡献。"故他又写下《西学中，创中国新医学：西医院士的中西医结合观》①一书，立场鲜明地倡导：需时不我待地"创中国新医学"；而且，此新医学应当始自"西学中"。而所谓"西学中"的"中"，用汤老的话来说：一语双关，既指学习"中华文明精髓"（古代和近代的）；也指学习"中医药"，"因为中医药正是中华文明精髓在我国医学上的体现"。

他客观地分析认为："现代医学有些短板值得思考：从宏观而言，'重硬件，轻软件''重局部，轻整体''重被动，轻主动'；从防治而言，'重消灭，轻改造''重单一，轻综合''重速效，轻持久'。这些短板，在中华文明精髓中，确有可借鉴之处。"他以对付癌症为例，指出"西方医学比较重视'抗癌利器'，而对战略战术研究较少。还是如同下棋，双方兵力相同，而取胜决定于棋手的'棋艺'（战略战术思维）。如果比喻为计算机，西医较重'硬件'，而中医则偏重'软件'"。他谦逊地指出："随着年龄的增长，越来越感到医学的发展，除必需的'硬件'（诊疗利器）外，'软件'（医学思维）不可或缺。"

笔者以为：汤老的创造中国新医学，本质上是强调古为今用，借东方智慧，弥补西方相对单线条的临床决策短板，极力主张中西医"软/硬件交融"。所以，全书花很大篇幅，分析中西医学在"'局部'与'整体'互补，'微观'与'宏观'互

———————
①汤钊猷.西学中，创中国新医学：西医院士的中西医结合观[M].上海:上海科学技术出版社,2019.

你真的了解中医吗？

补，'辨病'与'辨证'互补，'攻邪'与'扶正'互补，'堵杀'与'疏导'互补，'单一'与'综合'互补，'精准'与'模糊'互补，'多益'与'复衡'互补，'外治'与'内调'互补，'速效'与'缓效'互补，'短效'与'长效'互补，'侵入'与'非侵'互补，'治病'与'治人'互补，'重刚'与'重柔'互补，等等，都可能对临床医学有重要理论和实践意义"。他在书中还一一列举具体临床事例来阐述这些互补关系，强调东西方软硬件之间的协同与互补，意义非凡。其实，这些互补，不仅仅涉及医学及临床，更是东西方处事方式、主体精神及行为模式之相映生辉、互益互补。它的意义超出了一般的医学领域，而体现出了不同文明之间的"各美其美，美人之美，美美与共"。这的确是一大非常有意义的创见。

汤老最后分析说："形成中国新医学需分两步走，笔者相信，中西医团结，通过几代人的共同努力，一定能够达到'创中国新医学以贡献于世界'的目标。"

互联网的世界顶级玩家都知道：人工智能时代，软硬件紧密结合将是整个社会及行业的大趋势，将软件与硬件有机整合，可能会带来翻天覆地之变迁①。

这在世界医学领域也将会是产生颠覆性效应的。随着中国软实力之提升及医学界人士文化自觉、文化自信之复苏，也因为中医学"接着讲"等的深入展开，相信汤老期盼的这一刻会姗姗而至的。那时候，整个医界的面貌将大有改观，医疗效用、功能及医学与社会的关系等，也将发生根本性改变。

---

① 见《第一财经日报》2019年2月26日，《对话地平线创始人余凯:软硬件结合在边缘计算领域机会最大》一文。

王一方：中医学应正名为中国范式/类型的生命、健康、疾病调适与干预体系（中国范式医学）

王一方，北京大学医学部资深教授，是知名医学哲学及医学人文学者。他在认真回顾中西医学/东西方文化碰撞所经历的三个历史阶段后，指出："如今，中西文化双峰并峙，二水分流，互鉴互学，对话交流，步入'古为今用，古慧今悟'的第三期；中西学术由融汇逐渐到贯通，通过部分融通过渡到深度融合。总的趋势是倡导对话，而不是对抗。新传统观秉持两点论，既尊重传统，发掘传统，又质疑传统，批判传统。当下的中国文化的使命是返本开新，既要返本，重振民族文化自信，又要开新，开启文化创新的航程，二者保持必要的张力。"

他认为："中医一直秉持实学（格致）立场，反对空谈性理论，实学恰恰是最早与西学携手的本土知识与方法体系"。因此，他主张原本习称的"传统中医学（Traditional Chinese Medicine，TCM）"不太恰当，"应正名为中国范式/类型的生命、健康、疾病调适与干预体系（Chinese Style Medicine，CSM）（中国范式医学）。"以"强调其类型意义，一方水土养一方人，凸显中国意识，中国范式的健康观、生命观、身体观（别样的经络体验）、疾苦观、救疗（救渡）观；中国路径的临床思维，剿抚并用，三分治七分养，内病外治，外病内治，上病下治，下病上治，同病异治，异病同治，经络护理……"

他指出："强调类型意义的另一种意思是在某种程度上坚持类型路径的独立发展"。他以中西绘画为例，指出"在中西绘画交集与对话语境中，国画巨擘潘天寿先生有'中西绘画要拉开距离'的睿思，这一论点对中医未来发展也富有启迪。""20世纪的中国艺术与中国医学都有两条道路的选择，一条道路是中西融合论（徐悲鸿、林风眠），另一条道路是中西距离论（潘天寿）……两者并不矛盾，因为中西要融合，必须认清拿什么（优势）去融会，继而融合，融会-融合点在哪里？必须在两者相离的状态下才能仔细甄别出来。没有距离，就没有主体性，也就没有主体间性，草率融合，莽撞和粗泛，庸俗融合，被技术主义、消费主义劫持。不如保持距离，各自沉淀精华，累积特质，相互欣赏，分享优长，撞击火花，方能融会融合。"他欣赏潘天寿先生提出的"拉开距离+两端深入"观点，认为同样适用于医学界。他认为：21世纪中医的命运"大致有三途：一是甘居二流，继续成为补充/替代医学；二是为源自西方的科学化、技术化的医学奉献生命体验、临床早期经验、研究灵感与素材，成为待验证的假说库；三是学术主体性的充分张扬，成为中国类型的医学，在某些领域（亚健康调养、老年疾病、慢病、失能诊疗）赶超西方类型医学，创造新的诊疗特色和市场格局。学术主体性充分张扬后的中国类型医学，就是中医学"接着讲"的硕果。

为此，他倡导中医学的"四个回归：其一是回归门诊（场所精神），其二是回归辨证论治，其三是回归经方，其四是回归手法；唯有回归传统诊疗模式，中医传统才能得以在学术与职业信念纯粹的境遇中从容地坚持与保存，才有中西医互通、融会与融合过程中的主体性，才有中医现代化的基石"。并分析了当务之急有四个主题："一是攀高枝，增自信，弘扬中国医学的文化与道德优势，树立德艺双馨的医德医风，融入国家价值观体系"；"二是培土固本，将中医知识纳入民族优秀文化普及活动之中，推动'公众理解中医'"；"三是自己出题自己做……发挥中医整体调治优势，研习一批疑难杂症中医综合（针-药并

349

用）治疗（辨体–辨病–辨证）的新路径"；"四是打造诊疗特色与特区，顺应慢病取代传染病的疾病谱变化及社会老龄化趋势，开展慢病、老年疾病疗效、老年生存质量提升的临床攻关，开辟'疗–养结合''身–心–社–灵结合'的慢病、老年病防治新模式……"所有这一切，需要"我们置身于新的历史地平线上……转换认知原点……超越激愤、偏狭的情绪，不再拘泥于新–旧，古–今，高–下，科–玄之间非此即彼的认知范畴……重新审视传统，为民族复兴积聚根植于主体性的文化自信"。

很显然，王一方教授的这番宏论，把中西医学分别视为不同类型/范式之医学，主张以我为主，稳扎稳打，步步推进，着力"接着讲"中医学，且努力尽可能"讲好"她！这，并非不可能兑现。如果我们能够站在新的历史角度和"新的地平线上"，且根植于主体性文化自信及从容，超越偏激、狭隘之冲动，深耕细作，假以时日，完全可以一步步让这些成为现实。

基于传统认知，可发展出"心身缠绕论"等假说

前述的是学科层面的认识，从传统中医学认识中，还有可能滋生出重大的科学假说等。

试以心身关系的理论解释为例。

精神心理是什么？精神心理和肉身躯体的关系怎么样？这一直是困扰人们的大问题。对此，世上有20～30家说法，莫衷一是，十分混乱；导致了西方医学有意无意对精神心理等的忽略。

基于中医学的理论，也基于自身前期的流行病学等研究，我们在量子纠缠理论等的启迪下，提出了"心身缠绕论"。既很好地解释了临床的心身纠缠关系，指导人们关注心身之间的互

动效应，也可帮助人们更好地养生防病，并有助于揭示一些生命的奥秘。这个学说本身有三个层次：第一层次是：生理（中医学称为脏腑气血）有生理的体系（系统）；精神心理有精神心理之系统（体系）；然而，心身之间又有着共轭现象。中医学的传统认识中，两者是你中有我，我中有你，甚至难分你我（形神/心身）的。《黄帝内经》开卷第一篇（《上古天真论》）第一段就定基调："上古之人，其知道者……，故能形与神俱，而尽终其天年，度百岁乃去。"这又可从以下几方面进行深入分析：

1.心身相互关联的错综多重性：如五脏中的心肝脾与"神"关系最密切，血养神，情志乱气机等；又有着特异的对应关系：如五脏生五志（肝为怒志）、五志伤五脏（怒伤肝）；五脏分管不同官窍（肺开窍于鼻，司嗅觉），诸如此类。且这类相互关联涉及几乎所有躯体器官及精神心理层面。

2.心身的先后天/主次关系。如名医绮石曰："以先天生成之体论，则精生气，气生神；以后天运用之主宰论，则神役气，气役精。"用白话来说：以发生学言，精（包含大脑等脏器形体组织）产生气（功能活动），功能活动（气）伴生精神心理（神）；但神一旦产生后，又可驾驭功能（神役气），并进一步控制躯体脏腑（气役精）。它既肯定了精神发生学的物质第一性，又点出其产生后的决定性意义。

3."心"整合心身机能。如《素问·灵兰秘典论》"心者，君主之官也，神明出焉"。《灵枢·邪客》说"心者，五脏六腑之大主也，精神之所舍也"。用现代话来说，"心"整合着心身/形神两大机能，使之更有序，更协调。

4.心身间有着的"极性"特征。即：心身间的互动关系，既可以是良性的相互促进；也可以是负性的、相互不断加剧。中医学表述这种负性互动：因郁致病，因病致郁。临床上，这

351

类情况非常多见，破解就需借助合理清晰的思路。

在上述基础上，我们提出了"心身缠绕论"。缠绕，又译"纠缠""缠结"，指由两个或两个以上粒子组成的复合系统中相互影响现象。这些粒子早期存在着缠绕关系，虽此后它们在空间上分开了，甚或相距遥远，但一个的行为特征，仍将影响另一个的状态。这是量子力学的最重要概念。根据提出者薛定谔（E. Schrödinger）的本意，粒子分开后不论距离多遥远，都可能还存在缠绕类的关联性；这些关联只是瞬态的。更深层地说，这意味着人们日常所看到分离的独立物体，只是有限视域带来的浅表假象。前沿科学家认为：借助量子"缠绕"，人们才开始理解物理世界关联的真正方式。这一假说也为心身（意识与物质）关联问题的研究提供了全新视野。

也许，要清晰解释心身缠绕，借助专业术语是非常拗口难懂的，但却可作通俗比喻：生命发源之初，心身都源自粒子运动，随着不断发育成熟，分化越来越显著，最终形成各自错综的机能活动，但初始阶段粒子间的纠缠特性始终存在。故整体层次上，在身的领域体现为脏器间相互密切的关联性（缠绕），诸如肠-脑轴等的事实就容易理解了。心的层次则以意识为主导的整体关联，而心身之间则又表现出共轭（缠绕）规律；各层次之缠绕，都是多元且多方式的，如此才体现出整体心身活动之错综特性，故曰：人"具有'自我缠绕'的矛盾性质。"

尽管欲揭开心身缠绕之细节"其路漫漫"，但现象学层面的客观事实，足以警示人们应高度重视心身缠绕关联——它涉及健康的所有领域，特别是难治性疾病的调控，均需借心身缠绕之新视域作出把握。笔者肿瘤临床较成功的尝试至少表明注重躯体治疗之际，从心理切入，且注意极性，常能够"撬动"整个心身病态趋向好转，故数年前笔者著有《从"心"治癌》

一书。

最简单地说，一句贴心的问候，常可大大提升医药疗效，其理也在于斯！

讨论十分拗口的上述假说，只是想说明一点，**中医学是原创的科技资源，并非虚语，有太多的潜在科学认识值得好好地发掘、提升。**

353

05

医学治理问题上，中国智慧也有借鉴意义

本质上说，医学/医疗具有公共产品的属性特点。是公共产品，就有效用、效率及评价尺度等的问题，并有一个为了提高效用、效率及公平性等的治理需求；在这问题上，借助中医学或中国传统文化智慧也有突出意义。因此，在治理层面（涉及管理智慧等），中医学也是有借鉴意义的。

现实的窘迫：医学/医疗远未令人满意

我们曾明确指出：今天的医学"病"了。表面上现代医学突飞猛进——心肺复苏、心脏支架、脏器移植、肿瘤攻克、靶向新药不断涌现。没深入了解医疗的人，一定认为医疗领域正迎接着巨大成果，明天的医疗，将破解绝大多数难题。就像20世纪60年代美国权威所认定的：癌症的"完全治愈，势不可当"！尴尬的是，2002年美国却宣布人类阻击癌症的努力失败了，"我们输掉了这场战争"[1]！

其实，今天的医疗问题太多太多……你只要到大医院门口看看，人们排着长队，焦躁不安，喧闹得不亚于农贸市场；且医患双方之间还常充满戾气。在美国，谁都承认，医改是必须的，因为不改社会没法承受。美国将国民收入的近20%（2011年是17.9%）用于医疗，但还有3 000多万美国人没法享受医

---

[1] 2002年国际癌症预防联盟(UICC)承认："我们输掉了这场(抗癌)战争。"美国国家癌症研究所(NCI)也在2002年承认了这一点。

你真的了解中医吗？

疗①。而美国看病之贵，令人咋舌！英国的医疗制度被认为是比较理想的，伦敦奥运会还专门炫了一下。但笔者待在英国时却听闻一资深议员的母亲因确诊为乳腺癌，欲转到上级医院，可三个月后还没等到入院通知，母亲却已死了。这个医疗制度好吗？至少有不少英国人认为并不好。

可以说：今天的医学/医疗本身"病"得不轻。问题不仅出在科学技术、管理、态度（医患关系）、制度、经济等局部；也不止是一国，而是全球性、系统性治理之难题。既是发展中国家的大问题，也是发达国家的头号困境。二战后经济一度快速发展，在发达国家医学/医疗矛盾并不突出，并有效控制了一批曾严重威胁健康的传染性、感染性及营养不良性疾病之危害，短期内提升了人均期望寿命。但就在人们还来不及额手相庆之际，一大堆原本并不突出的病（大都是慢性病、错综性疾病）跃居前台，成了新的严重危及健康之难题。再加上今天公平性不及、医学导向等的偏颇，可以说医学/医疗存在着"20世纪困惑"②。

我们分析过医学"病因"何在：①目标及目的迷茫；②人道与科技边界失范；③汲汲于高科技，且面对医疗高科技时人们只是伴舞，人－机（高科技）对话中，人只是附庸；④整体完整的人，在医学视界中消失了。

结论是若干年后的医学，人们将无法承受！

---

① 王宁,何裕民.人道与科技失范的实例剖析——兼评《全球视野下美国健康情况:寿命更短,健康状况更差》[J].医学与哲学,2014,35(1):26-30.

② [美]罗伊·波特.剑桥医学史[M].张大庆等译.长春:吉林人民出版社,2000:1.

美国医疗：一个反面范例的剖析

2013年初，美国用刺眼的标题公布了全美健康状态调查报告：《全球视野下的美国健康情况：寿命更短，健康状态更差》[1]。报告长达405页，均采纳第一手权威资料，揭示了一个令人诧异悖论：美国医学科技最发达，医疗保健开支最多，却寿命更短，健康状况更差！2011年，美国医疗保健开支占其GDP的17.9%，人均8700美元，比欧盟平均高出数倍。那时，两个中国人的GDP，不够一个美国人的医疗开支！（2010年中国GDP人均4300美元）

更令人嘲讽的是，高科技、高投入的美国医疗，却使美国人健康状况在全球富国中垫底。具体而言，虽美国人较少死于中风和癌症，在控制高血压、胆固醇和吸烟方面也颇有成效，但人均期望寿命却在经济合作与发展组织中的16个富裕国家中最短，甚至排在古巴、智利之后。美国人健康状况之劣势，表现在从新生儿到75岁之间的各个年龄层，甚至最富裕的美国人也不例外。该研究负责人史蒂文·伍尔夫（S.Woolf）教授指出："我们为这些调查结果的严重性感到震惊……让我们忧虑的是为什么在这十几年间我们的状况变糟了。"他分析缘由有五：公共卫生体系缺陷；卫生保健服务体系碎片化、效率过低、合作不畅；过度依赖高科技；其他，如个人行为习惯不良、吸烟、饮食不当、缺乏运动、饮酒、吸毒、不安全性行为、伤害行为等；复杂的社会因素。笔者赞同这些分析，但感到还有重大疏

---

① Bongaarts J, Steven H. Woolf and Laudan Aron (eds.): U.S. Health in International Perspective: Shorter Lives, Poorer Health[J]. Population and Development Review, 2013(1): 165-167.

你真的了解中医吗？

漏，包括两方面：一是医疗模式本身值得反思；二是医疗领域"人道"与"市场边界"严重失序①。

中国自身前后对照启示录

20世纪70年代前，中国在医疗某些方面领先，备受国际组织赞扬。虽然那时中国很穷，医学科技不发达，只占用世界1%的卫生费用，却较好地解决了世界上22%人口的医疗保健问题。而且，人均期望寿命与发达国家快速拉近，已相差不大：中国1951年平均期望寿命为42岁；1981年为67.8岁；与欧洲人均期望寿命的差距从1951年的27岁，一下子缩小到1981年的6.2岁。故当时世界银行和世界卫生组织把中国医疗列为"发展中国家解决卫生经费的唯一典范"。前卫生部部长钱信忠回忆说："世界卫生组织前任总干事马勒博士，曾积极向发展中国家推荐中国农村卫生工作经验"（《中国卫生事业发展与决策》）。而20年后，世界卫生组织（WHO）发表《2000年世界卫生报告》，中国在"财务负担公平性"等方面，排在了所有被评估的191个国家第188位，倒数第四②。而这20多年正是中国快马加鞭，更多注重经济发展的时代。前后差距，昭然若揭。

医学/医疗的尴尬，需借中国传统智慧，给出中国方案

毫无异议，医学/医疗需要治理，它是个世界性难题。我们认为在这治理过程中需高屋建瓴，通盘考虑；需要智慧，尤其

①王宁,何裕民.人道与科技失范的实例剖析——兼评《全球视野下美国健康情况:寿命更短,健康状况更差》[J].医学与哲学(A),2014,35(1):26-30.

②何裕民.爱上中医:从排斥到执着[M].北京:中国协和医科大学出版社,2007:89-91.

需要中国传统智慧，以起到统领作用。

2011年11月，*Lancet*（《柳叶刀》）针对当时公布的中国慢病面临"井喷"之危险，配发了社评：在探讨中国慢病井喷之巨大危害及其对策同时，提出中国这一领域是有潜在优势的。如能作出前瞻性思维，完全可以创造新模式，引领世界慢病防控之大局①。

《论语·卫灵公》曰："人无远虑，必有近忧。"粗略研究，中国每年新增1 600万慢病患者，现中国慢病患者保有量近4亿例（含一人多病），这是一个多么沉重的负担。这本身是个大问题，需全盘考虑、综合改革、系统治理。而且，医改也不应仅仅是区分医疗费用谁承担，各自承担多少等枝节问题。需放在全球性综合治理大背景下，借中国智慧的穿透未来之眼光，提供中国方法，一如20世纪60～70年代，给出中国式解决之道。

一些范例的参照：治理中的中国智慧

最近，《大国外交》红遍全球。该片如实反映了在新领导人的主政下，锐意进取，开创大国外交全新局面；也折射出五千年文明、文化和传统智慧"不能丢"的核心思想。

近年来，中国在许多疑难问题治理中都交出了杰作：如近期报道的沙漠治理典范（库布其模式、塞罕坝精神、阿拉善模式）等，都闪耀着中国智慧的魅力；国际舆论趋于公认，"中国扭转了荒漠化趋势，成为全球环境引领者"②。

水患治理中国也给出了好答案。近年来，国务院逐步形成

① The Lancet.China's major health challenge: control of chronic diseases[J]. The Lancet, 2011, 378(9790):457.

②李晓梅.中国荒漠化治理为全球提供范例[J].国土绿化,2017,9:11–13.

了"封山育林，退耕还林，平垸行洪，退田还湖，加固堤防，疏浚河湖，以工代赈，移民建镇"32字方针。总思路已由过去的"控制洪水"变为"管理洪水"；成效明显，经受了多次特大洪水的考验①。

笔者长期从事难治性肿瘤治疗工作。20余年的探索中形成治癌新模式，归纳出"知、医、心、药、食、体、社、环"多字方针，借助综合治理之智慧，可显著提升疗效。

医学需"明者因时而变，知者随事而制"

汉·桓宽在《盐铁论》指出："明者因时而变，知者随事而制。"身处大发展、大变革、大调整新时代，中国已进入实现民族全面复兴关键期；但也面临诸多挑战，包括在人口、健康、防范慢病、快乐生活、老年化等诸多领域。如何促使医学/医疗更有效地发挥应有的呵护健康，防范疾病，延缓衰老等功能，且变得更加可亲、可爱、可贴近的好医学，这既是巨大挑战，又是良好契机。医界应尽快明时势之变，谋定而动，努力作出更有效的应对。

水有源，故其流不穷；木有根，故其生不穷。传统文化在健康、生活、生存等领域，留下了诸多智慧及经验。如《尚书》倡导"一曰寿、二曰富、三曰康宁、四曰攸好德、五曰考终命"，点明人类追求的核心是"康宁"（身康/心宁），制约因素是"德"（品德），评价尺度是"寿/考终命"。这些，既构成传统文化完整的生活价值链，也凸显其永久意义。儒家还确立"仁者寿""智者康"思想，主张"全德养生"。道家则倡导"乐生""达生""卫生""享生"等理路。且乐生、达生在卫生之

---

① 秦夕雅,黄锦.群治水:从严防死守到综合管理[N].第一财经日报,2016,9:3.

第七章　中医药学：蓄势待发正当时

先，治病只是卫生的一部分功能。最核心的是乐生、达生等，故可以说，整个中国传统文化就是"生生之学"。

李约瑟认为养生是中国人独创的。它本身自成体系：养生，又称养形，是基础性的；养生派生出养心，强调调控/稳定情绪；并进一步发展成养性，强调优化个性；最高层次则是养神/养德，它关涉到价值观提升，道德品行最优化。就在这层层递进中，养生步步进入高层次。而且，这些不只是理论，且落实在行为操作中，并都已得到相应的科学论证。

我们认为，有效实施《健康中国2030》规划，主要不是靠造医院、引进医疗设施、开发新药等硬件，而是扎实地提升国民的健康素养，也就是提升国民健康生活软实力；它是建构未来健康系统工程，从而有效防范/舒缓慢病危害的支持"软件"。"软件"不匹配，硬件再好，医疗投入再多，也是低效率、甚至是劳而无功的。

常观层面比照：中西医学价值差异之旨趣

《荀子·大略》曰："善学者尽其理，善行者究其难"。《论语·里仁》云："见贤思齐焉，见不贤而内自省也"；又曰："温故而知新，可以为师矣"。中西医学互为"他者"，对此做些比照研究，可互知短长。

① 人，比人体（躯体）重要。基于此，又延伸出中医学的两个特点：重功能，而忽视结构；形神并重，形神兼顾；

② 生态，比生理重要；

③ 形神有序缠绕，比身体强盛重要；

④ 生命："康宁"比"强壮"更理想；

⑤ 生命："适应/平秘"PK"超越/更强"；

360

⑥ "主客体合一" PK "主客体分离";

⑦ "整体把握" PK "精致却碎片化";

⑧ "自我感觉/体验"与"指标/形态学检查"同等重要;

⑨ "内外总体协调"与"基因/精准"同等重要;

⑩ "因人制宜""尊重个体差异" PK "临床指南/路径";

⑪ 病因认识:"模糊且多病因" PK "单一/清晰/准确";

⑫ 治疗措施:调整适应(王道) PK 征服替代(霸道);

⑬ 调动自身"正气",比借助外力重要;

⑭ 操作上:自然的,往往是最好的;

⑮ 将息调养/康复,与治疗同等重要;

⑯ 防,重于治。

关于合理医学/医疗的"经世致用"考量

儒家强调:学问需"经世致用"。医学/医疗也一样,首先须通盘合理考量:健康及卫生事业,绝不是医学/医疗/医院一家之事,而是全局性大事,关涉到你我每一位。

《人类简史》作者尤瓦尔·赫拉利(Y. N.Harari)认为,未来世界人类只关心三件大事①:①生命(含健康、无疾、长寿)与快乐两件大事与上述命题休戚相关。因此,首先应倡导生命、快乐领域的"大同世界"理念,强调这些问题上"你我'命运共同体'意识"。例如,生态环境、人文环境都影响着你我康健快乐,不是人人有责,需善加维护吗?

② 生命(健康、无疾、长寿)与快乐更多地取决于自身,而不是医疗等外加因素。古人云:疾疴"非天降之,人自为之"(唐·王冰注释《黄帝内经》)。同在蓝天下,同食一江水,何

---

① [法]尤瓦尔·赫拉利. 未来简史[M]. 林俊宏,译. 北京:中信出版社,2017:7-14.

以你病他不病？因此，只有人人"自克自讼"，从日常行为和生活方式做起，守住健康，自足快乐（乐生、达生、享生），医学/医疗/医师才能助你一臂之力（卫生），帮你尽可能康复。平素"以酒为浆，以妄为常"，生了病才想起，并苛求医学，不亦晚乎！

③ "知天命"，认识到人类能力之局限。须知，"有生就有死"，病是与生俱来的；生也一定伴随着死。生老病死，乃天之常理，无法违逆。只能在"顺天理"前提下尽人事！今天人们被误导了，似乎人不应该死，有病，医学就应治好它；医疗应能够创造不死之奇迹；那是无知者的梦呓之想。**因此，必须适度界定医疗的边界与能力。**

"好医学"：一个可能的中国医疗管理方案

鉴于严峻现实，受启于传统智慧，笔者2007年提出了"好医学"[1]概念。

笔者曾在凤凰卫视世纪大讲坛上做了"什么是好的医学"的主题演讲，认为当今仅着眼于治疗，且只是信奉"战争模式"，汲汲于高科技，不重视有效整合的生物医学，日趋高昂的费用，是任何国家都将承受不了的。顺其蔓延，必将诱发一连串社会甚至政治灾难！其中提出一些核心观点："我们把医学这个概念异化了，把医学看成治病，治病就是高科技，最后成本越来越高，手段越来越先进，但是失去了人性。"

"很多健康问题和生活方式有关。换一种活法，善待环境，善待周边的人，优化个性，调整心态，不仅可以减少疾病，医

---

①何裕民.关于"好"的医学之思考[J].医学与哲学:人文社会医学版,2010,31(13):1-3.

疗成本也会大大降低。"

"医学的真谛是人道主义。'有时去治愈，常常去帮助，总是去安慰。'——作为医生，应该充分利用除药物手段以外的一切方法来安慰患者。"①

医学是干什么的？不仅仅是治病的？临床经历大家都明确：很多慢性病治不好，充其量只是改善症状，阻断其恶化。

因此，医学首先应在目标设置上有所调整。简单说，卫生，就是"守住健康，捍卫生命"。治病，只是健康出问题后采取的补救措施。故重要的是守住健康。目的和手段不能颠倒！治病是达到"捍卫生命，守住健康"之目的的手段之一。既然重在守住健康，就要换一种活法：包括善待环境，善待周边的人，优化个性，调整心态，管控欲望等。今天很多健康问题和生活方式有关，尤其是慢性病，60%~70%的致病原因和日常生活方式紧密相关。换一种活法，不只可以少生病，也会大大降低医疗成本。

其次，注重"防"病。高科技、高投入的"治"，抵不上平时的"防"。

第三，即使生病了，治疗手段也要调整。现在迷信高科技。高科技确实可解决很多问题，但解决不了所有问题。有很多传统方法是管用的。医疗本质上是一种实用技术，能达到目的就行。中华民族几千年文明积淀的大量防病、保健、治病的手段，只要对健康有利的，都应该提升后包容到医疗体系之内。

第四，应加强人性化。未来学家约翰·奈斯比特说："医学越是高科技，越需要人性关爱。"语言劝导、情感慰藉、社会支

---

① 见《何裕民:什么是好的医学》，摘自：王鲁湘.《凤凰卫视:中国的困惑》[M].西安:陕西师范大学出版社, 2010:207－221.

持等都不需要大成本与投入，却有很好的效果。

"好医学"的基本特点

笔者试图回答源于中国智慧的"好医学"特点：

① 须宗旨合理，目标设置不宜太高；

② 医疗成本相对低廉，费用在可控可承受范围内；

③ 覆盖面应足够广，实现"人人享受医疗保健"；

④ 充满对生命的敬畏，对人性的关爱，充分尊重患者权益和尊严。

⑤ 应同时注重医生的客观观察和患者的主观体验；

⑥ "尚和合，求大同"，不分中西医学，择善而从，整合各种简、便、廉的有效治法；

⑦ 强调手段基本无伤害，贯彻"以不伤害为原则"。

此外，尽可能把食物当成药物，不要把药物当成食物！这些，才是对医学的高明认知。

好医学还应尽可能与自然和谐，和日常生活密切相关；应充分体现出心和身和谐、人内在和谐，人和自然和谐，人和社会和谐，体现出对生命终极关怀。总之，它应是绿色的、可持续发展的、可爱可亲的、能够为社会广泛接受，并大规模应用推广的。

这些，大量体现了中国传统智慧，我们在这些方面努力有为，不断求索，一定会促使明天的中国医学/医疗更加优化，更人性化，也更为大众所乐于接受。

06

医学的尴尬，需追求新的解决方案

医学，就其本质而言，天生就是一门有缺憾的科学技术，一方面，健康与疾病问题非常错综，未知的永远多于已知的；另一方面，疾病也是不断进化的，新的健康疾病问题不断涌现；再一方面，人类对健康的需求越来越强烈，要求越来越高，为此，永远存在着"红桃皇后效应"①。

医学与社会冲突有加剧倾向

在中国，很长一段时间以来人们为医患之间的矛盾，医师被杀、被辱而感到困惑不安。几十年前，就读医学院可是被人尊敬的；穿上白大衣开始行医生涯，可是众人羡慕之事。而如今，优秀的莘莘学子不想报考医学院，不再是新闻了，医师队伍后继乏人，成了社会性焦点问题。医学与社会之间的不和谐，甚至可以说剧烈冲突，早已不是什么秘密了……

其实，不仅中国的医疗体制有待进一步完善，美国，甚至也包括英国——虽然英国在伦敦奥运会上标榜自己的医疗体制，他们的医疗体制也是广遭诟病的。笔者在英国时，就遇到英国议会讨论医疗问题，起因是一位重要议员的母亲刚七十出头患乳腺癌，目视就已确诊，等待转诊到大医院进行手术等下一步

---

①红桃皇后效应，也称"红桃皇后定律"，指两个平行的人或动物，前后都在跑。隐喻需努力追赶，但即使努力追赶，对方也在拼命向前跑，很难追上；只能努力、努力、再努力。

治疗，但排队制度（英国规定急性病随时可以就医，慢性病需排队等候）使得她只能痛苦地等待，在未等到住院通知时，人已经"走"了。相对说来，可能北欧、德国、加拿大要好一些，医学/医疗与社会的关系要和谐些。美国围绕着医改的两党之间刀光剑影、你死我活之争斗，历历在目。这里面，掺杂了太多的党派因素及既得利益之争。

社会对于医学/医疗，既强烈企盼，不可或缺；又"敬畏"且不寒而栗：一位亲属在美国，仅因为一次感冒发热住院，一个晚上留观，费用就是1 200美元！更何况居高不下的医疗致死率！据美国医疗行业自我统计，每年有44 000～96 000人死于医疗事故。而美国沃克斯网站2015年4月22日报道：美国医疗事故的致死人数超过艾滋病和吸毒过量致死总和。据《生命时报》转载：2013年美国因医疗事故致死的，已增至每年20万例。还有美国研究机构统计测算：2013年一年竟有44万美国人死于医疗事故。

这，难道不让人深感"敬畏"且不寒而栗吗？

临床太多患者一提到要去医院（特别是肿瘤医院）复查，便浑身颤抖，战战兢兢，腿软失眠。"医闹"不是全然无原因或诱因的，部分的确是技术或客观因素，更多的可能是人们（包括医患双方）往往不知道"什么地方应该止步"，陷入了"集体无意识"的盲目迷茫之境地。

高昂的医疗代价，无法承受

这里，还需考虑一个高昂的医疗代价问题。据国家卫计委2015年7月发布的《中国居民营养与慢性病状况报告（2015年）》说，中国慢性病治疗成本之高，令人咋舌。如城市用于慢性病治疗的平均费用占家庭年收入的50%，农村占年总收入的150%。这些，不仅对医疗体系形成挑战，而且对家庭生活及社会稳定构成了直接威胁（太多人因病返贫），并对国家的社会经济发展造成强制动效应。

这个"局"能否破？在前面"中国自身前后对照启示录"中所提及的，颇能说明问题。

20多年前后巨大的反差，不是很能说明一些问题吗？

笔者不认为当时的合作医疗制度能够解决今天的重大难题，但至少认为，努力发展中医药学，是解决上述医疗与社会尴尬困境的良好对策之一。

这时，考虑一下明显简便廉的中医药，是不是更合适。

笔者手头有一份新的资料：安徽亳州是传统的中医药之都，这次新冠肺炎亳州也中招了，百余人患病，但第一时间百分百地用中医药，全市0死亡，没有一位转成重症，在全国最早彻底全数治愈，最早关闭观察病房，而且平均费用每人仅5 000元，大大低于兄弟城市……低廉的价格及优质的效果，是不是值得思考一下呢？

中医药诊疗模式，医患冲突明显减少

而且，人们早就注意到一个事实：同样医患冲突，每每发生在西医临床医师身上，很少发生在中医临床医师身上。有人曾分析其原因，认为至少有两点：

①与中医学的医患交往模式相关。中医学更强调躯体及情感的直接交流，而现代科技使医患之间更多仰仗冷冰冰的仪器及实验室检查，以前西医学严格的查体等已被现代技术所替代；缺少了肉体及情感的接触交流，患者沦为单纯的被诊治对象，

难以建立良好的医患关系；

②一位好的临床中医大夫，所诊疗的每每不只是患者某个局部问题，而强调综合调整；故自然会要求定期复诊，而且往往是同一位医师继续观察，长期追踪调整；患者愿意再次复诊，即提示稳定的医患关系已在形成之中；因此，中医临床大夫更容易与患者建立稳定的医患关系。

这些细节，虽非一招即能取胜之"硬科技"，却是现代临床越来越决定治疗成败的"软人文"。在今天科学及信息技术高度发达的社会，医疗"硬科技"往往唾手可得，但"软人文"奇缺。医疗"硬科技"与服务"软人文"的有机融合，才能确保医疗效果的理想化。故这些都存在着可以弘扬之优势。

难怪乎，韩启德院士不止一次地强调要学习中医师诊疗患者的技巧等。

世界医学本身面临的困顿

就像世界政治版图正面临困顿（欧洲的诸多难题似乎无解、2016年美国总统大选中奇特的特朗普人气一路飙升也提示美国似有衰败之嫌）时，中国声音才被充分重视一样，医疗及医学本身面临的新困境，也让人们开始注意到需要有所调整，求得新的思路，包括向传统医学中的智慧及认识寻求帮助。

医学与医疗所遭遇的困境不是单一的，而是多方面的。其中，以下这些可以说是最为严峻：

◎ 疾病谱、死亡谱的迅速变迁 ◎

20世纪中叶，世界卫生组织（WHO）成立之初，对人类健康及生命的主要威胁是卫生条件太差、严重营养不良、传染性、感染性疾病肆虐等。西方国家在70年代就已基本解决了这些问题。中国则在80年代控制了传染性、感染性疾病等的严重危害，大范围改善了营养不良状态和卫生居住条件。作为一些参佐证据，世界卫生组织在80年代和90年代两次调整卫生战略，日趋强调防控慢性病的重要性。而中国官方公布的数据，现在各种慢性病（主要是癌症、冠心病、高血压、糖尿病及其他代谢性疾病）已占到城市临床就诊人数的八成左右，死亡比也一路飙升，已超过八成以上[①]。

而五六十年代时致死率占60%~75%的各种传染性、感染性疾病，到了2006年，其致死率仅为2.8%（且主要集中在边远农村等）。其中，尤以癌症的飙升最为突出，从70年代的百分比只是个位数，上升为现在的25%~30%（农村65岁以下死亡者中，死于癌症的已超过25%；城市已接近30%），且伴随着整个中国社会快速的老龄化，喜欢盯住老年人的慢性病定会疯长。无怪乎陈竺在卫生部部长任上时，不止一次地吁请注意"中国正面临慢性病'井喷'前期"这一大事件。笔者在2009年曾做过预测，2020年，中国将会有4亿例慢性病患者（含一个患者可能患有多种慢性疾病）[②]。

慢性病的防控是个全球性难题。因为注重单纯因果线性思维、致力于找原因、加以阻断或改善的现代医学能够解决的疾病问题（如单纯营养不良、部分传染性、感染性疾病等），都已解决得差不多了。而留下的则都是些多因多果/或互为因果的、复杂性疾病，如癌症、阿尔茨海默病、冠心病、高血压、

①据国家卫计委2015年7月发布的《中国居民营养与慢性病状况报告(2015年)》显示，中国死于慢性疾病的人数占死亡总数的86%。

②孙增坤编著.何裕民审.召回医学之魂——何裕民教授医学人文杂谈[M].上海：上海科学技术出版社.2014:32-37.

糖尿病等。这些，西方医学并无良策。

在我们看来，这，既是危机来临——山雨欲来风满楼；又是契机所在——洗刷一新空气清。因为社会强烈需求是推动变革的最强大之驱动力。

◎ 医学：需要新的应对模式 ◎

紧接着世界银行及中国卫生部联合发布的中国慢性病高发态势的报告后，《柳叶刀》2011年8月6号的社评说：中国慢性病的井喷，将严重威胁中国的医疗体系，但中国目前还没有做好准备。中国目前的医疗体系只是适合传染性、感染性疾病及急性病症处理的，还无法应对日趋加剧的慢性病大潮。但中国在这方面有传统优势（指包括中医药学在内的优势）。如果中国政府能够未雨绸缪，率先行动起来，加以防范，迎头赶上，也许可以创造新的医疗保健模式，甚至可以因此而再度引领世界。

其实，不仅中国，甚至像美国这样高度发达的国度，若只知道治疗，而且仅仅依赖高科技药物或技术手段的，最终也没法维系其成本巨额的医疗保健体系之良性运转。对此，美国国内不是没有认识，要变革应对模式的呼吁此起彼伏。

中国也同样，慢性病泛滥亟需新的应对模式。仅靠目前着眼于不断建造（或扩充）医院，只知道发展医疗高科技，以高科技手段治病的医疗模式，及只是讨论怎么分摊医疗费用的医疗保险体系改革，不仅困难重重，而且根本是隔靴抓痒，不着要害的。故在2016年全国人大会议上，钟南山院士等会高声疾呼：对中国医疗改革提出了批评意见，认为没有认清问题的肯綮所在，需要抓住着力点。

但在我们看来，越是矛盾尖锐的地方，越是酝酿着突破及创新的机会。

"现代医学……其实很微弱"

韩启德院士不止一次地引证世界卫生组织的观点：医学只解决了人类8%的医疗问题。樊代明院士也明确指出："人类常见的4 000种疾病，90%以上是没有好药可治的，比如感冒，普通感冒不是治好的；而是自己好的，帮一下可能好得快一点，但是不治也好。所以人类的7 000种罕见病到现在99%以上是无药可治的，医学看起来强大，其实很微弱……"此时怎么办？借助同为医学的中医药，就是一个重要的（甚至在中国是不二的）选择。

其实，这次新冠肺炎全球暴发，完全可以看出现代医学应对之孱弱——截至笔者写这段文字时（2020年3月16日）——不仅意大利全国沦陷，医疗几近瘫痪；甚至像英国、瑞士这样的老牌强国，政府都几近于缴械投降，英国倡导的"群体免疫疗法"，让人感到毛骨悚然，无非是自生自灭的委婉说辞，天知道将会有多少人因此感染，乃至致死？其国内专家评论说属于真正的、放任其发展而有违人伦之做法。瑞士做法更匪夷所思，居然放弃了全民防卫、干预及统计等，彻底不管不问，任其肆虐，一切听天由命！其背后因素众多：无有效医疗招数及方药、无有效杜绝及防范方法、财力不支、医疗机构应对不及等，都是制约环节，这折射出面对重大疫病，现代医疗之技穷！

就像是一位因饥荒而濒临饿死者，虽其终生厌恶米饭，只吃面食；但此时，一定不是坚守信念，宁可饿死不食米饭，而是暂借米饭以饱腹，活命再说。其实，找我求治癌症的西医医师中，很多就是这种类型者，到了后来，自然皈依中医学了，因为疗效告诉了他一切。

因此，中国医疗队驰援意大利时，也带上了中医药的成药制品，相信能让马可·波罗的后裔们再一次领略中医药危难之际的价值，他们一定会接受并喜欢上中医药（成药）的；也许，还会重温一下700多年前的记录（《马可·波罗行纪》里有不少中医药内容），且带上亲自体验后的赞赏眼光。

大时代，医疗变革的"时不我待"

医学（包括现代医学）令人不尽满意，医疗制度亟待完善，因此，医学变革是必须的。《柳叶刀》就中国医学现状的批评是中肯且有先见之明的。在面对慢性病即将肆虐的严峻形势面前，中国若能充分、积极且恰到好处地利用中医药的优势，其将超出单纯学科范畴，而具有更为广泛的社会意义。然而，这变革是有时间成本的，变革的机会窗"时不我待"。就像是许多新药开发，你慢了几拍，别人占据主动，你再努力充其量也就是事倍功半，错失了良机。一如二次世界大战之后，中国经济错失几次世界性发展良机，迟迟落后，直到濒临破产，才由邓小平高瞻远瞩，抓住20世纪80年代最后一波世界产业大调整之机遇，带领中国人民奋力一搏，力挽狂澜，才有今天的发展一样。因此，不失时机，针对变革趋势及中医药学优劣，努力有所作为，在新的医疗保健模式中，尽可能多地增添源自中医药学的精华及内容，已成为一项历史性任务，义不容辞地落在了当今医学（尤其是中医学）工作者身上。所有这些，都为中国医学的腾飞，创造了良好的内外机遇及条件。且此等努力，还可能给世人带来极大的便利及福音。

后真相剖析，当今医学需新的破解方法

2016年《牛津词典》把"后真相"（post-truth）评为年度词汇，根据《牛津词典》解释，"后真相"指"诉诸情感与个人信仰比陈述客观事实更能影响民意的一种情形"。就是说，公众不是不清楚或不明白"后真相"不等于"真相"，而是更愿意相信他们在情感上相信的"事实"。而《牛津词典》之所以会选择"后真相"一词，则是鉴于舆论场上充斥着与真相竞争的信息，有学者称其为"竞争性真相"。英国学者赫克托·麦克唐纳写了《后真相时代》一书，提出四种竞争性真相，分别是片面真相、主观真相、人造真相、未知真相①。这些，往往掩盖了真相，让大众迷惑。而在健康、保健、医疗领域，因种种因素（其中，占据主导可能是利益纠葛），更是充斥着各种"竞争性真相"。在前面的讨论中，我们已着重从历史视野、对付急/慢性病优缺点评议、中国杰出医界人士对中医药的态度及"黑中医者"的思想根源等，剖析了种种竞争性信息产生之缘由及笼罩在其上的一些迷雾，提供了真相——可归纳成历史箴言的真相——天佑中华有中医！

而且，我们认定：即便在当今，医学面临着疾病谱/死亡谱迅速变迁之严峻现实，而看似强大的"现代医学……其实很微弱"，并不能完全承担起其社会职责（一如新冠肺炎导致欧洲一些国家之体现）；且费用和代价又是如此高昂，令社会无法承受；医学与社会冲突正在不断加剧，医学急迫需新的应对模式，医疗变革时不我待；好好珍惜、发掘、提升中医药的潜在价值，

---

① [英]赫克托·麦克唐纳著.后真相时代[M].刘清山译.北京:民主与建设出版社,2019.

一定能帮助人类找到一大类破解医学/医疗难题新的方法、新措施、新视野，迎来新的希望。

因此，是到了该大喝一声——应放弃唯我独尊，唯我是对之狂妄，而应学会谦和；别老是一味地以竞争性不确定信息指责中医/中国，遮蔽其真相了；而应该倡导天下"各美其美，美人之美，美美与共"，共同应对人类健康及医疗难题了！高傲的人类需低头好好想想——小到不能再小的新冠肺炎病毒（2019-nCoV），都已捣鼓得许多发达国家的医疗体系溃不成军，彻底崩盘，整个社会人仰马翻，人人惶恐不安！人类难道还不应该有所警觉，相互谦和，低下头，携起手来，互学互帮互助？！实际上，中医药中就有着巨大的历史宝藏，珍惜者常可获得重大启示；一如屠呦呦的青蒿素，一如新冠肺炎的中医药治疗……

对于民众来说，珍惜中医药，就多了一种保健强体的有益选择；普及中医药常识，在诡谲莫测的疾病与灾难面前，也有了某种颇为有效的保护性屏障……

再者，发展及弘扬中医药，至少令人多一种看待问题的不同模式和思路，让人们可更为从容地，从多层次、多维度、多视野地看待问题，或许，曲径通幽，柳暗花明……

举个小案例——笔者有位卵巢癌患者，是儿科医生，其先生是华东师范大学数学系教授，长期陪她来看病。有一次先生来时行走困难。我好奇地问他，怎么了？他说一周前脚扭了一下，西医看了，给冰袋敷了，现在不肿了，但疼痛厉害，不能动，一动痛得更厉害。我挺好奇，检查了脚踝局部，有硬块，非常敏感，一碰即痛，我了解到整个治疗过程中，扭伤后西医给他冰块敷两三天后，不肿了，但疼痛开始加重了。我笑了，

你真的了解中医吗？

说这是不同的思路，早期急性扭伤时的确应该冷敷，以防止水肿加甚并可止痛。但一旦出血止住，渗出减少，就应该以中医药思路，热敷去瘀血肿块；否则"不通则痛"。我就给他开了三剂温通血脉为主的外用热敷药。他当天回去就用，第二天下午打电话给我助理，说真管用，敷了三四个小时，剧痛症状明显改善；第二天症状完全消失。几块钱就完全解决难题。其实，这不是特效药关系，而是思路问题：急性扭伤可以冷敷，也可以热敷；需用于不同时间、不用状态。

就像前面提及的智慧老人查理·芒格（Charlie Thomas Munger）告诫的那样——看问题人们需要更多的模型、视野及角度，这是成功人士的关键。中医药学，就能从智慧和文化等角度，给人们以不同的启示，从而增添智慧。

07

从头越：雄关漫道真如铁

最后，我们想讨论一下中医药学术共同体的相关问题。

首先强调，本书不是讨论中医学发展问题的，读者也不一定感兴趣，再说这个命题很大，短短几句话说不清楚，故不想过分展开，只简略地谈些观点。

从毛泽东力倡中西医结合（1958年）算起，走了一甲子坎坷路的中医药学，今天既是最好的发展时代，也是难得的最后契机，因为时不再来！我们认为，今天需业内（尤其是中医药学界）学者认真地发掘学科内生性动力机制，乘东风良机，鼓帆前行，融入并助力于现代世界发展大潮。而意欲如此，首要之举是中医药学界共同体需形成清晰的新思维。

明确倡导"底线"思维，讲究包容性发展

客观地说，60余载的中医药学发展之途，时而炙热，时而沉寂；更多的是执业者的迷茫，争执于哪种路径方向？困惑于路在何方？如关于发展之争，贴标签，提主义，比口号，层出不穷，不下几十种提法。但实质性成果乏善可陈。"搁置争议"是当年邓小平提出的发展中国之创举。当今的中医药学发展也可以借鉴。鉴于此，在中医发展及应用问题上，应倡导"底线"思维，学术共同体先寻求"最大公约数"，搁置细节争执，讲究包容性的"条条大道通罗马"。

笔者认为：当今中医药学研究及运用，只要不违背医学伦理

底线，不以纯商业动机"消费"中医药，并遵循科学与人文精神，以客观结果说话（实践是检验真理的标准），不仅能看好病，解决患者身心疾苦，又能恪守原有的中医药优势（体现为简便廉、真善美，手段综合、"自然"且无创伤），都应予以包容及肯定，无需问"英雄出自何方"！能兼具发展前瞻性的更好；若能在机制阐明、方法手段上有创新且言之成理者，尤其应予嘉奖；而以中医思路引领，能开创新局面的（尽管尚显稚嫩），也应允许和鼓励。总之，对迥异于强势主流且日渐沉寂的一类旧学术体系，讲究包容性发展，强调守住底线前提下的百花齐放、百舸争流是上上策。但不能忽略、放弃或漠视医学的利他、人道、伦理、科技及有用等的基本属性。且每位从业者不宜过分执迷于自己所信奉那一套，以此为据排斥他者。因为作为资深医师，若干年临床工作后总有一些患者疗效不错，但不等于说就你的方法是唯一正确的。当然，手段应尽可能是自然的，体现中医药本然特征的。再者，作为一大学科体系，强调"道"（观念／原则）、"学"（学理／科学）、"术"（方药／技术）的综合及兼顾也至关重要。否则，就不是学科的整体发展，更无从谈及五大资源的开发及现代弘扬。

其实，早有海外学者指出，中国文明就是一个学习文明，特点是开放、包容、改进，不是通过拒绝而使自己更强大，而是通过包容，取长补短而使自己更为强大[1]。

我们要塑造提升中医药学力量，就必须在讲好中医药学故事的同时，也要虚心向西医学学习，讲好西医学故事，光讲中医学故事，是永远达不到双方和谐相处之目的的。取长补短对双方来说，都重要；对中医学来说，尤其重要。屠呦呦、陈竺

---

①郑永年：从文明的角度把握中国的未来. https://www.sohu.com/a/205593380_277768.

等都非常明白这一点。须知，你喜欢也好，不喜欢也好，中医学是改变不了，也主宰不了西医学的。

抓住核心特质：发掘自身内在康复力

欲卓有成效地迎接新时代，亟需清晰的新思维；且此新思维须高瞻远瞩，具有顶层设计属性，兼顾中医学历史积淀、现实优势（可以是潜在的或显现的）、实用意义及大众生理需求和病症特点等综合考量，并充分参照"他者"（现代医学等）短长的，同时顾及变革大时代众人及疾病可能演变趋势之理性分析。故这是一项颇具挑战性的脑力激荡。

当下，中医的"真正优势"——具有统领全局性质、涵盖基本特征，且能够为明天效如桴鼓地解决临床难题，从而为芸芸大众普遍欣然接受之优势，究竟何在？而且，理想的还应兼顾深层次理论剖析辩驳——为什么中医学得以形成此等特质？其历史的、逻辑的必然性何在？只有明晰这些基本问题后，相关讨论才能深入进行。对此，笔者进行了专门研究①。

知彼才能知己，先看看现代医学的核心特点。以威廉（S. William）和马塞利斯（M.Masellis）领衔的一批前世界卫生组织（WHO）官员荟萃了WHO的相关文献及历史资料，写有《人道医学：理念与实践》（*Concepts and Practice of Humanitarian Medicine*）一书，学界影响颇大，书中明确指出"现代医学的本质是干涉主义"②，对此，我们完全赞同。

①何裕民.迎接中医药新时代,大力发掘和弘扬中医药真正优势[J].医学与哲学,2019,40(3):1-4.

②S.William，M.Masellis主编.人道医学：理念与实践[M].孙海晨,周荣斌主译.北京:人民卫生出版社，2011:227.

你真的了解中医吗？

基于上述判断，我们认为，中医药学恰恰相反，她真正的特质，可表述为尤其关注每个个体自我内在之力量（正气/真气）；拳拳于以自然手段，呵护并调动这类内在力量，努力促其回归本然之平衡，以维持或增进健康，解决疾病及不适等偏差。换句话说，中医药学并不看重借助外力，人为地重建一套新（哪怕是最科学的）模式或平衡机制（也许是能力受限，但秦汉后这种演变成传统。如汉朝虽有外科术，却未能得以发展就是例证），而是强调"谨察阴阳所在而调之"，恪守"以平为期"，且手段方法更倾向于本然的。"天人相应""人生小宇宙""阴阳平衡""整体观念"等，都从不同侧面折射出这一宗旨。针灸按摩之所以最早就盛行，食疗何以初期就是中医主要组成部分，都与此相关。虽古希腊医学之父希波克拉底也曾有"自愈力"说，与"正气说"异曲同工，但"自愈力"早已被近现代西方学者遗忘，而"正气说"等却依然熠熠生辉。可以说，传统中医迥异于西方医学之处，就在于关注机体内在自然力之协调；而不只是依赖医疗干预（且往往需借助外力）之一隅，而后者正是标榜为科学的现代医学最有特色、最为人称颂的进步和贡献之处。

　　笔者绝对无意否定现代医学充满高科技的医疗干预之巨大进步意义。没有这些高科技干预，人类就无以基本控制致命的细菌等感染性疾病；缓解世界曾普遍存在的营养不良状态也是奢望（当然，这不只是医学之功）；更不可能有效降低心血管病、糖尿病、中风、癌症等的死亡率。然而，随着相对单线条的感染性/传染性疾病之控制，营养不良状态之改善，以及较为单纯的一些慢性病之缓解，似乎纯以外力进行干预的征服性医疗对策及其效用也开始出现瓶颈现象——当今，虽借助医疗干预尚能捉襟见肘地解决一些临床难题，但一方面它的成本及

379
第七章　中医药学：蓄势待发正当时

代价越来越大，抗生素的"红桃皇后效应"就是典型；另一方面，积极医疗干预之尴尬，也日趋凸显；如在癌症治疗中常规化疗的应用就十分窘迫，靶向药的耐药问题也令人头疼。或许人们可寄希望于更精准干预，但理性反思早已登上头条。人们日益意识到：纯以高科技干预（即便是精准的），已不可能从根本上杜绝目前多数尴尬的健康及疾病（尤其是慢性病）难题。同时，因医疗干预过度还带来一连串新问题。这些，业内外的吁请及批评已不绝于耳，无需赘述。很显然，现代医学需要"突围"，而不只是依赖"征服性干预"之一隅。

学会多学科、多方法协同

当今医学面对的大都是复杂问题，无论是癌症、阿尔茨海默病，还是骨关节退行性病变、慢性疲劳综合征等，多数都不是单一因素所致的；不管是中医药学防范，还是西医学纠治，单枪匹马式的解决，已经成为过去式，现在往往更需要多学科手段、多种方法协同。所有的慢性疾病，又都涉及心理、饮食、行为等，因此，这些问题上，学会多学科协同，诸多方法整合，十分重要。笔者在癌症防治中大力倡导的"三驾马车"说——将中医学、西医学及一些非医学手段有机组合，就很有价值。其中，非医学手段涉及心理干预、运动、饮食、社会支持、环境改善等，相互配合，方能发挥最佳效果。今天，将多学科、多方法协同应该成为医学界（尤其是中医药界）的主动意识，且应强调不同学科间的有机整合，做到"各美其美，美人之美，美美与共"，争取呵护健康效果的最佳化。

学会精耕最后一里地，精益求精

笔者做过分析，中医药学很多潜在的有意义的内容，需要从精耕"最后一里地"的韧劲进行深入研究。正因为有此韧劲，屠呦呦获得了突破性成就，烧伤湿敷疗法走向世界，日本汉方药物世界称雄。中医药宝库中潜在的精华对浅尝即止者来说，永远只是有价值的毛坯、可能会闪光的粗制品！如何借助高科技手段，潜下心来，精耕最后一里地，可以说是决定人们能够走多远，取得多大成就的"卡脖子"事宜。对此，必须引起学界及国人的广泛关注，下定决心，痛加改进！

以新的姿态，迎接新的时代

在新时代，中医药学界应破除作茧自缚心态，大胆迎接新的大时代；学会理性思考，摒弃情绪化倾向；习惯于平视包括西医及现代科学在内的其他学科，谦卑地学他人之长，但不可自卑；也无权傲视，夜郎狂妄；应善于反向思维，知难而上，努力"接着讲"好中医学，而非只会"顺着／照着讲"《黄帝内经》；需结合最近进展不断深究传统认识，强调靠综合（合力）取胜。最重要的是，需界定清晰的能力及界线，清楚地认识到在一些领域中医药有其长，在另一些领域则为其之弱，只有知己不足者，才是强大而充满自信者！别再纠缠于中医药科学不科学之争了！也别为"马兜铃酸"的渲染是不是"阴谋论"而耿耿于怀了！对此，严加管控，不断优化就是。试问：随着认识进步，昨是今非多得是，近代药物事件层出不穷！可以说，正是因为有了检验机制，才有了科学技术进步。中医学术共同体大可自信、勤奋且执著地往前走，在文化复兴大潮中勇当排头兵。

　　笔者始终认为：中医学不只是单纯治病之学与技，同时也是中国传统文化智慧的折射与浓缩。其自信与否，很大程度上与中国文化自信互根。在快速突破的大时代，一切都在改写中。以往的很多认识都需重新估量。这也牵动着中医药学。如量子通讯等的崛起，让人们重新掂量"元气论"的价值，再次评估"天下只有一个感应而已"的超前性；心身纠缠论的瓜熟蒂落，迫使重新思考"形神合一"的深刻性。笔者在2016年曾大胆提出：就自然观言，东方的有机论、西方近代的构造论也许应有所综合，让渡到"可逆论"的新自然观。此外，暗物质、暗能量的备受重视，是否还隐含着暗结构（隐结构）？经络之谜，是否可借隐结构来揭示？迅速嬗变的世界，给中医带来的不只是挑战，更多是机遇；不仅是颠覆，更需要脑洞大开！这一切，有赖于中医药学者们的从容与自信！

结　束　语

2020年，庚子年初，惊心动魄的一幕幕，彻底改变了整个世界，也颠覆了人们的认知。

这一次，人类不再像以前那样狂妄自大、无所不能了！不久前，人类还以为自己正在不断取得新的成就，并相信在不久的将来，一定会迎来决定性时刻！到那个时候，人类将无所不能。

然而，一个小到不能再小，肉眼根本看不见的病毒（2019-nCoV）却彻底颠覆了世界，让几十亿人惊慌失措，让强大的老牌帝国政府（如英国、瑞典等）都应对失序！在此之前，人们又是多么的自信、自在、自以为是、为所欲为……

本以为人定能够胜天，一切都胸有成竹，满满当当，区区瘟邪，完全可以信心十足地加以处置……但后来发现，面对2019-nCoV，一切都是苍白无力的；人们能够做的，恰是遵循古老的"虚邪贼风，避之有时"之教导，采用最原始、最简单的逃避型应对方式。看来，尽管世界的应对措施很多很多，但有一些措施永远无法遗弃。

在迷茫黑夜中，尽管人们看到了萤火虫般或明或暗之光正在闪烁，那是高科技希望之光，但那只是远水，一时救不了近火！而且，能否捕捉到，加以开发利用，也是未知！

然而，不可否认的是，就在这黑夜之中，有一盏灯一直亮着，其薪火相传，已亮了几千年……

几千年来，她尽管没有像太阳那样，光照天下，大白于世；却不管夜间白天，始终点亮着，尤其是在黑夜中，每每给人指路，给人希望，给人光明。

你真的了解中医吗？

这盏灯也许解决不了黑暗中的所有问题，但却给困惑迷乱中的人们点起了光明，指引了方向，增强了应对之自信，提出了解决问题之可能思路……

这盏灯就是中医药学。

中医药就是一盏灯，你可以不喜欢这一盏灯！

但对他人来说，对国民来说，对黑夜无助者来说，这盏灯至少还是希望！

请别毁了这盏灯！

你没有权利毁了这盏灯！

庚子年的初春，注定将被载入历史！

　　新冠肺炎暴发那些天，看着各地确诊感染人数快速爬坡，心如火焚，每日傍晚前后，常接到北京袁钟社长电话，讨论疫情近况，讨论医学对策，讨论南北（北京/上海）应对差异等。

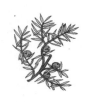

后　记

庚子年的初春，注定将被载入历史！

新冠肺炎暴发那些天，看着各地确诊感染人数快速爬坡，心如火焚，每日傍晚前后，常接到北京袁钟社长电话，讨论疫情近况，讨论医学对策，讨论南北（北京/上海）应对差异等。大概2月15日前后，中医药已介入治疗多日，且疫情有所趋缓；聊着聊着，袁钟社长突然提出一建议，何老师，我看你是否能结合此次疫情防控，给国民普及一下中医药？袁钟社长还具体建议可在原先《爱上中医》书稿基础上，调整调整（因为那本书是在他手头出的）……我心里咯噔一下：好主意！确有此必要！但苦恼的是手头事太多，早已排满。一番商讨后，忍痛割爱，放下手头一些活，说干就干，袁社长写序，我动员助手们参与准备工作，由我主笔，尽快写成此书。并邀请北京大学医学部王一方教授也写个序言，经近一月的共同磨炼和努力，遂诞生了此书！

歌舞升平，一切安好时，人们是不太会重视医疗保健的；当今医疗三下五除二而能解决的一般病症，人们也不太会关注中医药的。只有被逼到死角，走投无路，黔驴技穷时，很多人才会到中医药中寻"救命稻草"；这是我40余年肿瘤临床救治的深切体会。晚期肿瘤患者中这类朋友太多了，尽管很多人声称他们是信中医的，最后也都成了很好的朋友，甚至升华为中医药"铁粉"，但还是成本大了些——早知今日，何必当初呢？其实，谁都知道，左右开弓防范自身，要比单手左勾拳，或只是单手平/直拳好得多！须知，医疗永远是门有缺憾的科学技术，永远有现代疗法难以控制之疾病！因此，善待传统及历史保留下来的技术方法及经验等，永远是明智的选择。

当今所要做的只是让传统精华"活"在现代语境中，不断加以阐述、提升、细化，深入彰明其机制，优化其操作，令古为今用，中为洋用和洋为中用。因此，对任何人来说，多一套保健愈病的知识及操作体系，都是有价值的。以意识形态之别及古今中外时间/空间之异来排斥它，只能说是短视而愚蠢的。

的确，2019年底以前，估计谁也不会相信疫病将席卷全球，尽管比尔·盖茨早已有呼吁。100多年前的一幕（1918年的流感大暴发）还是重演了，且来势如此汹涌迅猛。这些天，让人揪心的是一些老牌欧洲强国纷纷"缴械""撤防"，令疫病肆虐，或美其名曰：有赖于大代价的"群体免疫"？君不见，意大利全国哀号不断，头号强国美利坚也陷入一片混乱及惶恐失序中。看着成批成批的人因小小病毒而倒下，惊悉65岁以上者竟然被放弃救治，痛心彻肺之余，让人沉思！仿佛我们仍旧活在中世纪，往日引以为豪的现代医疗居然如此不堪一击地崩溃了？！但反观同为中华文明圈的韩国、新加坡等，早先也曾疫病来势格外凶猛，但借助东方智慧，与中国大陆一样，很好地管控并抵御了疫病之肆虐及泛滥，逆流挽舟，沙漠里显现绿洲！这，不又折射出中华文明圈的智慧之光及管理之能吗？人类命运共同体，相互学习长进才是最佳选择。因此，东西方互补，携手以攻坚克难才是康庄大道。而作为华夏之子孙，认真倾听一下祖上的教诲，也许是不二之选择！

我们认为当今世界越来越复杂，研究的对象也越来越错综。此时，多一些看问题的视角、模型、范式等，无疑是有益无害的。然而人类有一个共通的、演化过程未能克服的弊端——那就是所谓理性者，往往只相信自己喜欢的信息，而本能地排斥其他己所不欲，或己所不太欣赏之信息——研究提示这弊端超越体制和文化，成为人类共同的短板。也正因为这样，换换角度看问题，多个视野看世界，"各美其美，美人之美，美美与共"，才能成为智者，才能不断地解决复杂之难题。

庚子年的一场全球蔓延之疫病，印证了"世界处于百年未有大变局"之一隅。在我们看来，不管大变局将如何进展演化，至少，最低限度保护好中医药学"这盏灯"，对你、对我、对大家来说，都是件幸事，她或许对你的健康呵护、疾病疗愈等会在不经意中起到不可忽略之点亮作用。

本书只想再次强调这一点。

本书写作匆匆，难免有不当及错误之处，敬请雅正。

最后，对在本书写作及出版过程中给予鼎力相助的所有合作者——包括我团队伙伴及协和出版社同仁们，特别是李慧编辑及蔡洁艳社长的大力支持，及袁钟教授长期肝胆相照之情谊——表示由衷地感激！

希望此书也是一盏小"灯"，以点燃人们了解中医药，认识中医药之途；或许，最终还会爱上中医药！

何裕民

2020.3.23，于沪上

你真的了解中医吗？